重订古今名医临证金鉴

哮喘卷

单书健 ◎ 编著

中国健康传媒集团

中国医药科技出版社

内 容 提 要

　　古今名医之临床实践经验，乃中医学术精华之最重要部分。本书选取了古今名医对哮喘的临床经验、医案、医论之精华，旨在为临床中医诊治哮喘提供借鉴。全书内容丰富，资料翔实，具有极高的临床应用价值和文献参考价值，以帮助读者开阔视野，增进学识。

图书在版编目（CIP）数据

　　重订古今名医临证金鉴.哮喘卷／单书健编著. — 北京：中国医药科技出版社，2017.8

　　ISBN 978-7-5067-9205-9

　　Ⅰ. ①重… Ⅱ. ①单… Ⅲ. ①哮喘—中医临床—经验—中国 Ⅳ. ① R249.1

　　中国版本图书馆 CIP 数据核字（2017）第 064527 号

美术编辑　　陈君杞
版式设计　　也 在

出版　　**中国健康传媒集团**｜中国医药科技出版社
地址　　北京市海淀区文慧园北路甲 22 号
邮编　　100082
电话　　发行：010 - 62227427　　邮购：010 - 62236938
网址　　www.cmstp.com
规格　　710×1000mm $\frac{1}{16}$
印张　　28 $\frac{1}{2}$
字数　　322 千字
版次　　2017 年 8 月第 1 版
印次　　2023 年 3 月第 2 次印刷
印刷　　三河市航远印刷有限公司
经销　　全国各地新华书店
书号　　ISBN 978-7-5067-9205-9
定价　　**58.00 元**

获取新书信息、投稿、为图书纠错，请扫码联系我们。

困惑与抉择

——代前言

单书健

从 1979 年当编辑起，我就开始并一直在思考中医学术该如何发展？总是处于被证明、被廓清、被拷问的中医学，在现代科学如此昌明的境遇下，还能不能独立发展？该以什么形态发展？

一、科学主义——中医西化百年之困

（一）浑沌之死

百年中医的历史，就是一部中医西化的历史⋯⋯

百年来西医快速崛起，中医快速萎缩，临床范围窄化，临床阵地缩小，信仰人群迁移，有真才实学、经验丰富的中医寥若晨星⋯⋯

科研指导思想的偏差。全部采用西医的思路、方法、评价标准。科研成果大部分脱离了中医药学的最基本特点，以药为主，医药背离，皮之不存，毛将焉附？

中医教育亦不尽人意。学生无法建立起中医的思维方式，不能掌握中医学的精髓，不能用中医的思维方式去认识疾病，这是中医教育亟待解决的问题。中医学术后继乏人，绝非危言耸听，而是严酷的现实。

傅景华先生认为，科学主义首先将科学等同于绝对真理，把近代以来形成的科学体系奉为不可动摇的真理，那么一切理论与实践都要符合"科学"，并必须接受"科学"的验证。一个明显错误的观念，却变成不可抗衡的共识。事实上，这种认识一旦确立，中医已是死路一条。再用笼罩在现代科学光环之下的西医来检验中医则是顺理成章。"用现代科学方法研究中医，实现中医现代化"的方针应运而生，并通过行政手段，使之成为中医事业发展的惟一途径。中医走上了科学化、现代化、实证化、实验化、分析化、还原化、客观化、标准化、规范化、定量化的艰巨而漫长的征程，中医被验证、被曲解、被改造、被消化的命运已经注定。在"现代化"的迷途上，历尽艰辛而长途跋涉，费尽心机地寻找中医概念范畴和理论的"物质基础"与"科学内涵"，最高奢望不过是为了求人承认自己也有符合西医的"科学"成分。努力去其与西医学不相容的"糟粕"，取其西医学能够接受的"精华"，直至完全化入西医，以彻底消亡而告终。

中国科学院自然科学史研究所研究员宋正海先生认为科学是人类社会结构中的一个基本要素。从古至今，任何民族和国家，均存在科学这个要素，所不同的只是体系有类型不同、水平有高低之分。并非如科学主义者所认为的，只有西方体系的近代科学才算是"科学"。[1]

近代科学为西方科学体系所独霸，它的科学观、方法论所形成的科学主义，无限度发展，逐渐在全球形成强势文化，取得了话语权，致使各国民族的科学和文化越来越被扼杀乃至被完全取代。近百年来以科学主义评价中医科学性、以西医规范中医，正促使中医走上一条消亡之路。要真正振兴中医，首先要彻底批判科学主义，让中医先从束缚中走出来。

《庄子·应帝王》中浑沌之死十分深刻，发人深省……

南海之帝为倏，北海之帝为忽，中央之帝为浑沌。倏与忽时相与遇于浑沌之地，浑沌待之甚善。倏与忽谋报浑沌之德，曰："人皆有七

---

[1] 宋正海. 要振兴中医首先要彻底批判科学主义. 中国中医药报社. 哲眼看中医. 北京科学技术出版社，2005，71-78.

窍以视听食息，此独无有，尝试凿之。"日凿一窍，七日浑沌死。

《经典释文》："倏忽取神速之名，浑沌以合和为貌。"成玄英疏："夫运四肢以滞境，凿七窍以染尘，乖浑沌之至淳，顺有无之取舍，是以不终天年，中途夭折。""浑沌"象征本真的生命世界，他的一切原本如此，自然而然，无假安排，无须人为地给定它以任何秩序条理。道的根源性在于浑沌。在浩渺的时空中按人的模式去凿破天然，以分析去破毁混融，在自然主义的宇宙观看来，乃是对道的整体性和生命的整体性的斫丧。把自己的价值观强加给中医学，加给多样性的生命世界，中医西化无疑是重演"浑沌"的悲剧！

（二）中医是不为狭义科学见容的复杂性科学

2015年10月5日，中国科学家屠呦呦凭发现青蒿素的治疟作用而获得2015年诺贝尔生理学与医学奖，这是中国科学家获得的第一个科学类诺贝尔奖。2011年，屠呦呦获得拉斯克奖（Lasker Award）时曾表示，青蒿素的发现，是团队共同努力的成果，这也是中医走向世界的荣誉。

围绕屠呦呦的获奖，关于中医科学性的争论再次喧嚣一时。然而不管如何争议，中医跨越几千年历史为中华民族乃至全世界的生存做出了不可磨灭的贡献。

朱清时院士认为中医药是科学，是复杂性科学。只是当前流行的狭义的"科学"还不接受。

发源于西方的现代主流科学总是把复杂事物分解为基本组成单元来研究（即以还原论为基础）；以中医为代表的中国传统科学总是把复杂事物看作整体来研究，他们认为，若把事件简化成最基本的单元，就要把许多重要信息都去除掉，如单元之间的连接和组合方式等等，这样做就把复杂事物变样了。

朱清时院士指出，解剖学发现不了经络和气，气实际上是大量细胞和器官相互配合和集体组装形成的一种态势。这种态势正如战争中兵家的部署，士兵组织好了，战斗力就会大增，这种增量就是气。或者像放在山顶上蓄势待下的石头。总之，是一个复杂系统各个部分之间的关系、组装方式决定了它能产生巨大的作用。

英国《自然》杂志主编坎贝尔博士就世界科技发展趋势发表看法说：目前对生命科学的研究仍然局限在局部细节上，尚没有从整个生命系统角度去研究，未来对生命科学的研究应当上升到一个整体的、系统的高度，因为生命是一个整体。

著有《东方科学文化的复兴》的姜岩博士曾著文指出：混沌理论推动了复杂科学的诞生。而复杂科学的问世彻底动摇了还原论——能用还原论近似描述的仅仅是我们世界的很小的一部分。哥德尔不完备性定理断言，不仅仅是数学的全部，甚至任何一个系统，都不可能用类似哥德尔使用的能算术化的数学和逻辑公理系统加以概括。哥德尔的结果是对内涵公理化一个致命的打击。

著名生物学家、生命科学哲学家迈尔强调科学的多元性。他认为，由于近代物理学的进步，"仿佛世界上并没有活生生的有机世界。因此，必须建立一种新的哲学，这种哲学主要的任务是摆脱物理主义的影响"。他指出生物学中还原是徒劳的、没有意义的……生物学领域重要的不是本质而是个体。

诺贝尔奖获得者、杰出现代科学家普利高津说过："物理学正处于结束现实世界简单性信念的阶段，人们应当在各个单元的相互作用中了解整体，要了解在相当长的时间内，在宏观的尺度上组成整体的小单元怎样表现出一致的运动。"而这些观念与中医的学术思想更为接近。美国物理学家卡普拉把现代物理学与中国传统思想作了对比，认为两者在许多地方极其一致。哈肯提出"协同学和中国古代思想在整体性观念上有深刻的联系"，他创立协同学是受到中医等东方思维的启发。以中国古代整体论思想为基础的中医将大大促进医学和科学的发展。

（三）哲学家的洞见

曾深入研究过中医的哲学家刘长林先生指出，当前困扰中医学的不是中医药学术本身，而是哲学。一些流行的认识论观念必须突破、更新，这样才能树立正确的科学观，破除对西方和现代科学的迷信，正确理解中医学的科学价值，划清中医与西医的界限，此乃发展中医学的关键。

刘先生认为：科学多元的客观依据是宇宙的无限性，宇宙和任一具体事物都具有无限多的方面和层面……任何认识方法都是对世界的一种选择，都是主客体的一种特殊的耦合关系。你的方法选择认识这一方面，就不能同时认识那一方面；你建立的耦合关系进入这一层面，就不能同时进入那一层面，因为世界是由各种对立互补的方面、层面所组成的。这就形成了不同的认识方法，而认识方法的不同，导致了认识的结果也就不同，所获规律的形态也不一样，从而形成不同的科学模型，但却都是对这一事物的正确认识。于是形成形态各异的科学体系，这就是科学的多元性。[1]

恩格斯说：一切存在的基本形式是空间和时间。孟庆云先生认为，《内经》的思想主旨是从时间结构的不同内容阐发有机论人体观，提出了关于阴阳始终、藏象经络、四时气化、诊法治则等学说中时间要素的生命特征，具有独特的科学价值。

刘先生指出：西方科学体系以空间为主。空间性实，其特性在于广延和并列。空间可以分割，可以占有。空间关系的特点是相互排斥，突显差别。对空间的深入认识以分解为条件。在空间中，人与物

---

[1] 刘长林. 关于中国象科学的思考——兼谈中医学的认识论实质. 杭州师范大学学报（社会科学版），2009，31（2）：4-11.

是不平等的，人居主位，对物持征服和主宰的态度。因此，主体与客体采取对立的形式……以空间为本位，就会着重研究事物的有形实体和物质构成，这与主客对立的认识方式是统一的。认识空间性质主要靠分析、抽象和有控制条件的实验。抽象的前提是在思维中将对象定格、与周围环境分割开，然后找出具有本质意义的共性。在控制的条件下做实验研究，是在有限的空间范围内（如实验室），在实际中将对象与周围环境分割开，然后寻找被分离出来的不同要素之间的规律性联系。

刘先生还认为：东方科学体系以时间为主。时间性虚，其特性在于持续和变异。时间不能分割，不能占有，只能共享。在时间里，人与人、人与万物是平等、共进的关系。主体与客体采取相融的方式……从时间的角度认识事物，着眼在自然的原本的整体，表现为现象和自然的流行。向宇宙彻底开放的状态，在"因""顺"对象的自然存在和流行中，寻找其本质和规律。用老子的话说，就是"道法自然"，这是总的原则。

"现象联系的本质是'气'，气是万物自然生化的根源。现象层面的规律体现为气的运动，通过气来实现。中医学研究的是现象层面的规律，在认识过程中，严格保持人和万物的自然整体状态，坚持整体决定和产生部分，部分受整体统摄，因而要从整体看部分，而不是从部分看整体。西医学研究的是现象背后的实体层面，把对象看作是合成的整体，因而认为部分决定整体，整体可以用部分来说明，故主要采取还原论的方法。"

"现象表达的是事物的波动性，是各种功能、信息的联系。现象论强调的是事物的运动变易，即时间方面。庄子说：'与物委蛇，而同其波。'（《庄子·庚桑楚》）'同其波'，就是因顺现象的自然流变，去发现并遵循其时间规律。所以中医学研究的是整体。而西医学以实体为支撑事物存在的本质，将生命活动归结为静态的物质形体元素，故西医学研究的是'粒子'的整体。"

"中医学认为：'器者，生化之宇。'（《素问·六微旨大论篇》）而生化之道，以气为本。'气始而生化，气散而有形，气布而蕃育，气终而象变，其致一也。'（《素问·五常政大论篇》）可见，中医学以无形的人体为主要对象，着意关注的是气化，把人看作是气的整体。而西医学则以有形的人体为对象，研究器官、细胞和分子对生命的意义，把人看作是实体的整体。"

刘先生进而指出：时间与空间是共存关系，不是因果关系。人无论依靠何种手段都不可能将时空两个方面同时准确测定，也不可能从其中的一个方面过渡到另一方面。量子力学的不确定性原理告诉我们，微观粒子的波动特性的关系也是这样。它们既相互补充，又相互排斥。

部分决定整体和整体决定部分，这两个反向的关系和过程同时存在。但是，观测前者时就看不清后者，观测后者时又看不清前者，所以我们只能肯定二者必定相互衔接，畅然联通，但却永远不能弄清其如何衔接，如何联通。这是认识的盲区，是认识不可逾越的局限。要承认这类盲区的存在，因为世界上有些不可分割的事物只是共存关系，而没有因果联系。

刘先生从哲学的高度对中西医把握客观事物认识论原理，燃犀烛微，深刻剖析，充满了哲学家的洞见，觉闻清钟，发人深省。

李约瑟曾经指出：中西医结合在技术层面是可以探讨的，理论层面是不可能的。刘长林先生也认为：人的自然整体（中医）与合成的整体（西医），这两个层面之间尽管没有因果联系，但却有某种程度的概率性的对应关系。寻求这种对应关系，有利于临床。我们永远做不到将两者真正沟通，就是说，无论用中医研究西医，还是用西医研究中医，永远不可能从一方走到另一方。

早在 20 世纪 80 年代，傅景华先生就形成了中医过程论思想。傅先生认为：中医不仅包括对有形世界的认识，而且具有对自然和生命本源以及发生演化过程的认识。中医的认识领域主要在生命过程与枢机，而不仅是人体结构与功能，中医是"天地人和通、神气形和通"的大道。傅先生认为中医五脏属于五行序列，分别代表五类最基本的生命活动方式。《素问·灵兰秘典论篇》喻以君主、相傅、将军、仓廪、作强之官，形象地反映出五类生命运动方式的特征。在生命信息的运行机制中，心、肺、肝、脾、肾恰似驱动、传递、反馈、演化、发生机制一样，立足于生命的动态过程，而非实体器官。针对实体层面探求中医脏腑经络实质已走入死胡同，傅景华先生以"中医过程论"诠释中医实质，空谷足音，振聋发聩，惜了无唱和。笔者曾多次和傅景华讨论，好像那时他并不知道怀特海的过程哲学，只是基于对《周易》等典籍中过程思想的理解，能提出如此深刻的见解，笔者十分敬佩他深邃的洞见。十几年后，怀特海的过程哲学已在中国传播，渐至大行其道了。

怀特海明确地说过，他的过程哲学与东方思想更加接近！而不是更接近于西方哲学。杨富斌教授指出，怀特海过程哲学的"生成"和"过程"思想，与中国哲学关于生成和变易的思想相接近。

怀特海的有机体概念，通常是指无限"绵延"（持续）的宇宙运动过程的某一点上包含了与其他点上的事物的相互关系，因而获得自身的具体现实规定性的事物。意在取代以牛顿物理学绝对时空观为基础的机械唯物论宇宙观中的"物质"或"实在"观，即宇宙观问题。在他看来，传统的机械论宇宙观中所说的"物质"或"实在"实际上都是处于过程之中的存在物或实有（entity），都是与其他存在物相互作用、相互影响、相互依赖的，并在此过程中获得自身的规定性，不是单纯的、永恒的、具有绝对意义的东西，而是具有过程性、可变性和相对性的复杂有机体；认识过程中的主体和客体也是同一运动（认识）过程中彼此相关、相互渗透和相互依赖的两个有机体，因而并没有完全自主、自足的"主体"，也没有绝对不受主体影响的、具有绝对意义的客体，因此对于主体与客体的关系，也应当从二者的相互作用、相互影响和相互渗透及其与周围的关系等方面来考察。而中国古代哲学追求超现象的本质、超感觉的概念、超个体性的普遍性（同一性）为哲学的最高任务。在中国哲学家看来，天地人相通，自然与社会相通，阴阳相通相合。《黄帝内经》通过揭示自然变化对人体生理的影响，自然变化与疾病、自然环境与治疗的关系，认为"人与天地相参也，与日月相应也。"（《灵枢·岁露论》）怀特海的有机体思想与中国哲学的天人合一确有相通之处。

（四）医学不是纯粹的科学

除了极少数的哲学家、科学家认为中医是科学，而中医不是科学几乎成为世人之共识。但医学哲学家同样拷问：西医学是科学吗？

西医学之父威廉姆·奥斯勒说，"医疗行为是植根于科学的一种艺术"，进而他解释道，"如果人和人都一样，那医学或许能成为一门科学，而不是艺术。"

1981 年 6 月密苏里大学哲学系的罗纳尔德·穆森在《医学与哲学》（The Journal of Medicine and Philosophy）发表了 25 页的长文"为什么医学不可能是一门科学"，医学圈里为之哗然，因为文章发表在暑月，因此常常被称为"暑月暴动"。依照穆森的观点，"医学是科学"缺乏有说服力的论证；从历史和哲学上可以论证医学"不是""不应该是"也"不可能是"（单一的、纯粹的）科学。在愿景、职业价值、终极关怀、职业目的与职业精神上，医学与科学之间是有冲突的；医学一旦成为科学，就会必然遮蔽偏离医学的职业愿景、价值、终极关怀、目的与精神。科学的基本目的是获得新知，以便理解这个世界和这个世界中的事物，医学的目的是通过预防或治疗疾病来增进人们的健康；科学的标准是获得真理，医学的标准是获得健康和疗效；科学的价值旨向为有知、有理（客观、实验、实证、还原）、有用、有利（效益最大化）；医学的价值旨向为有用、有理、有德、有情、有根、有灵，寻求科学性、人文性、社会性的统一。针对人的医学诉求和服务，科学存在严重的"缺损配置"。

穆森的结论是：尽管医学（知识）大部分是科学的，但它并不是、也不可能成为一门科学。

范瑞平先生指出，不能完全按照当代科学性与科学化的指标、方法与价值来衡量医学，裁判中西医之争，在当代科学万能和科学至上的意识形态中，技术乌托邦的期盼遮蔽了医学的独立价值，穆森的文章力矫时弊。

医学的原本是人学，这是众所周知的事实，其性质必须遵循人的属性而定。穆森和拥护者所做的，其实是站在我们所处的时代——医学有离科技更近、离人性更远，离具体更近、离整体更远的趋势——发出的"重拾医学人性"的呼吁。

我们还用为中医是不是科学而捶胸顿足地大声疾呼吗？

二、理论－实践脱节与"文字之医"

理论－实践脱节，即书本上的知识（包括教科书知识），并不能完全指导临床实践，这是中医学术发展未能解决的首要问题。形成理论－实践脱节的因素比较复杂，笔者认为欲分析解决这一问题，必须研究中医学术发展的历史，尤其是正确剖析文人治医对中医学术的影响。

迨医巫分野后，随着文人治医的不断增多，中医人员的素质不断提高，因为大量儒医的出现，极大地提高了医生的基础文化水平。文人治医，繁荣了中医学，增进了学术争鸣，促进了学术发展。通医文人增加，对医学发展的直接作用是形成了以整理编次医学文献为主的学派。由于儒家济世利天下的人生观，促使各阶层高度重视医籍的校勘整理、编撰刊行，使之广为流传。

文人治医对中医学术的消极影响约有以下诸端：

（一）尊经崇古阻碍了中医学的创新发展

两汉后，在儒生墨客中逐渐形成以研究经学、弘扬经书和从经探讨古代圣贤思想规范的风气，后人称之为"经学风气"。

儒家"信而好古""述而不作"一直成为医学写作的指导思想，这种牢固的趋同心理，削磨、遏制了医家的进取和创新。尊经泥古带给医坛的是万马齐喑，见解深邃的医家亦不敢自标新见，极大地禁锢了人们的思想，导致了医学新思想的难以产生及产生后易受抑压，也导致了人们沿用陈旧的形式来容纳与之并不相称的新内容，从而限制了新内容的进一步发展，极大地延缓了中医学的发展。

（二）侈谈玄理，无谓争辩

一些医学家受理学方法影响，以思辨为主要方法，过分强调理性作用，心外无物，盲目夸大了尽心明性在医学研究中的地位，对医学事实进行随意的演绎推理，以至于在各家学说中掺杂了大量的主观臆测、似是而非的内容（宋代以前文献尚重实效，宋代以后则多矜夸偏颇、侈谈玄理、思辨攻讦之作）。

无谓争辩中的医家，所运用的思辨玄学的方法，使某些医学概念外延无限拓宽，无限循环，反而使内涵减少和贫乏，事实上思辨只是把人引入凝固的空洞理论之中。这种理论似乎能解释一切，实际上却一切都解释不清。它以自然哲学的普遍性和涵容性左右逢源，一切临床经验都可以成为它的诠注和衍化，阻碍和束缚了人们对问题继续深入的研究。理论僵化，学术惰于创新，通过思辨玄学方法构建的某些理论，不但没有激起后来医家的创新心理，反而把人们拉离临床实践的土壤。命门之争，玄而又玄，六味、八味何以包治百病？

（三）无病呻吟，附庸风雅的因袭之作

"立言"的观念在文人中根深蒂固，一些稍涉医籍的文人，也常附庸风雅，编撰方书，有的仅是零星经验，有的只是道听途说，因袭之作，俯拾皆是。

（四）重文献，轻实践

受经学的影响，中医学的研究方法大抵停留在医书的重新修订、编次、整理、汇纂，呈现出"滚雪球"的势态。文献虽多，而少科学含量。从传统意义上看，尚有可取之处，但在时间上付出的代价是沉重的，因为这样的思想延缓了中医学的发展。

伤寒系统，有人统计注释《伤寒》不下千余家，主要是编次、注释，但大都停留在理论上的发挥和争鸣，甚或在如何恢复仲景全书原貌等问题上大做文章，进而争论诋毁不休，站在临床角度上深入研究者太少了。马继兴先生对《伤寒论》版本的研究，证明"重订错简"几百年形成的流派竟属子虚乌有。

整个中医研究体系中重经典文献，轻临床实践是十分明显的。

一些医家先儒而后医，或弃仕途而业医，他们系统研究中医时多已年逾不惑，还要从事著述，真正从事临床的时间并不多，其著作之实践价值仍需推敲。

苏东坡曾荐圣散子方。某年大疫，苏轼用圣散子方而获效，逾时永嘉又逢大疫，又告知民众用圣散子方，而贻误病情者甚伙。陈无择《三因方》云：此药实治寒疫，因东坡作序，天下通行。辛未年，永嘉瘟疫，被害者不可胜数。盖当东坡时寒疫流行，其药偶中而便谓与三建散同类。一切不问，似太不近人情。夫寒疫亦自能发狂，盖阴能发燥，阳能发厥，物极则反，理之常然，不可不知。今录以备寒疫治疗用者，宜审究寒温二疫，无使偏奏也。

《冷庐医话》记载了苏东坡孟浪服药自误：士大夫不知医，遇疾每为庸工所误。又有喜谈医事，孟浪服药以自误。如苏文忠公事可惋叹焉……

文人治医，其写作素养，在其学问成就上起到举足轻重的作用。而不是其在临床上有多少真知灼见。在中医学发展史上占有重要地位的医学著作并非都是经验丰富的临床大家所为。

《温病条辨》全面总结了叶天士的卫气营血理论，成为温病学术发展的里程碑，至今仍有人奉为必读之经典著作。其实吴鞠通著《温病条辨》时，从事临床只有六年，还不能说是经验宏富的临床家。《温病条辨》确系演绎《临证指南》之作，对其纰谬，前哲今贤之驳辨批评，多为灼见。研究吴鞠通学术思想，必须研究其晚年之作《医医病书》及其晚年医案。因《温病条辨》成书于1798年，吴氏40岁，而《医医病书》成于道光辛卯（1831）年，吴氏时已73岁。仔细研究即可发现风格为之大变，如倡三元气候不同医要随时变化，斥用药轻描淡写，倡治温重用石膏，从主张扶正祛邪，到主张祛除邪气，从重养阴到重扶阳……

《证治准绳》全书总结了明代以前中医临床成就，临床医生多奉为圭臬，至今仍有十分重要的学术价值。但是王肯堂并不是职业医生、临床家。肯堂少因母病而读岐黄家言，曾起其妹于垂死，并为邻里治病。后为其父严戒，乃不复究。万历十七年进士，选翰林院庶吉士，三年后受翰林院检讨，后引疾归。家居十四年，僻居读书。丙午补南行人司副，迁南膳部郎，壬子转福建参政……独好著书，于经传多所发明，凡阴阳五行、历象……术数，无不造其精微。著《尚书要旨》《论语义府》《律例笺释》《郁冈斋笔尘》，雅工书法，又为藏书大家。曾辑《郁冈斋帖》数十卷，手自钩拓，为一时刻石冠。

林珮琴之《类证治裁》于叶天士内科心法多有总结，实为内科之集大成者，为不可不读之书，但林氏在自序中讲得清清楚楚：本不业医。

目尽数千年，学识渊博，两次应诏入京的徐灵胎，亦非以医为业，如《洄溪医案》多次提及：非行道之人。

王三尊曾提出"文字之医"的概念（《医权初编》上卷论石室秘录第二十八）：

夫《石室秘录》一书，乃从《医贯》中化出。观其专于补肾、补脾、疏肝，即《医贯》之好用地黄汤、补中益气汤、枳术丸、逍遥散之意也。彼则补脾肾而不杂，此又好脾肾兼补者也……此乃读书多而临证少，所谓文字之医是也。惟恐世人不信，枉以神道设教。吾惧其十中必杀人之二三也。何则？病之虚者，虽十中七八，而实者岂无二三，彼只有补无泻，虚者自可取效，实者即可立毙……医贵切中病情，最忌迂远牵扯。凡病毕竟直取者多，隔治者少，彼皆用隔治而弃直取，是以伐卫致楚为奇策，而仗义执言为无谋也……何舍近而求远，尚奇而弃正哉。予业医之初，亦执补正则邪去之理，与隔治玄妙之法，每多不应。后改为直治病本，但使无虚虚实实之误，标本缓急之差，则效如桴鼓矣……是书论理甚微，辨症辨脉则甚疏，是又不及《医贯》矣……终为纸上谈兵。

"文字之医"实际的临床实践比较少，偶而幸中，不足为凭。某些疾病属于自限性疾病，即使不治疗也会向愈康复。偶然取效，即以偏概全，实不足为法。

"文字之医"为数不少，他们的著作影响并左右着中医学术。

笔者认为理论与实践脱节，正是文人治医对中医学术负性影响的集中体现。

必须指出，古代医学文献临床实用价值的研究是十分艰巨的工作。笔者虽引用王三尊之论，却认为《石室秘录》《辨证录》诸书，独到之处颇多，同样对非以医为业的医家，如王肯堂、徐灵胎、林珮琴等之著作，亦推崇备至，以为不可不读。

三、辨病下的辨证论治

笔者师从洪哲明先生临诊时，先生已近八旬。尝见其恒用某方治某一病，而非分型辨治。小儿腹泻概以"治中散"（理中丸方以苍术易白术）治之，其效甚捷；产后缺乳概用双解散送服马钱子；疝气每用《金匮》蜘蛛散。辨病还是辨证？

中医是先辨病再辨证，即辨证居于第二层次。《伤寒论》"辨太阳病脉证并治""辨阳明病脉症论治"……已甚明了。后世注家妄以己意，曲加发挥，才演绎出林林总总的"六经辨证"，已背离仲师原旨。

1985年，有一次拜谒张琪先生，以中医是辨病下的辨证论治为题就教，张老十分高兴地给我讲了一个多小时：同为中焦湿热，淋病、黄疸、湿温有何不同，先生毫分缕析，剀切详明。张老十分肯定中医是辨病下的辨证论治。

徐灵胎《兰台轨范》序：欲治病者，必先识病之名，能识病名，而后求其病之由生，知其所由生，又当辨其生之因各不同，而病状所由异，然后考其治之之法。一病必有主方，一方必有主药。或病名同而病因异，或病因同而病症异，则又各有主方，各有主药，千变万化之中，实有一定不移之法。

中医临床流派以经典杂病派为主流，张石顽、徐灵胎、尤在泾为其代表人物，《张氏医通》为其代表作。张石顽倡"一病有一病之祖方"，显系以辨病为纲领。细读《金匮要略》，自可发现仲景是努力建立辨病体系的，一如《伤寒论》。

外感热病中温病学派，临证每抓住疫疠之气外犯，热毒鸱盛这一基本病因病机，以祛邪为不易大法，一治到底，同样是以辨病为主导的。

《伤寒论》是由"三阴三阳"辨"病"与"八纲"辨"证"的两级构成诊断的。如"太阳病，桂枝证"（34 条）、"太阳病……表证仍在"（128 条）。首先是通过辨病，从整体上获得对该病的病性、病势、病位、发展变化规律以及转归预后等方面的全面了解，从而把握贯穿该病过程的始终，并明确其发生、发展的基本矛盾，然后才有可能对各个发展阶段和不同条件（如治疗、宿疾等）影响下所表现出来的症候现象做出正确的分析和估价，得出符合该阶段病理变化性质（即该阶段的主要矛盾）的"证"诊断，从而防止和克服单纯辨证的盲目性。只有首先明确"少阴病"的诊断，了解贯穿于少阴病整个发展过程中的主要矛盾是"心肾功能低下，水火阴阳俱不足"，才有可能在其"得之两三日"仅仅出现口燥咽干的情况下判断为"邪热亢盛，真阴被灼"，果断地用大承气汤急下存阴。正确的辨证分析，必须以明确的"病"诊断为前提，没有这个前提就难以对证候的表现意义做出应有的估价，势必影响辨证的准确性。

辨"病"诊断的意义在于揭示不同疾病的本质，掌握各病总体矛盾的特殊性；辨"证"诊断的意义在于认识每一疾病在不同阶段、不同条件下矛盾的个性和各病在一定时期内的共性矛盾，做到因时、因地、因人制宜。首先，辨病是准确诊断的基础和前提；结合辨证，则是对疾病认识的深入和补充。二者相辅相成，缺一不可。

"六经辨证"的说法之所以是错误的，就在于把仲景当时已经区分出的六个不同外感病种，看成了一种病的六个阶段，即所谓的太阳病是表证阶段，阳明病是里证阶段，少阳病是半表半里阶段等。这种认识混淆和抹杀了"病"与"证"概念区别，既与原文事实相违背，又与临床实际不相符合。按照这种说法去解释原文，就难免捉襟见肘，矛盾百出。"六经辨证"说认为太阳病即是表证，全不顾太阳病还有蓄血、蓄水的里证；认为阳明病是里证，却无视阳明病还有麻黄汤证和桂枝汤证。既为阳明病下了"里证"定义，却又有"阳明病兼表证"之说。试问阳明病既为里证，何以又能兼表证，则阳明病为里证之说又何以成立？

张正昭先生指出："六经辨证"说无端地给三阴三阳的名称加上一个"经"字，无形中把"三阴三阳"这六个抽象概念所包括的诸多含义变成了单一的经络含义，使人误认为"三阴三阳"病就是六条经络之病，违背了《伤寒论》以"三阴三阳"病名的原义。可见，把"三阴三阳"病说成"六经病"固属不妥，而称其为"六经证"就更是错误的了。

李心机先生鉴于《伤寒论》研究史上"注不破经，疏不破注"的顽固"误读传统"，就鲜明地指出"让伤寒论自己诠释自己"。

四、亚健康不是"未病"是"已病"

近年来，较多的中医学者把亚健康与中医治未病、欲病等同起来，亚健康不是中医的未病，机械的对应、简单的比附，不仅仅犯了逻辑上的错误，于全面继承中医学术精华并发扬光大十分不利。

（一）中医"未病"不能等同于亚健康

《素问·四气调神大论篇》："圣人不治已病，治未病，不治已乱，治未乱，此之谓也。夫病已成而后药之，乱已成而后治之，譬犹渴而穿井，斗而铸锥，不亦晚乎。"体现了治未病是中医对摄生保健的指导思想，强壮身体，防于未病之先。

"未病"是个体尚未患病，应注意未病先防。中医的"未病"和"已病"，是相对概念，健康属于未病，疾病属于已病。

《难经·七十七难》："上工治未病，中工治已病者，何谓也？然所谓治未病者，见肝之病，则知肝当传之与脾，故先实其脾气，无令得受肝之邪，故曰治未病焉。"此时，未病是以已病之脏腑为前提，以已病脏腑之转变趋向为依据，务先安未受邪之地。

《灵枢·官能》中有"正邪之中人也微，先见于色，不知于其身。"指出病邪初袭机体，首先见体表某部位颜色的变化，而身体并未感到任何不适，然机体的气血阴阳已出现失衡，仅表现一些细微病前征象的状态便为未病状态。由健康到出现机体症状，发生疾病，并非是卒然出现的，而是逐渐形成，由量变到质变的过程。

《灵枢·顺逆》也指出，"上工刺其未生者也；其次，刺其未盛者也……上工治未病，不治已病，此之谓也"。

《素问·八正神明论篇》："上工救其萌芽，必先见三部九候之气，尽调不败而救之，故曰上工。下工救其已成，救其已败。"显示早期诊断，把握时机，早期治疗，既病防变之意。

唐孙思邈的《千金方》中有"古之医者，上医治未病之病，中医治欲病之病，下医治已病之病"的论述，明确地将疾病分为"未病""欲病""已病"三个层次。未病指机体已有或无病理信息，未有任何临床表现的状态或不能明确诊断的一种状态，是病象未充分显露的隐潜阶段。

中医的治未病是一种原则和指导思想，既包涵未病先防的养生防病、预防保健思想，也包涵既病防变、早期治疗、控制病情的临床治疗原则。

亚健康无论如何都是有明显身体不适而又不能符合（西医的）某种疾病诊断标准的状态，把未病和亚健康等同起来，是毫无道理的。

（二）亚健康是中医的已病

作为"中间状态"的亚健康，应包括三条：首先，没有生物学意义上的疾病（尚未发现躯体构造方面的异常）及明确的精神心理障碍（属"疾病"）；其次，它涉及躯体上的不适（如虚弱、疲劳等非特异性的，尚无可明确躯体异常、却偏离健康的症状或体验，但还够不上西医的"疾病"）；再次，还可涉及精神心理上的不适（够不上精神医学诊断上的"障碍"),以及社会生存上的适应不良。以亚健康状态常见的头痛、头晕、失眠等为例,均已构成中医"病"的诊断。多数亚健康个体,其体内的病机已启动,已经出现了阴阳偏盛偏衰,或气血亏损,或气血瘀滞,或有某些病理性产物积聚等病机变化。

"亚健康状态"指机体正气不足或邪气侵犯时机体已具备疾病的一些病理条件或过程,已有一些或部分病症(证)存在,但是未具备西医学疾病的诊断标准。我们不能采取把中医的"病"的概念与西医"疾病"的概念等同起来的思考和研究方式。

笔者认为全部中医的"病"只要还不具备西医学疾病诊断的证据,均属亚健康范畴。

中医生存和发展有一最关键的因素,就是临床范围日益窄化,中医文化基础日渐式微,信仰人群的迁移,观念的转变,后继乏人。很多研究都表明,人群中健康状态占10%,疾病状态占15%,75%属于亚健康状态。西医还没有明确的方法和药物治疗亚健康。中医学在亚健康状态方面的潜在优势,不仅可拓展中医学术新的生存空间,而且必将促进整个世界医学的进化与发展,从而为全人类的健康做出新的贡献。

闫希军先生所著《大健康观》中提出了大健康医学模式。在大健康医学模式中,中医被赋予十分重要的地位,而拥有了更加广阔的空间。中医理论与系统生物学及大数据方法契合,并将与系统生物学和生态医学等领域取得的成果相互交通,水乳交融,这是未来西方医学和中医学发展必然的走向。

五、正本清源,重建中医范式

范式是某一科学共同体在某一专业或学科中所具有的共同信念,这种信念规定了它们的共同的基本观点、基本理论和基本方法,为它们提供了共同的理论模式和解决问题的框架，从而成为该学科的一种共同的传统，并为该学科的发展规定了共同的方向。

库恩认为"范式"是成熟科学的标志，由于"范式"的存在，科学家们一方面可以在特定领域里进行更有效率的研究，从而使他们的研究更加深入；而另一方面，"范式"也意味着该领域里"更严格的规定"，"如果有谁不肯或不能同它协调起来，就会陷于孤立，或者依附到别的集团那里去"。因此，同一范式内部，研究者拥有相同的世界观、研究方法、理论、仪器和交流方法，但在不同"范式"之间却是不可通约的。不同"范式"下的研究者对同一领域的看法就像是两个世界那样完全不同。这也是造成"一条定律对一组科学家甚至不能说明，而对另一组科学家有时好像直观那样显而易见"的原因。

李致重等学者从具体研究对象、研究方法及基础理论等方面论述了中西医范式的不可通约性。而且，中、西医关系的特殊之处还在于，它们不只是同一领域的两个不同"学派"，更是基于两种完全不同的文化而发展起来的，这也使得二者之间的不可通约性表现得尤其明显和强烈。正是由于这种不可通约性导致了中西医之争。屈于特定历史条件下"科学主义"的强势地位，中医最终被迫部分接受了西医"范式"。"范式丢失"是近现代中医举步维艰、发展停滞、甚至后退的根本原因。

任何一门科学的重大发展，都表现在基本概念的更新和范式的变革上……变革范式，是现时代中医理论发展的必经之路。

如何正本清源，重建范式？

正本清源是中医范式或重建的基础，这是一项十分艰巨浩大的工程。正本首先是建立传统范式。必须从经典著作入手，梳理还原，删汰芜杂，尽呈精华。

（一）解释学·语言能力与重建

东汉许慎在《说文解字·叙》中说："盖文字者，经艺之本，王政之始，前人所以垂后，后人所以识古。故曰：本立而道生。"给予中国古典解释学以崇高的地位。

解释学把生命哲学、现象学、存在主义分析哲学、语言哲学、心理学、符号学等理论融合在一起，强调语言的本体论地位，认为我们所能认识的世界只能是语言的世界，人与世界的关系的本质是语言的关系，不仅把解释当作人文科学的方法论基础，而且是哲学的普遍方法。

狭义解释学特指现代西方哲学领域中的解释学理论，它经过狄尔泰、海德格尔、伽达默尔、利科、哈贝马斯等思想巨匠在理论上的构建和推动，形成了哲学释义学；广义解释学则不限于西方哲学领域，一切关于文本的说明、注解、解读、校勘、训诂、修订、引申及阐释的工作都属于解释活动，都要依靠相应的解释方法和解释理论来完成，因而都可以称作解释学。中医书籍中只有少部分是经典原著，而其余大部分都属于关于经典原著的解释性著作。

从当代解释学观点看，任何现代理论或现代文化都发轫于传统，传统文化的生命力则在于不断的解释和再解释之中。传统文化和现代文化并不是对立的，而是统一的，确切地说，是对立统一。人类文化是一条河流，它从传统走来，向未来走去，亦如黑格尔所说，离开其源头愈远，它就膨胀得愈大。

拉法格相信：《老子》在其产生之初，在它的著者与当时的读者之间存在着一种共识，这种共识便是《老子》的初始意义，《老子》著者传达的是它，当时的读者从中读懂的也是它。那么，这种共识又是从何而来的呢？拉法格认为：处于同一时代同一环境中的人可能会在词义的联想、语言结构的使用、社会问题的关注上具有共同之处，所以他们之间能够彼此理解。拉法格采用语言学家乔姆斯基的"语言能力"一词来指代这种基于共有的语言与社会背景的理解能力。在他看来，这种"语言能力"是历史解释学的关键，是发现历史文本原始意义的途径。他建议读者利用多种传统方法增强自己理解《老子》的语言能力，如古汉语字词含义的研究、历史事件与古代社会结构的分析，其他古代思想家思想的讨论等。也就是说，旨在发现《老子》原始意义的现代读者应尽可能地将自己置于《老子》所处的时代，将当时的社会背景、语言现象等历史的事物内化为自己的"语言能力"。

历史的解释者的任务是利用历史的证据重新将《道德经》与它产生的背景联结起来，在该背景下对其进行分析研究。解释者首先必须去掉成见，不可以将我们现代的思想强加于古人，或用现代思想批判古人。

历史解释学方法是中医经典著作、传统理论研究的基本方法。其要旨在于忠实细密地根据经典话语资料和现代方法对原典重新解读。旧有的词语和概念通过词语组合方式和语境组件方式的特殊安排，突显出原典文本固有的基本意义结构。通过意义结构分析，探询其原始涵义、历史作用和现代意义。

（二）解构与重建

理解分析就是"解构"，而"解构"旨在重建，使新的理论概念或理论结构因此建立。自然科学家就是依循这一程序不断地改弦更张，发展其理论系统的……解构和重建与科恩所说的"范式变革"有所类同。何裕民先生认为：对原有理论概念或规则的重新理解和分析，对传统中医理论体系进行解构和重建，是现阶段中医理论发展的切实可行的最佳选择。

事实的确认和概念的重建是重建的途径与环节。

严肃的科学研究应以经验事实为基础，而不仅仅是古书古人的描述，古人的认识充其量只是帮助人们寻找经验事实，并在研究中给予一定的启示。

概念的重建与事实的确认可以说是互为因果的两大环节。梳理每个名词术语的历史演变和沿革情况、分析它们眼下使用情况及混乱原因，这两者有助于旧术语的解构；组织专家集体研讨以期相对清晰、合理地约定每一概念（名词术语）的特征和实质。

阴阳五行学说对传统中医理论之建构，具有决定性的作用。它们作为主导性观念和认识方法渗入中医学，有的又与具体的学术内容融合成一体，衍生出众多层次低得多的理论概念。藏象、经络、气血津液等可视作中医理论体系的第二层次，第三层次的是众多较为具体的概念或术语，其大多与病因病机、治法及"证"相关联。最低层次的是一些带有经验陈述性质的论述。形成这些概念，司外揣内、援物比类等起着主要作用，不少是从表象信息直接跳跃到理论概念的，许多概念与实体并不存在明确的对应关系，其内涵和外延有时也颇难作出清晰的界定。

一些学者主张：与学术内容融合在一起的阴阳五行术语，应通过概念的清晰化、实体化和可经验化而清理出去。亦即使哲学的阴阳五行与具体（中医）的科学理论分离……愚意以为不可，以其广泛渗透而不可剥离，阴阳五行已成为不可或缺的纲领框架，当以中医学理视之，而不仅仅视为居于指导地位的古典哲学思想。

（三）方法

正本清源，重建范式，必须有良好的方法。我们反对科学主义，但我们崇尚科学精神，我们必须学习运用科学方法，尤其是科学思维方法，科学观察方法，科学实证方法（不仅仅是实验室方法）。

"医林改错，越改越错"，《医林改错》中提出的"心无血，脉藏气"之说，显然是错误的。为什么导致错误的结论？主要是他不知道，观察是有其一定条件，一定范围的。离开原来的条件、时间、地点，观察结果会有很大差异。运用观察结论做超出原条件、原范围的外推时，必须十分审慎。他所观察的都是尸体，由于动脉弹力大，把血驱入静脉系统。这是尸体的条件，不可外推到活着的人体。对观察结果进行理解和处理时，必须注意其条件性、相对性和可变性。

在广泛占有资料的基础上，还必须要有正确的思维方法。对于马王堆汉墓出土的缣帛及竹木简医书成书年代的推定和对该批资料的运用，我国的有关专家认为："如果从《黄帝内经》成书于战国时期来推定，那么两部灸经的成书年代至少可以上溯到春秋战国之际甚至更早。"而日本山田庆儿先生认为，这种"推论的方法是错误的。不管我们最后会达到什么样的结论，我都不应该根据所谓《黄帝内经》是战国时期的著作这个还没有确证的假定，去推断帛书医书的成书年代，而必须相反地从关于后者已经确证了的事实出发，来推断前者成书的过程和年代"。山田庆儿先生基于"借助马王堆医书之光，可以逐渐看清中国医学的起源及其形成过程"。

吴坤安认为：喻嘉言、吴又可、张景岳辈，治疫可谓论切治详，发前人所未发。但景岳宜于汗，又可宜于下，嘉言又宜于芳香逐秽，三子皆名家，其治法之所以悬绝若此，以其所治之疫各有不同。景岳所论之疫，即六淫之邪，非时之气，其感同于伤寒，故每以伤寒并提，而以汗为主，欲尽汗法之妙，景岳书精切无遗。又可所论之疫，是热淫之气，从口鼻吸入，伏于募原，募原为半表半里之界，其邪非汗所能达，故有不可强汗、峻汗之戒；附胃最近，入里尤速，故有急下、屡下之法。欲究疫邪传变之情，惟又可之论最为详尽，然又可所论之疫，即四时之常疫，即俗名时气症也。若嘉言所论之疫，乃由于兵荒之后，因病致病，病气、尸气混合天地不正之气，更兼春夏温热暑湿之邪交结互蒸，人在气交中，无隙可避，由是沿门阖境，传染无休，而为两间之大疫，其秽恶之气，都从口鼻吸入，直行中道，流布三焦，非表非里，汗之不解，下之仍留，故以芳香逐秽为主，而以解毒兼之。是三子之治，各合其宜，不得执此而议彼。

学术研究中，所设置的讨论的问题必须同一，必须是一个总体，这是比较研究的基本原则。执此而议彼，古代医家多有此弊，六经辨证与卫气营血辨证、三焦辨证之争论，概源于方法之偏颇。

六、提高疗效是中医学术发展的关键

中医药学历数千年而不衰，并不断发展，主要依靠历代医学家临床经验的积累、整理提高。历代名医辈出，多得自家传师授。《周礼》有"医不三世，不服其药"，可见在很早人们即已重视了老中医经验。

以文献形式保留在中医典籍之中的中医学术精华仅仅是中医学术精华的一部分。为什么这样说？这是因为中医学术精华更为宝贵的部分是以经验的形式保留在老中医手中的。这是必须予以充分肯定、高度重视的问题。临床家，尤其是临床经验丰富、疗效卓著者，每每忙于诊务，无暇著述，其临床宝贵经验，留下来甚少。叶天士是临床大家，《外感温热篇》乃于舟中口述，弟子记录整理而成。《临证指南医案》，亦弟子侍诊笔录而成，真正是叶天士自己写的东西又有什么？

老中医经验，或禀家学，或承师传，通过几代人，或十几代或数百年的长期临床实践，反复验证，不断发展补充，这种经验比一般书本中所记述的知识要宝贵得多。老中医经验是中医学术精华的重要组成部分，舍全面继承，无法提高疗效。

书中的知识要通过自己的实践，不断摸索不断体会，有了一些感受，才能真正为自己所利用。真正达到积累一些经验，不消说对某些疾病能形成一些真知灼见，就是能准确地把握一些疾病的转归，亦属相当困难，没有十年二十年的长期摸索，是不可能的。很显然，通过看书把老中医经验学到手，等于间接地积累了经验，很快增加了几十年的临床功力，这是中青年医生提高临床能力的必由之路。全面提高中医队伍的临床水平，必将对中医学术发展产生极大的推动作用。

老中医经验中不乏个人的真知灼见，尤其是独具特色的理论见解、自成体系的治疗规律都将为中医理论体系的发展提供重要的素材。尤其是传统的临床理论并不能完全满足临床需要时，理论与临床脱节时，老中医的自成规律的独特经验理论价值更大。

在强大的西医学冲击下，中医仍然能在某些领域卓然自立，是因为其临床实效，西医学尚不能取而代之。这是中医学赖以存在的基础，中医学的发展亦系之于此。无论如何，提高临床疗效都是中医学术发展的战略起点和关键所在。

中医以其疗效，被全世界越来越多的人认可，仅在英国就有3000多家中医诊所（这已是多年前的数字）。在美国有超过30%的人群，崇尚包括中医在内的替代医学自然疗法。在医学界也认为有一些疾病，西医学是束手无策的，应从中医学中寻求解决的办法。美国医学会在1997年出版的通用医疗程序编码中特别增加两个针灸专用编码，对没有解剖结构，没有物质基础的中医针灸学予以承认；在2015年实施的"国际疾病分类"ICD-11，辟专章将中医纳入其中。我们应客观地对待百年中医西化历史，襟怀大度地包容对中医的批评，矜平躁释，心态平和，目标清晰，化压力为动力，寓继承于创新，与时俱进。展望未来，我们对中医事业发展充满了信心。

单书健

2016年12月

序

　　十年前出版之《当代名医临证精华》丛书，由于素材搜罗之宏富，编辑剪裁之精当，一经问世，即纸贵洛阳，一版再版，被医林同仁赞为当代中医临床学最切实用、最为新颖之百科全书。一卷在手，得益匪浅，如名师之亲炙，若醍醐之灌顶，沁人心脾，开慧迪智，予人以钥，深入堂奥，提高辨治之水平，顿获解难之捷径，乃近世不可多得之巨著，振兴中医之辉煌乐章也，厥功伟矣，令人颂赞！

　　名老中医之实践经验，乃中医学术精华之最重要部分，系砺炼卓识，心传秘诀，可谓珍贵至极。今杏林耆宿贤达，破除"传子不传女，传内不传外"之旧规，以仁者之心，和盘托出；又经书健同志广为征集，精心编选，画龙点睛，引人入胜。熟谙某一专辑，即可成为某病专家，此绝非虚夸。愚在各地讲学，曾多次向同道推荐，读者咸谓得益极大。

　　由于本丛书问世迄已十载，近年来各地之新经验、新创获，如雨后春笋，需加补充；而各省市名老中医珍贵之实践经验，未能整理入编者，亦复不少，更应广搜博采，而有重订《当代名医临证精华》之议，以期进一步充实提高，为振兴中医学术，继承当代临床大家之实践经验，提高中青年中医辨治之水平，促进新一代名医更多涌现，发展中医学术，作出卓越贡献。

　　与书健同志神交多年，常有鱼雁往还，愚对其长期埋首发掘整理老中医学术经验，采撷精华，指点迷津，详析底蕴，精心编辑，一心为振兴中医事业而勤奋笔耕，其淡泊之心志，崇高之精神，实令人钦佩。所写《继承老中医经验是中医学术发展的关键》一文，可谓切中时弊，力挽狂澜，为抢救老中医经验而呼吁，为振兴中医事业而献策，愚完全赞同，愿有识之士，共襄盛举。

顷接书健来函，出版社嘱加古代医家经验，颜曰：古今名医临证金鉴。愚以为熔冶古今，荟为一帙，览一编于某病即无遗蕴，学术发展之脉络了然于胸，如此巨构，实令人兴奋不已。

书健为人谦诚，善读书，且有悟性，编辑工作之余，能选择系之于中医学术如何发展之研究方向，足证其识见与功力，治学已臻成熟，远非浅尝浮躁者可比。欣慰之余，聊弁数语以为序。

八二叟朱良春谨识
时在一九九八年夏月

凡 例

1. 明清之季中医临床体系方臻于成熟，故古代文献之选辑，以明清文献为主。

2. 文献来源及整理者，均列入文后。未列整理者，多为老先生自撰。或所寄资料未列，或转抄遗漏，间亦有之，于兹恳请见谅。

3. 古代文献，间有体例欠明晰者，则略作条理，少数文献乃原著之删节摘录，皆着眼实用，意在避免重复，简而有要。

4. 古代文献中计量单位，悉遵古制，当代医家文献则改为法定计量单位。一书两制，实有所因。药名多遵原貌，不予划一。

5. 曾请一些老先生对文章进行修改或重新整理素材，使主旨鲜明，识邃意新；或理纷治乱，重新组构，俾叶剪花明，云净月出。

6. 各文章之题目多为编纂者所拟，或对仗不工，或平仄欠谐，或失雅训，或难概全貌，实为避免文题重复，勉强而为之，敬请读者鉴谅。

7. 凡入药成分涉及国家禁猎和保护动物的（如犀角、虎骨等），为保持方剂原貌，原则上不改。但在临床运用时，应使用相关的替代品。

8. 因涉及中医辨证论治，故对于普通读者而言，请务必在医生的指导下使用，切不可盲目选方，自行使用。

目　录

述　要

　　《内经》论述喘证的内容较多。如《灵枢·五阅五使》说：“肺病者，喘息鼻张。”《灵枢·本脏》有：“肺高则上气肩息。”《素问·五邪》云：“邪在肺，则病皮肤痛，寒热，上气喘，汗出，喘动肩背。”《素问·大奇论》篇云：“肺之壅喘而胀满”，指出肺为主病之脏，并系统描述了喘证的症状表现。此外，《素问·脏气法时论》说：“肺病者，喘咳逆气，肩背痛，汗出……虚则少气不能报息……肾病者，腹大胫肿，喘咳身重。”《灵枢·经脉》云：“肾，足少阴之脉……是动病则饥不欲食，咳唾有血，喝喝而喘。”《素问·痹论》云：“心痹者，脉不通，烦则心下鼓，暴上气而喘。”《素问·经脉别论》云：“有所堕恐，喘出于肝。”不但描述了喘证之临床表现，亦提示喘证虽然以肺为主，但可涉及肾、心、肝、脾等脏。

　　《金匮要略》有“肺痿肺痈咳嗽上气病脉证治”专篇，其中所言“上气”即是指气喘、肩息、不能平卧的证候，其中包括“喉中水鸡声”的哮证和“咳而上气”的肺胀。列有辛温祛寒化饮的射干麻黄汤，祛邪蠲饮、寒温并用的越婢汤、小青龙加石膏汤，豁痰祛浊的皂荚丸等方药，沿用至今，疗效确切。

　　宋·严用和《济生方》对喘证病因、病机的论述更为详尽：“诸气皆属于肺，喘者亦属于肺……将理失宜，六淫所伤，七情所感，或因

1

坠堕惊恐，渡水跌仆，饱食过伤，动作用力，遂使脏气不和，营卫失其常度，不能随阴阳出入以成息，促迫于肺，不得宣通而为喘也……更有产后喘急，为病尤亟，因产所下过多，营血暴竭，卫气无所主，独聚于肺，故令喘急……医疗之法，当推其所感，详其虚实冷热而治之。"

《丹溪心法·喘病》说："七情之所感伤，饱食动作，脏气不和，呼吸之息，不得宣畅而为喘急。亦有脾肾俱虚、体弱之人，皆能发喘。"《脉因证治》中，谓喘有虚实之异："实喘气实肺盛"，并与痰、气、水气有关；"虚喘由肾虚"，亦有肺虚者。

金元以降，于内伤致喘论说尤多，其辨证多以虚实为纲，景岳云："实喘者有邪，邪气实也；虚喘者无邪，元气虚也。"林珮琴《类证治裁》指出"实喘责在肺，虚喘责在肾。"喘由外感者治肺，由内伤者治肾，是为治喘之原则。方仁渊对此又予阐扬："确有见地，然不可执一，实喘治肺，需兼治胃，虚喘治肾，宜兼治肺。"张聿青、蒋宝素强调治痰，"在肺为实，在肾为虚，此指气而言，非关于痰也"，而"喘因痰作，欲降肺气，莫如治痰"。

《内经》无哮证病名。《素问·阴阳别论》云："阴争于内，阳扰于外，魄汗未藏，四逆而起，起则熏肺，使人喘鸣。"《素问·通评虚实论》亦有"乳子中风热，喘鸣肩息"的记载。虽无哮病之名，但已记述其症状与病机。

"喘鸣"似指哮证而言。《金匮要略·肺痿肺痈咳嗽上气病脉证并治》云："咳而上气，喉中水鸡声，射干麻黄汤主之"。指出了哮证发作之特征及治疗。

《金匮要略·痰饮咳嗽病脉证并治》篇指出："膈上病痰，满喘咳吐，发则寒热，背痛腰疼，目泣自出，其人振振身瞤剧，必有伏饮。"仲景之桂枝加厚朴杏子汤、越婢加半夏汤、小青龙汤、皂荚丸、葶苈大枣泻肺汤，至今仍广泛应用，经方家每每视为不易良方。

哮喘之病名，首创于丹溪，并专主于痰。提出"未发以扶正为主，既发以攻邪为急"之治疗原则。把哮证从笼统的"上气、喘促、喘鸣"中分离出来。后世医家鉴于哮必兼喘，故统称为哮喘。

哮喘相似亦相关，虞抟指出两者之区别，大抵哮以声响名，喘以气息言。夫喘促喉中有水鸣声，谓之哮，气促而连属不能以息谓之喘。

《症因脉治》首揭哮证之因机："哮病之因，痰饮留伏，结成窠臼，潜伏于内，偶有七情之犯，饮食之伤，或外有时令之风寒束其肌表，则哮喘之症作矣。"于此，《证治汇补》卷五论述尤为精辟："内有壅塞之气，外有非时之感，膈有胶固之痰，三者相合，闭拒气道，搏击有声，发为哮病。"

戴元礼在《秘传证治要诀·哮喘》中，明确提出"喘气之病，哮吼如水鸡之声，牵引胸背，气不得息，坐卧不安，此谓嗽而气喘，或宿有此根……遇寒暄则发"。

哮以声响言，喘以气息言。后世医家鉴于"哮必兼喘"，故一般统称"哮喘"，简称"哮证""哮病"。《景岳全书》认为哮病之治，应宗丹溪未发扶正、已发攻邪之说，但"扶正气者须辨阴阳，阴虚者补其阴，阳虚者补其阳；攻邪气者须分微甚，或散其风，或温其寒，或清其痰火；然发久者，气无不虚，故于消散中宜酌加温补，或于温补中宜量加消散"。他还指出"当倦倦以元气为念，必使元气渐充，庶可望其渐愈，若攻之太过，未有不致日甚而危者"，所论精辟。

哮证之治，后世多宗丹溪"未发以扶正气为主，既发以攻邪气为急"之论，以此为要则，各臻细密。如王旭高治哮喘频发，脉形细数，身常恶寒，下焦阴虚，中焦痰盛，上焦肺弱者，发时服用：桂枝、款冬花、橘红、杏仁霜、莱菔子、桑白皮、枇杷叶、竹沥、姜汁等；平时服：六味地黄加五味、牛膝、肉桂、磁石，炼蜜为丸，半夏、陈皮、甘草为衣。实具巧思。

林珮琴《类证治裁》之"哮证"不可不读。

肺胀之记载。首见于《内经》，《灵枢·胀论》载："肺胀者，虚满而喘咳。"《灵枢·经脉》篇中"肺手太阴之脉……是动则病肺胀满膨膨而喘咳"已指出肺胀乃虚实相兼之复杂证候。

《金匮要略·肺痿肺痈咳嗽上气病脉证并治》载："上气喘而燥者，属肺胀，欲作风水，发汗则愈"，"咳而上气，此为肺胀，其人喘，目如脱状，脉浮大者，越婢加半夏汤主之"，"肺胀，咳而上气，烦躁而喘，脉浮者，心下有水，小青龙加石膏汤主之"已明确地指出了肺胀之病机，素有水饮内蓄，因外感触发，其证候类型有寒饮郁肺之射干麻黄汤证；痰浊壅塞之皂荚丸证；水饮内结之泽漆汤证；水饮上迫之厚朴麻黄汤证；饮热互结，热盛于饮之越婢加半夏汤证；饮热互结，饮盛于热之小青龙加石膏汤证。均为后世治疗肺胀常用良法效方。

于肺胀之证治建树最著者，当属丹溪，《丹溪心法·咳嗽》载："肺胀而咳，或左或右不得眠，此痰挟瘀血，碍气而病，宜养血流动于气，降火疏肝以清痰。"用四物汤加桃仁、诃子、青皮、竹沥、姜汁之类。后世之《证治准绳》《古今医鉴》《医宗必读》《张氏医通》《杂病源流犀烛》除本《金匮要略》之说外，悉遵丹溪之论。

明·虞抟《医学正传·咳嗽》说："肺胀者，主收敛……用诃子为君"，强调了肺虚气不敛降的一面。

李梴《医学入门·卷四·痰类·喘》依肺胀病因不同，列出多种治疗方药，如金沸草散、麻黄杏仁饮、苏沉九宝饮、古百花膏、诃黎勒丸等，丰富了肺胀辨证施治的内容。

李中梓《医宗必读·咳嗽》说："肺胀嗽而上气，鼻煽抬肩，脉浮大者，越婢加半夏汤主之，无外邪而内虚之肺胀，宜诃子、海藻、香附、瓜蒌仁、青黛、半夏、杏仁、姜汁为末，蜜调噙之。"指出肺胀辨治，应区别有无外邪。

张璐《张氏医通》指出了"肺胀实证居多"。

清·李用粹《证治汇补·咳嗽》提出，肺胀有"气散而胀者，宜补肺；气逆而胀者，宜降气，当参虚实而施治"，说明肺胀的辨证施治当分虚实两端。

于哮证之治，傅再希先生主张治哮以开窍排痰为主，勿以气促而滥投参芪壅塞之剂，尝用皂角，豁痰利气；与胡翘武先生主以峻猛蠲涤，实有异曲同工之妙；顾丕荣先生主以化湿泄毒。

王正公先生每以汗吐下法治疗哮喘，本承先贤，今已罕见，足可为我侪开一法门。

刘韵远、洪广祥、王烈诸先生，俱重痰瘀，各择达药，疗效卓著。

郁文骏教授之发作期亦重扶正，七分治肺，三分脾肾；冯视祥先生，发作期亦宣降纳气并举，实乃自出机杼。

李介鸣先生治疗哮喘，尤重调畅气机，陈苏生先生之重开阖气血，李学耕先生之逐邪运脾，钱仲阳先生之哮喘当调肝，每取清肝、疏肝、养肝之法，俱有灼见，均堪师法。

哮喘一证，实属痼疾，虽曲尽心机，群药遍尝，亦每寸功难建。故历代医家每每探讨用劫痰峻剂逐其顽痰，此即砒之运用。用砒治哮早开先河，乃许叔微《普济本事方》之紫金丹，后世医家多有沿用，姜春华教授于此亦有体会：紫金丹类方治疗哮喘之属寒证疗效较好，有即时和持久之疗效，常有服此而多年不发者，所治病人甚多，未发现有中毒者。用量不可少，少则无效，如有服6粒无效者，倍之则效，然此量，又不可久服。卷中还收集了著名临床家刘民叔用砒治疗顽哮之经验，峻利毒剂，用量逾恒，而建奇功，实值得探究，然又不可孟浪从事，如本有肝肾之病，尤须慎重。

于肺胀之治，诸家多主张本虚标实则标本兼顾。周仲瑛教授认为正虚肺心脾肾，邪实痰水瘀血，斟酌六法，曲尽病机；奚凤霖先生体验：应纳敛皱肺，固本御外，化瘀排痰，感染外邪，则又应清热宣肺；吴怀棠先生亦主张酸收皱肺；于肺胀喘肿，临床家肖俊逸先生主用生脉、葶苈，并尝用沙参。洪广祥先生治疗肺胀，每从痰瘀着眼。以上均为经验结晶，于肺胀之治疗亦堪借鉴。

虞抟

喘 证 正 传

虞抟（1438~1517），字天民，明代医家

《内经》曰：诸逆冲上，皆属于火。又曰：夫起居如故而息有音者，此肺之络脉逆也。河间曰：火气甚为夏热，衰为冬寒，故病寒则气衰而息微，病热则气盛而息粗。又寒水为阴，主乎迟缓，热火为阳，主乎急数，是以寒则息迟气微，热则息数气粗而为喘也。大抵哮以声响名，喘以气息言。夫喘促喉中如水鸡声者，谓之哮；气促而连属不能以息者，谓之喘。虽然未有不由痰火内郁、风寒外束而致之者欤。外有阴虚发喘，气从脐下起，直冲清道而上者。又有气虚发喘，而短气不能以接续者。是故知喘之为证，有实有虚，治法天渊悬隔者也，若夫损不足而益有余者，医杀之耳，学者不可不详辨焉。

脉法

喘急，脉滑而浮者生，涩而数者死。

脉宜浮迟，不宜急数。

脉数有热，喘咳吐血上气，不得卧者死。

上气面浮肿肩息，脉浮大不治，又加利尤甚。

上气喘而躁者，为肺胀，欲作风水，发汗则愈。一云：咳而上气，肺胀，其脉沉，心下有水气也。《要略》《千金》《外台》沉作浮。

寸口伏，胸中有逆气。尺寸俱沉、关上无有者，苦心下喘。

方法

丹溪曰：喘急者，气为火所郁而稠痰在肺胃也。有痰者，有火炎者，有阴虚自小腹下火起而上逆者，有气虚而致气短而喘者。

哮专主于痰，宜用吐法。亦有虚而不可吐者，谨之。

治哮必使薄滋味，不可纯用寒凉药，必兼散表。

戴氏曰：痰者，凡喘便有痰声。火炎者，乍进乍退，得食则减，食已则喘。大概胃中有实火，膈上有稠痰，得食坠下其痰，喘则暂止，稍久食已入胃，反助其火，痰再升上，喘反大作。俗不知此，作胃虚，治以燥热之药，以火济火也。昔叶都督患此证，诸医作胃虚无痰声。又有胃虚喘者，抬肩撷肚，喘而不休者是也。

痰者，降痰化气为主。火炎者，降心火，清肺金。

阴虚痰喘者，补阴降火，四物汤加枳壳、半夏。一云：阴虚气喘，四物汤加陈皮、甘草些少以降气补阴。白芍药须以酒浸，日干，忌火。

气虚发喘，以参、芪补之而愈。

凡人喘未发时，以扶正气为主；已发，以攻邪为主。

喘急甚者，不可用苦寒药，火盛故也，宜温劫之。劫药用椒目五七钱，研为极细末，生姜汤调服。喘止之后，因痰治痰，因火治火。

千缗汤 治痰喘不得卧，人扶而坐数日，一服而安。

一方用导痰汤合千缗汤服。

一方用莱菔子二两蒸熟，皂角五钱烧存性，瓜蒌仁、海粉、南星（用白矾一钱半，研细入水，浸一宿，曝干）各一两，为末，炼蜜为丸噙化。一方无南星、瓜蒌、海粉。

一方治喘而嗽，用南星、瓜蒌、半夏、香附、橘红、莱菔子、青黛、皂角为末，神曲糊丸，姜汤送下。一方有杏仁。

喘用阿胶，须分虚实。若久病发喘，必是肺虚，故用阿胶、人参、五味子之类补之。若新病肺实而发喘者，宜桑白皮、葶苈子、麻黄、杏仁之类泻之。东垣曰：久嗽郁热在肺，不用人参；新病未成郁热者，用人参。未知孰是。

气实人，因服黄芪过多而喘者，宜服三拗汤以泻气。

三拗汤 治肺感风寒，喘急不已。方见咳嗽门。

（以上丹溪方法凡十四条）

葶苈大枣泻肺汤（河间） 治肺壅胀，胸膈满闷，上气喘急，身体面目浮肿等症。

葶苈子炒黄为末，炼蜜丸如弹子大，不拘多少

上以水三盏，大枣十枚，煎至二盏，去枣，入葶苈一丸，再煎至一盏，温服之。

葶苈散（济生） 治过食煎煿，或饮酒过度，致肺壅喘不得卧，及肺痈，咽燥不渴，浊唾腥臭。

甜葶苈子炒 桔梗去芦 瓜蒌子 升麻 薏苡仁 桑白皮蜜炙 葛根各八分 甘草四分

上细切，作一服，加生姜五片，水一盏半，煎至一盏，温服。

泻白散 治大人小儿，风寒伤肺，喘急咳嗽。

桑白皮一钱 地骨皮一钱 生甘草五分

上细切，作一服，加姜，水煎服。

一方，加防风、荆芥各七分半。

又方，加麻黄、杏仁各五分，其效尤捷。

祖传方：治远年喘急。

桑木内蠹虫粪炒，一升 莱菔子炒，半升 杏仁不去皮尖，炒，半

升　生甘草二两

　　共为极细末，汤浸蒸饼为丸，如梧桐子大，每服五七十丸，淡姜汤送下。

　　又方，治哮喘，用苎麻根和砂糖烂煮，时时嚼咽下，永绝病根，神效。

　　又方，用猫儿头骨烧灰，酒调二三钱，一服便止。

　　又方，用郭公刺根煎服，即止而不发。

　　东阳一羽士，年五十余，素有喘病，九月间得发热恶寒证，喘甚，脉洪盛而似实。一医作伤寒治，而用小柴胡汤加枳壳、陈皮等药，六日后欲行大承气。一医曰：不可，当作伤食治，宜用枳实导滞丸不决，召予视之。二医皆曰：脉实气盛，当泻。予为诊后，晓之曰：此火盛之脉，非真实也。观其气短不足以息，当作虚治。乃用补中益气汤加麦门冬、五味子，入附子三分，煎服。二帖脉收敛，四帖而病轻减，六帖病痊安。

（《医学正传》）

龚廷贤

哮 吼 保 元

龚廷贤（1538~1635），字子才，江西金溪人，明代名医

脉：大抵脉浮而滑易治，微细而涩难治。

夫哮吼以声响名，喉中如水鸡声者是也。专主于痰，宜用吐法。

亦有虚而不可吐者，治之有以紫金丹导痰，小胃丹劫之而愈者。有以六味地黄丸、补中益气汤，兼而进之而愈者。必须量虚实而治之也。

千金定喘汤　治哮吼如神。

麻黄三钱　桑白皮蜜炙，三钱　杏仁一钱五分　苏子二钱　白果炒，二十一个　款冬花三钱　黄芩一钱五分　半夏甘草水泡，一钱　甘草一钱

上锉，白水煎，食远服。

诸病原来有药方，惟愁齁喘最难当。麻黄桑杏寻苏子，白果冬花更又良。甘草黄芩同半夏，水煎百沸不须姜。病人遇此仙丹药，服后方知定喘汤。

一论人素有喘急，遇寒暄不常，发则不已，哮吼夜不得睡者，用此。

苏沉九宝汤

紫苏　陈皮　薄荷　麻黄　杏仁去皮尖　桑白皮　大腹皮　官桂　甘草

上锉，用生姜三片，乌梅一个，水二碗，煎至八分，食后服，即

11

效，且住服。惟慎劳碌，戒厚味，节欲。日间常服些顺气化痰丸，夜卧时服抑火润下丸。如除根，须修合六味地黄丸加黄柏、知母、人参、紫菀、五味子、百合各二两，浮小麦、粉熟蜜四两，打糊为丸，每服百丸，空心柿饼汤送下，饼随食之。

二母丸　治哮喘。

知母去皮毛，二两　贝母去心，二两　百药煎一两

上为细末，将乌梅肉蒸熟捣烂为丸，如梧桐子大。每服三十丸，临卧或食后，连皮姜汤送下。

一论喘气哮吼，上喘不休，或是盐哦、水哦肺窍，俗谓之喘气病用此秘方。

小蓟草一把，用猪精肉四两，入水同炆，令熟。食肉并汤，立已。其草三月生，七八月有四棱茎，叶尖，杪有花子。

一论凡遇天气欲作雨者，便发齁喘，甚至坐卧不得，饮食不进，此乃肺窍中积有冷痰，乘天阴，寒气从背自鼻而入，则肺胀作声。此病有苦至终身者，亦有子母相传者，每发时即服，不过七八次，觉痰腥臭，吐出白色是绝其根也。用此方。

紫金丹

白砒生用，一钱　枯白矾另研，三钱　淡豆豉出江西者，一两，水润，去皮，蒸，研如泥，旋加二味末，合匀

上捻作丸，如绿豆大，但觉举发，用冷茶送下七丸，甚者九丸，以不喘为愈。再发，不必多增丸数，慎之！小儿服一二丸。

导痰小胃丹　治哮吼经年不愈，宜久久服之，断根。

一论哮喘，气急而不得息者，宜用：

均气八仙汤

麻黄二钱　杏仁二钱　石膏三钱　桔梗一钱　片芩二钱　知母二钱
贝母用北细辛三分煎汤，伴炒二母，一钱　生甘草一钱

上锉一剂，水煎温服。

一治上气喘急，经年咳嗽，齁䶎始久不愈，遇发即服，服三五次，永不再发。

夺命丹

人言一钱　白矾二钱　白附子二钱　南星四钱　半夏泡，五钱

上先用人言与白矾一处于石器内，火煅红，出火黄色为度，切不可犯铁器。却和半夏、南星、白附为末，生姜汁煮面糊为丸，黍米大，朱砂为衣，每服七丸，小儿三丸，井水花下，忌食热物。

哮吼灵秘丹　海上异人传。

胆南星二两　大半夏用白矾五钱，牙皂五钱，同炒一夜，不见白星，二两　赤茯苓去皮，二两　苦葶苈二两　大贝母二两　沉香一两　青礞石硝煅，五钱　天竺黄二钱　珍珠豆腐煮，三钱　羚羊角镑末，一支　乌犀角三钱　白矾一两　硼砂一两　风化硝五钱　花蕊石火煅，五钱　孩儿茶五钱　款冬花一两　铅白霜五钱

上为细末，炼蜜为丸，如梧子大。每服二三十丸，临卧淡姜汤下。外制六味地黄丸，空心服，百发百中，真仙方也。

一治素患哮吼之疾，发则喘急，痰嗽上壅，不时举发。令慎劳役，戒厚味，节欲。早服六味丸加黄柏、知母、人参、紫菀、五味、百合各二两，浮小麦、粉蜜四两，打糊为丸，每服百丸，空心柿饼汤下，饼随食之，夜卧时，服后方各一料而愈。

千金定吼丸

南星　半夏用生姜、牙皂各二两煎汤，浸星、半一宿，切片，再加白矾二两入汤内，同星、半煮至汤干，去姜、皂只用星半，各四两　贝母　枳实麸炒　黄连姜炒　黄芩酒炒　连翘　白附子　天麻　炒僵蚕　桔梗　瓜蒌仁各二两　锦纹大黄酒拌，九蒸九晒，一两　青礞石用硝煅如金色，五钱　沉香五钱

上为细末，竹沥、姜汁和为丸，如弹子大，每服一丸，临卧，口噙化下，或丸如黍米大，姜汤下亦可。

一人哮吼十数年，发则上气喘促，咳嗽吐痰，自汗，四肢厥冷，六脉沉细，此气虚脾弱。

黄芪蜜，水炒　人参　白术去芦　白茯苓去皮　半夏姜炒　杏仁去皮　五味子　麦门冬去心　天门冬去心　陈皮　甘草

上锉，姜枣煎服。

一人自幼患哮吼之症，每遇寒即发，发则上气喘急咳嗽，痰涎上壅，年久不瘥，已成痼疾。百药罔效，予制此方，一料痊愈。

清上补下丸

怀生地黄砂锅内酒拌，蒸黑，四两　石枣酒蒸，去核，二两　怀山药二两　白茯苓去皮，一两五钱　牡丹皮一两五钱　泽泻一两五钱　辽五味子一两五钱　天门冬去心，一两五钱　麦门冬去心，一两五钱　枳实麸炒，一两五钱　贝母一两五钱　桔梗去芦，一两五钱　黄连姜炒，一两五钱　杏仁去皮，一两五钱　半夏姜炒，一两五钱　瓜蒌仁去油，一两五钱　枯芩酒炒，一两五钱　甘草五钱

上为细末，炼蜜为丸，如梧桐子大，每服三钱，空心淡姜汤下。

（《寿世保元》）

张景岳

喘促虚实辨

张景岳（1563~1640），名介宾，明代医家

气喘之病，最为危候，治失其要，鲜不误人，欲辨之者，亦惟二证而已。所谓二证者，一曰实喘，一曰虚喘也。此二证相反，不可混也。然则何以辨之？盖实喘者有邪，邪气实也；虚喘者无邪，元气虚也。实喘者气长而有余；虚喘者气短而不续。实喘者胸胀气粗，声高息涌，膨膨然若不能容，惟呼出为快也；虚喘者慌张气怯，声低息短，惶惶然若气欲断，提之若不能升，吞之若不相及，劳动则甚，而惟急促似喘，但得引长一息为快也。此其一为真喘，一为似喘，真喘者其责在肺，似喘者其责在肾，何也？盖肺为气之主，肾为气之根。肺主皮毛而居上焦，故邪气犯之则上焦气壅而为喘，气之壅滞者宜清宜破也；肾主精髓而在下焦，若真阴亏损，精不化气，则下不交上而为促。促者，断之基也。气既短促而再加消散，如压卵矣。且气盛有邪之脉必滑数有力，而气虚无邪之脉必微弱无神，此脉候之有不同也。其有外见浮洪或芤大至极，而稍按即无者，此正无根之脉也；或往来弦甚而极大极数，全无和缓者，此正胃气之败也，俱为大虚之候。但脉之微弱者，其真虚易知；而脉之浮空弦搏者，其假难辨。然而轻重之分，亦惟于此而可察矣。盖其微弱者犹顺而易医，浮空者最险而多变，若弦强之甚则为真藏，真藏已见，不可为也。

虚喘证治

凡虚喘之证，无非由气虚耳。气虚之喘，十居七八，但察其外无风邪，内无实热而喘者，即皆虚喘之证。若脾肺气虚者，不过在中上二焦，化源未亏，其病犹浅。若肝肾气虚，则病出下焦而本末俱病，其病则深，此当速救其根以接助真气，庶可回生也。其有病久而加以喘者，或久服消痰散气等剂而反加喘者，或上为喘咳而下为泄泻者，或妇人产后亡血过多，则营气暴竭，孤阳无依而为喘者，此名孤阳绝阴，剥极之候，已为难治，更毋蹈剥庐之戒也。

虚喘证，其人别无风寒咳嗽等疾，而忽见气短似喘，或但经微劳，或饥时即见喘促，或于精泄之后，或于大汗之后，或于大小便之后，或大病之后，或妇人月期之后而喘促愈甚，或气道噎塞，上下若不相续，势剧垂危者，但察其表里无邪，脉息微弱无力，而诸病若此，悉宜以贞元饮主之，加减如本方，其效如神。此外如小营煎、大营煎、大补元煎之类，俱可择用。经曰：肝苦急，急食甘以缓之，即此之类。若大便溏泄兼下寒者，宜右归饮、右归丸、圣术煎之类主之。

脾肺气虚，上焦微热微渴而作喘者，宜生脉散主之。或但以气虚而无热者，惟独参汤为宜。若火烁肺金，上焦热甚，烦渴多汗，气虚作喘者，宜人参白虎汤主之。若火在阴分，宜玉女煎主之，然惟夏月或有此证。若阴虚，自小腹火气上冲而喘者，宜补阴降火，以六味地黄汤加黄柏、知母之类主之。

水病为喘者，以肾邪干肺也。然水不能化而子病及母，使非精气之败，何以至此？此其虚者十九，而间乎虚中夹实，则或有之耳。故凡治水喘者，不宜妄用攻击之药，当求《肿胀门》诸法治之，肿退而喘自定矣。古法治心下有水气上乘于肺，喘而不得卧者，以《直指》

神秘汤主之。但此汤性用多主气分，若水因气滞者用之则可，若水因气虚者，必当以加减金匮肾气汤之类主之。

老弱人久病气虚发喘者，但当以养肺为主。凡阴胜者宜温养之，如人参、当归、姜、桂、甘草，或加以芪术之属；阳胜者宜滋养之，如人参、熟地、麦冬、阿胶、五味子、梨浆、牛乳之属。

关格之证为喘者，如《素问·六节藏象论》曰：人迎四盛以上为格阳，寸口四盛以上为关阴，人迎与寸口俱盛四倍以上为关格。此关格之证以脉言，不以病言也。今人之患此者颇多，而人多不知，且近时察脉者不论人迎，惟在寸口，但其两手之脉浮弦至极，大至四倍以上者，便是此证，其病必虚里跳动而气喘不已。此之喘状，多无咳嗽，但觉胸膈舂舂，似胀非胀，似短非短，微劳则喘甚，多言亦喘甚，甚至通身振振，慌张不宁。此必情欲伤阴，以致元气无根、孤阳离剧之候也，多不可治。

凡病喘促，但察其脉息微弱细涩者，必阴中之阳虚也；或浮大弦芤按之空虚者，必阳中之阴虚也。大凡喘急不得卧而脉见如此者，皆元气大虚，去死不远之候，若妄加消伐，必增剧而危，若用苦寒或攻下之，无不即死。

实 喘 证 治

实喘之证，以邪实在肺也，肺之实邪，非风寒则火邪耳。盖风寒之邪，必受自皮毛，所以入肺而为喘；火之炽盛，金必受伤，故亦以病肺而为喘。治风寒之实喘，宜以温散；治火热之实喘，治以寒凉。又有痰喘之说，前人皆曰治痰，不知痰岂能喘，而必有所以生痰者，此当求其本而治之。

凡风寒外感，邪实于肺而咳喘并行者，宜六安煎加细辛或苏叶主之。若冬月风寒感甚者，于本方加麻黄亦可，或用小青龙汤、华盖散、三拗汤之类主之。

外有风寒，内兼微火而喘者，宜黄芩半夏汤主之。若兼阳明火盛而以寒包热者，宜凉而兼散，以大青龙汤，或五虎汤、越婢加半夏汤之类主之。

外无风寒而惟火盛作喘，或虽有微寒而所重在火者，宜桑白皮汤或抽薪饮之类主之。

痰盛作喘者，虽宜治痰，如二陈汤、六安煎、导痰汤、千缗汤、滚痰丸、抱龙丸之类，皆可治实痰之喘也；六君子汤、金水六君煎之类，皆可治虚痰之喘也。然痰之为病，亦惟为病之标耳，犹必有生痰之本，故凡痰因火动者，必须先治其火；痰因寒生者，必须先治其寒。至于或因气逆，或因风邪，或因混滞，或因脾肾虚弱，有一于此，皆能生痰，使欲治痰而不治其所以痰，则痰终不能治，而喘何以愈哉？

气分受邪，上焦气实作喘，或怒气郁结伤肝，而人壮力强，胀满脉实者，但破其气而喘自愈，宜廓清饮、四磨饮、四七汤、萝卜子汤、苏子降气汤之类主之；或阳明气秘不通而胀满者，可微利之。

喘有夙根，遇寒即发，或遇劳即发者，亦名哮喘。未发时以扶正气为主，既发时以攻邪气为主。扶正气者，须辨阴阳，阴虚者补其阴，阳虚者补其阳；攻邪气者，须分微甚，或散其风，或温其寒，或清其痰火。然发久者气无不虚，故于消散中宜酌加温补，或于温补中宜量加消散。此等证候，当倦倦以元气为念，必使元气渐充，庶可望其渐愈，若攻之太过，未有不致日甚而危者。

（《景岳全书》）

赵献可

喘 证 论 治

赵献可，字养葵，明代医家

经云：诸喘皆属于上。又谓诸逆冲上，皆属于火。……愚谓火之有余，水之不足也；阳之有余，阴之不足也。凡诸逆冲上之火，皆下焦冲任相火，出于肝肾者，故曰冲逆释水虚衰，相火偏胜，壮火食气，销铄肺金，乌得而不喘焉。丹溪云：喘有阴虚，自小腹下火起而上，宜四物汤加青黛、竹沥、陈皮，入童便煎服；如挟痰喘者，四物加枳壳半夏，补阴化痰。夫谓阴虚发喘，丹溪实发前人之所未发。但此治法，实流弊后人。盖阴虚者，肾中之真阴虚也，岂四物汤阴血之谓乎；其火起者，下焦龙雷之火也，岂寒凉所能降乎；其间有痰者有无痰者，有痰者水挟木火而上也，岂竹沥枳半之能化乎。须用六味地黄加门冬五味大剂煎饮，以壮水之主，则水升火降，而喘自定矣。盖缘阴水虚故有火，有火则有痰，有痰则有咳嗽，咳嗽之甚则喘。

经曰：少阴所谓呕咳上气喘者，阴气在下，阳气在上，诸阳气浮？无所依归，故上气喘也。《黄帝针经》云：胃络不和，喘出于阳明之气逆。阳明之气下行，今逆而上行故喘。真元耗损，喘出于肾气之上奔，其人平日若无病，但觉气喘，正气喘也，乃气不归元也，视其外证，四肢厥逆，面赤而烦躁恶热，似火非火也，乃命门真元之火离其宫而不归也，察其脉两寸虽浮大而数，两尺微而无力，或似有而无为辨耳；不知者以其有火也，少用凉药以清之，以其喘急难禁也，佐以四磨之类以宽之，下咽之后似觉稍快，少顷依然，岂知宽一分更耗一分，甚有见其稍快，误认药力欠到，倍进寒凉快气之剂，立见其毙矣，何也？盖阴虚致喘，去死不远矣，幸几希一线牵带在命门之根，尚尔留连；善治者能求其绪，而以助元接真镇坠之药俾其返本归原，或可回生，然亦不可峻骤也；且先以八味丸、安肾丸、养正丹之类，煎人参生脉散送下，觉气若稍定，然后以大剂参芪补剂加破故纸、阿胶、牛膝等，以镇于下，又以八味丸加河车为丸，日夜遇饥则吞服方可；然犹未也，须远房帏，绝色欲，经年积月，方可保全，不守此禁，终亦必亡而已。

又有一等火郁之证，六脉微涩，甚至沉伏，四肢悉寒，甚至厥逆，拂拂气促而喘，却似有余，而脉不紧数，欲作阴虚，而按尺鼓指，此为蓄郁已久，阳气拂遏，不能营动于表，以致身冷脉微而闷乱喘急。当此之时，不可以寒药下之，又不可以热药投之，惟逍遥散加茱连之类，宣散蓄热，得汗而愈；愈后仍以六味地黄养阴和阳方佳。此谓火郁则发之，木郁则达之，即《金匮要略》云六脉沉伏宜发散，则热退而喘定是也；经曰：火郁之发，民病少气，治以诸凉。

（《医贯》）

王　纶

识标本先后，别肺证脾证

王纶，字节斋，明代医家

喘与胀二证相因，必皆小便不利，喘则必生胀，胀则必生喘，但要识得标本先后。先喘而后胀者主于肺，先胀而后喘者主于脾，何则？肺金司降，外主皮毛。经曰：肺朝百脉，通调水道，下输膀胱。又曰：膀胱者州都之官，津液藏焉，气化则能出矣。是小便之行，由于肺气之降下而输化也。若肺受邪而上喘，则失降下之令，故小便渐短，以致水溢皮肤而生胀满焉。此则喘为本而胀为标，治当清金降火为主，而行水次之。脾土恶湿，外主肌肉，土能克水。若脾土受伤，不能制水，则水湿妄行，浸渍肌肉，水既上溢，则邪反侵肺，气不得降而生喘矣。此则胀为本而喘为标，治当实脾行水为主，而清金次之。苟肺证而用燥脾之药，则金得燥而喘愈加；脾病而用清金之药，则脾得寒而胀愈甚矣。近世治二证，但知实脾行水，而不知分别脾肺二证，予故为发明之。

（《明医杂著》）

喻嘉言

结如窠囊顽痰胶固，静以驭气严以驭脾

喻嘉言（1585~1664），名昌，清初医家

人身难治之病有百证，喘病其最也。喘病无不本之于肺，然随所伤而互关，渐以造于其极。惟兼三阴之证者为最剧。三阴者，少阴肾、太阴脾、厥阴肝也。而三阴又以少阴肾为最剧。经云：肾病者，善胀，尻以代踵，脊以代头。此喘病兼肾病之形也。又云：劳风发在肺下，巨阳引精者三日，中年者五日，不精者七日，当咳出青黄浓浊之痰，如弹子大者，不出者伤肺，伤肺者死也。此喘病兼肾病之情也，故有此证者，首重在节欲，收摄肾气，不使上攻可也。其次则太阴脾、厥阴肝之兼证亦重，勿以饮食忿怒之故，重伤肝脾可也。

若君艺之喘证，得之于髫幼。非有忿怒之伤，只是形寒饮冷伤其肺耳。然从幼惯生疮疖，疮疖之后，复生牙痈，脾中之湿热素多，胃中之壮火素盛，是肺经所以受伤之原又不止于形寒饮冷也。脾之湿热，胃之壮火，交煽而互蒸，结为浊痰，溢入上窍，久久不散。透出肺膜，结为窠囊，清气入之，浑然不觉，浊气入之，顷刻与浊痰狼狈相依，合为党羽，窒塞关隘，不容呼吸出入，而呼吸正气转触其痰，軥辀有声，头重耳响，胸背骨间有如刀刺，涎涕交作，鼻颊酸辛，若伤风状。正《内经》所谓心肺有病，而呼吸为客不利也。必俟肺中所受之浊气解散下行，从前后二阴而未，然后肺中之独痰咯之始得易

出，而渐可相安。及夫浊气复上，则窠囊之痰复动，窒塞仍前复举，乃至寒之亦发，热之亦发，伤酒伤食亦发，动怒动气亦发。所以然者，总由动其浊气耳。浊气本居下体，不易犯入清道，每随火势而上腾，所谓火动则气升者，浊气升也。肾火动则寒气升，脾火动则湿气升，肝火动则风气升也，故以治火为先也。然涉气既随火而升，亦可随火而降，乃凝神入气以静调之，火释而气不降者何耶。则以浊气虽居于下，而肺中之窠囊，实其新造之区，可以侨寓其中，转使清气逼处不安，亦若为乱者然。如寇贼依山傍险，蟠踞一方，此方之民，势必扰乱而从寇也。故虽以治火为先，然治火而不治痰，无益也，治痰而不治窠囊之痰，虽治与不治等也。

治痰之法：曰驱，曰导，曰涤，曰化，曰涌，曰理脾，曰降火，曰行气，前人之法，不为不详。至于窠囊之痰，如蜂子之穴于房中，如莲子之嵌于蓬内，生长则易，剥落则难。由其外窄中宽，任行驱导涤涌之药，徒伤他脏，此实闭拒而不纳耳。究而言之，岂但窠囊之中，痰不易除。即肺之外，膜原之间，顽痰胶结多年，如树之有萝，如屋之有游，如石之有苔，附托相安，仓卒有难于划伐者。古今之为医者多矣，从无有如此渺论者，仆生平治此证最多，皆以活法而奏全绩。盖肺中浊痰为祟，若牛渚怪物，莫逃吾燃犀之照者，因是旷观病机，异哉！肺金以脾土为母，而肺中之浊痰，亦以脾中之湿为母。脾性本喜燥恶湿，迨夫湿热久锢，遂至化刚为柔，居间用事，饮食入胃，既以精华输我周身，又以败浊填彼窍隧，始尚交相为养，最后挹彼注此，专为外邪示岂弟，致使凭城凭社辈，得以久遂其奸。如附近流寇之地，益以巨家大族，暗为输导，其滋蔓难图也。有由然矣！

治法必静以驭气，使三阴之火不上升，以默杜外援，又必严以驭脾，使太阴之权有独伸，而不假敌忾。我实彼虚，我坚彼瑕，批瑕捣虚，迅不掩耳，不崇朝而扫清秽浊，乃广服大药，以安和五脏、培养

肺气，肺金之气一清，则周身之气，翕然从之下降，前此上升浊邪，
允绝其源。百年之间，常保清明在躬矣，此盖行所当然，不得不然之
法。夫岂涂饰听闻之赘词耶！君艺敦请专治，果获痊瘳，盖见仆言非
谬矣。

（《寓意草》）

张璐

喘哮、肺痿、肺胀证治

张璐（1617~1699），字路玉，江南长州人，清初三大医家之一

喘　哮

经曰：诸病喘满，皆属于热。寒则息迟气微，热则息数气粗。咳嗽上气，厥在胸中，过在手阳明、太阴。气有余则喘咳，上气不足则息利少气。肺气虚，则鼻塞不利，少气。实则喘喝，胸盈仰息。秋脉不及，则令人喘，呼吸少气。劳则喘息汗出。邪入六腑，则身热不得卧，上为喘呼。夜行则喘出于肾：淫气病肺有所坠恐，喘出于肝；淫气害脾，有所惊恐，喘出于肺；淫气伤心，渡水跌仆，喘出于肾与骨。肝脉若搏，因血在胁下，令人喘逆。喘咳者，是水气并阳明也。不得卧，卧则喘者，是水气之客也。起居如故而息有音者，此肺之络脉逆也。二阳之病发心脾，其传为息贲者，死不治。二阳，阳明也。土不能生金，而心火复刑之则肺伤，故息上奔而喘。乳子中风热，喘鸣肩息者，脉实大而缓则生，急则死。乳子，言产后以乳哺子时，非婴儿也。

戴复庵云：有痰喘，有气急喘，有胃气虚喘，有火炎上喘。痰喘者，凡喘便有痰声；气急喘者，呼吸急促而无痰声；胃气虚喘者，抬

肩撷项，喘而不休；火炎上喘者，乍进乍退，得食则减，食已则喘。大概胃中有实火，膈上有稠痰，得食入咽，坠下稠痰，喘即暂止；稍久食已入胃，助其湿火，痰再升上，喘反作。俗不知此，作胃虚治，治以燥热之药者，是以火济火也。

赵养葵曰：喘与短气分，则短气是虚，喘是实。然喘多有不足者，短气间有有余者，新病亦有本虚者，不可执论也。如实喘者，气实脉盛，呼吸不利，肺窍壅塞，左寸沉实，宜泻肺。虚喘者，先觉呼气短，两胁胀满，右尺大而虚，宜补肾。此肾虚证，非新病虚者乎。邪喘者，由寒邪伏于肺中，关窍不通，呼吸不利，若寸沉而紧，此外感也；亦有六部俱伏者；宜发散，则身热退而喘定脉出。此郁证，人所难知，非短气中之有余者乎。又一等似火非火，似喘非喘者，诸阳气浮，无所依归，故上气而喘也。其人平日若无病，但觉气喘，非气喘也，乃气不归原也。不知者以其有火也，误以凉药清之；以其喘急难禁也，又用四磨之类宽之，下咽之后，似觉稍宽，少顷依然。岂知宽一分，更耗一分矣，惟大剂参、芪补剂，加补骨脂、阿胶等以镇于下，后以八味丸加五味、鹿茸，不时服之。又一等火郁之证，六脉俱涩，甚至沉伏，四肢悉寒，甚至厥逆，拂拂气促而喘，却似有余，而脉不紧数，欲作阴虚，而按尺鼓指，此为蓄郁已久，阳气拂遏，不能营运于表，以致身冷脉微，而闷乱喘急。当此之时，不可以寒药下之，又不可以热药投之，惟逍遥散合左金丸之类宣通蓄热，得汗而愈，后仍以六味丸养阴和阳可也。

喻嘉言曰：喘病无不本于肺，惟兼三阴者为最剧，而三阴又以肾为最剧，有此证者，首重在节欲，收摄肾气，不使上攻可也。故喘病兼少阴肾者为最剧，肾火动则水气升；其次则太阴脾，脾火动则湿气升，又次则厥阴肝，肝火动则风升，是故治喘以治火为先也。然浊气既随火而升，火降而气不降者何耶？以浊气虽剧于下，而肺之窠囊，可以侨寓其中，转使清气逼处不安。是虽以治火为先，然治火而不治痰无益也。治痰而不治窠囊之痰，虽治与不治等也，惟姜汁、竹沥，可以透窠囊耳。

李士材曰：《内经》论喘，其因众多，究不越于火逆上而气不降也。虽然，火则一，而虚实攸分。每见世俗一遇喘家，纯行破气，于太过者当矣，于不及者可乎？余尝论证，因虚而死者十九，因实而死者十一。治实者攻之即效，无所难也；治虚者补之，未必即效。须悠久成功，其间转折进退，良非易也。

故辨证不可不急，而辨喘尤为急也。巢氏严氏，只言实喘，独王海藏云：肺气果盛，则清肃下行，岂复为喘，皆以火烁真气，气衰则喘，所谓盛者非肺气也，肺中之火也。斯言高出前古，惜乎但举其端，未能缕悉，请得其详而言之。气虚而火入于肺者，补气为先，生脉散；有痰，六君子汤。阴虚而火乘金不得卧者，壮水为急，六味丸；虚则合生脉散。风寒者解其邪，华盖散；湿气胜者利其水，渗湿汤；暑邪者涤其烦，白虎汤；痰壅者消其痰，二陈汤；气郁者疏其郁，四七汤；肺胀者散其邪，脉浮大者，越婢加半夏汤；脉浮者，小青龙加石膏汤。肾虚火不归源，八味丸，肾虚水邪泛滥，济生肾气丸。此治喘之大法也。

喘嗽气从脐下冲上，而尺脉洪盛或数，兼见盗汗潮热，属阴虚，六味丸作汤，加补骨脂、五味子，送下灵砂丹，误用四磨必死，若作痰治亦危。有因气而喘者，遇恼便发，脉必沉弦，此气滞其痰也，苏子降气汤；若但喘不嗽，不分远近，前汤吞灵砂丹。秋冬感寒，每夜连嗽不绝，大喘至天明方缓，胁动痞闷者，麻黄苍术汤。肺虚受寒而喘，参苏温肺汤。寒郁热邪，而喘中有积痰，遇冷即发，麻黄定喘汤。远年咳逆上气，胸满痞塞，声不出者，人参定喘汤。虚冷上气，劳嗽喘乏，《千金》用半夏一升，人参、生姜、桂心、甘草各一两，水煎，分三次服。喘咳上气不得卧，生姜、橘红、人参、紫苏各一钱，五味数粒，煎服。肾与肺胃俱虚，喘嗽乏力，人参一钱，核桃肉三枚连皮蜜炙，煎服，神验。肾气上逆而喘，用连皮核桃肉三枚、生姜三片，临卧细嚼即安。七情郁结，上气喘急，四磨汤、四七汤选用。肥盛多痰，喘不得休，不能卧，人扶而坐数日者，千缗汤一服即安，或千缗汤合导痰汤尤妙；然惟元气未衰者宜之，虚人未可轻试也。喘而诸药不效，腹坚脉实者，神保丸，大便溏者勿用。气实人误服参、芪而喘者，三拗汤泻之；但伏不得卧，咳逆上气，面目浮肿者，古今录验续命汤，气盛有余，脉来滑实者勿用。经年喘嗽，遇寒更甚者，九宝汤、宁嗽化痰汤选用。一切喘证，属有余者，治之即愈；若属虚证，误与泄气，祸不旋踵，即暴喘腹胀，大便实者，方可用药，加以溏泄，必死勿治。此阴火暴逆于手足太阴，所以喘胀；肾气失守，所以便溏，其人虽强，不久当呕血而死。

诊：脉宜浮迟，不宜急疾。喘逆上气，脉数有热，不得卧者难治。上气面浮肿，肩息脉浮大者危。上气喘息低昂，脉滑手足温者生，脉涩手足寒者死。右寸沉而紧，为肺感邪，亦有六部俱伏者，宜发散。大抵喘属肺中火盛，脉浮滑者可治，若沉滑为肾虚阴火上逆难治。

短　气

短气者，一属支饮，脉必弦滑，平人无寒热，冒眩，短气不足出息者，实也。《金匮要略》云：短气有微饮，当从小便去之，苓桂术甘汤主之，肾气丸亦主之。仲景并出二方，分呼吸之短而治，妙义益彰。呼气之短，用苓桂术甘汤以通其阳，阳气化，则小便能出矣；吸气之短，用肾气丸以通肾阴，肾气通，则小便之关门利矣。又云：咳逆倚息，不得卧，小青龙汤；胀满者，厚朴大黄汤。即小承气汤。一属气虚，东垣云：短气者，肺主诸气，五脏之气皆不足，而阳道不行也。气短小便利者，四君子去茯苓加黄芪；如腹中气不转者，倍甘草；肺气短促或不足者，倍参加白芍，使肝胆之邪不敢犯之。若失血后阴火上乘而短气不足以息，或肾虚发热唾痰者，生脉散加归、芪、生地。病后产后，一切疮疽溃后，气虚不能接续，及年高病久，正气耗散之人，虽有痰火，不可作有余治；误用耗气之药，祸不旋踵，须大剂生脉散为君，少佐陈皮，扶接元气为主。

少　气

少气者，气少不足以言也。经曰：怯然少气者，是水道不行，形气消索也。又云：言而微，终日乃复言者，此夺气也。又云：气虚者，言无常也。又云：脾脉搏坚而长，其色黄，当病少气，其治法不离独参汤、生脉散、保元汤、异功散之类。

逆　气

经曰：人有逆气，不得卧而息有音者，是阳明之逆也。足三阳下行，今逆而上行，故息有音也。阳明者胃脉也，胃者六腑之海，其气亦下行，阳明逆不得从其道，故不得卧而息有音也。夫起居如故而息有音者，是肺之络脉逆也，络脉不得随经上下，故留经而不行。络脉之病人也微，故起居如故而息有音也。夫不得卧，卧则喘者，是水气之客也。夫水者，循津液而肾者水脏，主津液，主卧与喘也。若四磨汤、七气汤，皆治阳明之气逆，杏子汤、小青龙汤、越婢汤、苏子降气汤，皆治肺络之气逆，麻黄附子细辛汤、肾气丸、灵砂丹，皆治肾气之逆。

哮

哮证多属寒包热邪，所以遇寒即发，喉中水鸡声，有积痰在肺络中，必用吐法以提散之，不可纯用寒凉，常须兼带辛散，小青龙汤探吐最妙，年高气弱人忌吐。凡喘未发时，以扶正气为主；既发时，以散邪为主。哮喘遇冷则发，其法有二：一属中外皆寒，温肺汤、钟乳丸、冷哮丸选用，并以三建膏护肺俞穴最妙；一属寒包热，越婢加半夏汤、麻黄定喘汤，表散其邪，平时用芦吸散亦妙。古人治寒包热邪，预于八九月未寒之时，用滚痰丸下其热痰，后至冬无热可包，则不发矣。丹方治冷哮痰喘，用胡椒四十九粒，入活虾蟆腹中，盐泥煅存性。卧时，分三次醇酒服之，羸者凉分五七服，用之辄效。若有伏热者误用，喘逆倍剧，不可不辨。冷哮灸肺俞、膏肓、天突，有应有不应，夏月三伏中，用白芥子涂法，往往获效。方用白芥子净末一两，延胡索一两，甘遂、细辛各半两，共为细末，入麝香半钱，杵匀，姜汁调涂肺俞、膏肓、百劳等穴。涂后麻瞀疼痛，切勿便去，候三炷香足，方可去之。十日后涂一次，如此三次，病根去矣。遇厚味则发者，用莱菔子炒研一两、猪牙皂荚（烧存性）三钱，共为细末，姜汁调蒸饼为丸，绿豆大，每服五十丸，沸汤或枳实汤下，名清金丹，消其食积，则肺胃自清，仍当薄滋味以清肺胃之气。伤咸冷饮食而喘者，用白面二钱、砂糖二钱，饴糖饼化汁，捻作饼子，炉内炸熟，划出，加轻粉四钱，令患人食尽，吐出病根即愈。年幼体虚者，分三四次服之。盖咸哮肺胃受伤，白面、砂糖、胶饴甘温恋膈，使之留连病所，引领轻粉搜涤瘀积之痰上涌，三涌三补，屡建奇功。补用五味异功稍加细辛服之。醋呛而嗽，甘草二两，中半劈开，用猪胆汁五枚，浸五日，火炙为末，蜜丸，茶清吞二钱，临卧服之。

凡哮证见胸凸背驼者，此肺络败，为痼疾，不治。

飞畴治韩顺溪内子，患喘证月余，服破气宽胸、豁痰清火等药，不效；发表利水亦不应，其疾转急，稍动则喘难休息。诊之，六脉细数，而面赤戴阳。用大剂六味地黄作汤，加青铅两许，一服而缓，二服而止。

肺痿、肺胀

《金匮要略》云：问曰：热在上焦者，因咳为肺痿，肺痿之病，从何得之？师曰：或从汗出，或从呕吐，或从消渴小便利数，或从便难又被快药下利，重亡津液，故得之。曰：寸口脉数，其人咳，口中反有浊唾涎沫者何？师曰：为肺痿之病。若口中辟辟燥，咳即胸中隐隐痛，脉反滑数，此为肺痈咳唾脓血。脉数虚者为肺痿，数实者为肺痈。

两手寸口，原为手太阴肺脉，此云寸口脉数，云滑数，云数虚，云数实，皆左右三部统言也。其人咳，口中反有浊唾涎沫，顷之遍地者为肺痿。言咳者口中不干燥也，若咳而口中辟辟燥，则是肺已结痈，火热之毒出见于口，咳声上下触动其痈，胸中即隐隐而痛，其脉必见滑数有力，邪气方盛之征也。数虚、数实之脉，以之分别肺痿肺痈，是则肺痿当补，肺痈当泻，隐然言表。

肺痿吐涎沫而不咳者，其人不渴，必遗溺，小便数，所以然者，以上虚不能制下故也。此为肺中冷，必眩，多涎唾，甘草干姜汤以温之；若服汤已渴者，属消渴。

肺热则膀胱之气亦热，小便必赤涩而不能多；若但吐涎沫而不咳，复不渴，反遗溺而小便数者，明非热在上焦之肺痿，亦非重亡津液之所致，必系上焦虚冷，不能制下，以故小便无所收摄耳。此为肺中冷，阴气上逆侮其阳气，故必眩；阴寒之气凝滞津液，故多涎唾，宜与甘草干姜汤之甘辛以温其脾肺也。若始先不渴，服温药即转渴者，明是消渴饮一溲二之证。消渴又与痈疽同类，更当消息之矣。

喻嘉言曰：肺痿其积渐，已非一日，其热不止一端，总由胃中津液不输于肺，肺失所养，转枯转燥，然后成之。于是肺火日炽，肺热日深，肺中小管日窒，咳声以渐不扬，胸中脂膜日干，咳痰艰于上出，行动数武，气即喘鸣，冲击连声，痰始一应。《金匮要略》治法非不彰明，但混在肺痈一门，况难解其精意。大要缓而图之，生胃津，润肺燥，下逆气，开积痰，止浊唾，补真气，以通肺之小管，散火热，以复肺之清肃。如半身痿废，及手足痿软，治之得法，亦能复起，虽云肺病，近在胸中，呼吸所关，可不置力乎。然肺痈属在有形之血，血结宜骤攻；肺痿属在无形之气，气伤宜徐理，兼润肺燥。然肺虽燥而多不渴，勿以其不渴而用燥热之药，此辨证用药之大法也。

肺痿涎唾多，心中温温液液者，炙甘草汤主之，此《外台秘要》法也。肺痿虚寒，羸瘦缓弱战掉，嘘吸胸满，千金生姜温中汤。肺痿咳唾，涎沫不止，咽燥而渴，千金生姜甘草汤。肺痿咳嗽有痰，午后热，并声嘶者，古法用人参养肺汤，今改用紫菀散加丹皮、姜、枣。心火克肺，传为肺痿，咳嗽喘呕，痰涎壅盛，胸膈痞满，咽喉不利者，古法用人参平肺汤，今改用紫菀散加葳蕤、橘红、姜、枣。肺痿咳嗽不已，往来寒热，自汗烦渴者，古法用知母茯苓汤，今改用紫菀散加知母、银州柴胡、姜、枣。盖咳嗽声嘶，咽喉不利，皆是火郁痰滞。必用生姜之辛以散之，然须蜜制，借甘以润之，此标本兼该之义也。刘默生言：痿本虚燥，总不离壮水清金，滋补气血津液，消痰止嗽，宜天冬、麦冬、生地、熟地、知母、人参、葳蕤，紫菀为主。痞结，去天冬、生地，加橘红、苏子；泄泻，去天冬、生地、知母，加山药、茯苓，并用固本丸，不时噙化。肺痿咳嗽，痰中有红丝，盗汗发热，热过即冷，饮食减少者，劫劳散。虚劳肺痿失音，咳唾腥血稀痰，或面上生疮，人参蛤蚧散。丹方治肺痿，每日用人参细末一钱，入猪肺管内，砂锅中煮烂，加葱酒服效。肺痿咳唾，咽燥欲饮水者自愈，张口短气者危。咳而口中自有津液，舌白苔滑，此为肺寒，甘草干姜汤。肺痿属热，如咳久肺癟，喉哑声嘶咯血，此属阴虚，多不可治。肺痿六脉沉涩而急，或细数无神，脉口皮肤枯干，而气高息粗者死。

《金匮要略》云：上气喘而躁者，属肺胀，欲作风水，发汗则愈。

肺胀而发其汗者，即《内经》开鬼门之法。一汗而令风邪外泄于肌表，水无风战，自顺趋而从下出也。

咳而上气，此为肺胀，其人喘，目如脱状，脉浮大者，越婢加半夏汤主之。肺胀咳而上气，烦躁而喘，脉浮者心下有水气，小青龙加石膏汤主之。

按：二方分治肺胀，皆以其脉浮，当从汗解之例。越婢方中有石膏无半夏，小青龙方中有半夏无石膏。观二方所加之意，全重在半夏、石膏二味协力建功。石膏清热，借辛温亦能豁痰；半夏豁痰，借辛凉亦能清热也。观麦门冬汤方中，下气止逆，全借半夏入生津药中，此二方又借半夏入清热药中，仲景加减成方，无非生心化裁，后学所当神往矣。

上气面浮肿，肩息，其脉浮大，不治；又加利，尤甚。

上气之候，而至面目浮肿，喘息动肩，是肺气壅逼，上而不下，加以脉浮大，气方外出，无法可令内还而下趋，故云不治也。加利则上下交争，更何以堪。

肺胀而咳，左右不得卧，此痰挟瘀血碍气而胀，当归、丹皮、赤芍、桃仁、枳壳、桔梗、半夏、甘草、竹沥、姜汁；如外邪去后，宜半夏、海石、香附、瓜蒌、甘草为末，姜汁蜜调噙之。

喻嘉言治施眉苍 肺痿喘嗽吐清痰，肢体痿软，不能举动，脉来虚数，以蛤蚧二十枚，酒浸酥炙，人参、黑参各十两，蜜丸，时噙化，不终剂而痊。

石顽治陆去非 肺痿声飒吐痰，午后发热自汗，左脉细数，右脉虚濡，平昔劳心耽色所致。先与生脉散合保元汤，次与异功散加黄芪，并加姜、枣，与都气丸晨夕兼进，调补半月而热除痰止，月余方得声清。

又治孙起柏肺胀 服耗气药过多，脉浮大而重按豁然，饮食不入，幸得溺清便坚，与《局方》七气，每剂用人参三钱，肉桂、半夏曲、炙甘草各一钱，生姜四片，四剂霍然。盖肺胀实证居多，此脉虚大，不当以寻常论也。

又治一尼肺胀 喘鸣肩息，服下气止嗽药不应，渐至胸腹胀满，脉得气口弦细而涩，此必劳力气上，误饮冷水伤肺，肺气不能收敛所致也。遂与越婢汤减麻黄，加细辛、葶苈大泻肺气而安。

又治一酒客 严冬醉卧，渴饮冷茶，肺胀喘嗽，脉得气口沉紧搏指，与小青龙去芍药，加葶苈、半夏，一剂而痊。则知肺胀喘满，当以葶苈为向导也。

（《张氏医通》）

李用粹

哮病汇补

李用粹（1662~1722），字修之，号惺庵，清代医家

哮即痰喘之而常发者，因内有壅塞之气，外有非时之感，膈有胶固之痰，三者相合，闭拒气道，搏击有声，发为哮病。

皮毛者，肺之合也。肺经素有火邪，毛窍常疏，故风邪易入，谓之寒包热。由痰火郁于内，风寒束于外；或因坐卧寒湿，或因酸咸过度，或因积火熏蒸，病根深入，难以卒除。

哮与喘相类，但不似喘开口出气之多，而有呀呷之音，呷者口开，呀者口闭。开口闭口尽有痰声。呷呀二音合成哮字，以痰结喉间与气相击故也。

哮以声响言，喘以气息言。又喘促而喉中如水鸡声者，谓之哮；气促而连续不能以息者，谓之喘。

治法或温散肺寒，或疏利膈热，或发汗祛邪，或探吐痰涎，避风寒，节厚味，禁用凉剂，恐风邪难解；禁用热剂，恐痰火易升，理气疏风，勿忘根本为善也。

实邪为哮，固宜祛散。然亦有体弱质薄之人，及曾经发散，屡用攻劫，转致脉虚形减者，治当调补之中，兼以清肺利气。

哮虽肺病，而肺金以脾土为母，故肺中之浊痰，亦以脾中之湿热为母，俾脾气溷浊，则上输浊液，尽变稠痰，肺家安能清净，所以清

脾之法，尤要于清肺也。

主以二陈汤，加前胡、紫苏、枳壳、桔梗、杏仁、桑皮，温散用细辛，清火用石膏，发散加麻黄，探吐用瓜蒂，发汗用华盖散。

哮证发于初冬者有二证，一属中外皆寒，乃东垣参苏温肺汤，劫寒痰之捷法也。一属寒包热，乃仲景越婢半夏汤，发散之法是也。此证古人有先于八九月未寒之时，用大承气汤下其蓄热，至冬寒之时，无热可包，而哮不作者，然仅可施于北方壮实之人，如体虚屡劫，变为脉虚不足者，六君子汤，加桑皮、桔梗。

五虎汤　痰哮用之如神，但为劫剂不宜久服，虚人自汗禁用。

麻黄　杏仁　石膏　甘草　桑皮　细辛　生姜

白果汤　治哮喘痰盛。

半夏　麻黄　款冬花　桑皮　甘草各三钱　白果二十一个　黄芩　杏仁各一钱五分　苏子二钱　御米壳一钱

水煎，分二服。

大承气汤

大黄　芒硝　枳实　厚朴各等份

水煎入硝一二沸去渣服。

捷径方

用萝卜汁、生梨汁、藕汁、姜汁等份，入酒煮熟，埋土中，去火毒，不拘时服。

治小儿哮证，用海螵蛸刮屑，研细末，以糖蘸吃立愈，服后发者再服。

治顽痰哮喘，用青皮一枚，劈开去穰，入江子一枚，麻线扎定，火上烧尽烟，存性为末，生姜汁和酒呷之。

治风痰致哮，用鸡子略损壳，浸尿中三四日夜，煮食之。

治哮秘方

人言一钱、绢包和川黄连三钱，煮水干为度，后用石中黄三钱、鹅儿不食草三钱、江西淡豆豉一两，研为丸，如绿豆大，每服五丸，温白滚汤下。

（《证治汇补》）

叶天士

哮喘案绎

叶天士（1667~1746），名桂，号香岩，清代医家

叶氏治哮，病发时以宣肺化痰为主，如小青龙汤、千金苇茎汤合葶苈大枣汤，或葶苈大枣汤合皂荚丸；不发时以健脾补肾为主，如四君子汤、金匮肾气丸。痰喘频发，以真武丸温阳化饮。

邵新甫总结叶氏之治喘经验，分为四端："大凡实而寒者，必挟凝痰宿饮，上干阻气，如小青龙、桂枝加朴、杏属也。实而热者，不外乎蕴伏之邪，蒸痰化火，有麻杏甘膏、千金苇茎之治也。虚者有精伤、气脱之分。填精以浓厚之剂，必兼镇摄，肾气加沉香、都气入青铅，从阴从阳之异也。气脱则根浮，吸伤元海，危亡可立而待，思草木之无情，刚柔所难济，则又有人参、河车、五味、石英之属，急续元真，挽回顷刻，补天之治，古所未及。更有中气虚馁，土不生金，则用人参建中。"

叶氏治喘，提出了"在肺为实，在肾为虚"的纲领。他说："外感之喘治肺，内伤之喘治肾"，又说："大凡出气不爽而喘为肺病，客感居多……由乎阴弱失纳，乃吸气入而为喘，肾病何辞。"叶氏从病因、呼吸症状分辨病位在上或在下，从而决定采用宣肺化痰平喘或补肾纳气平喘的治疗原则。这一论述，是他临床的经验总结，有重要的指导意义。后世不仅重视叶氏此论，而且又有新的补充，如方仁渊说："实

喘治肺，须兼治胃；虚喘治肾宜兼治肺。"实际上，在叶案中已经有这样兼治的例子，不过叶氏没有在理论上明确提出兼治罢了。不仅如此，叶氏在治咳喘中，还兼顾治肝，如有肝逆、肝郁、肝虚症状。往往参合清肝、疏肝、平肝、镇肝、养肝、通络等法。

辨 治 规 律

一、实证

1. 寒邪犯肺

（1）肺郁不宣：症见先寒后热、不饥不食，继而浮肿喘呛、俯不能仰、仰卧不安，治宜轻宣肺气，用麻杏苡甘汤加茯苓，或用兜铃牛蒡方（兜铃、牛蒡、桔梗、生甘草、杏仁、射干、麻黄）。如哮喘痰血，用旋覆米仁方（旋覆花、米仁、橘红、瓜蒌仁、苏子、茯苓）。

（2）外寒内饮：新邪引动宿邪，症见哮喘、不能着枕、暴凉而发、脉左大右平，治宜散寒化饮，轻则用桂枝茯苓方（桂枝、茯苓、干姜、五味、杏仁、炙草、白芍、麻黄），或桂枝汤去芍加茯苓，或小青龙汤去麻、辛、加石膏，或小青龙汤去桂、芍、草，加杏仁、人参；重则用小青龙汤（麻黄、桂枝、细辛、半夏、五味、白芍、干姜、甘草）。痰甚兼寒，用桂枝杏仁方（桂枝、杏仁、橘红、厚朴、半夏、炒白芥子）。

2. 风热壅肺

（1）风热壅肺：症见寒热头痛、咳逆喘急不得卧、胁痛、脘中痞胀、二便不利，治宜苦辛开肺，用薄荷桑叶方（薄荷、桑叶、象贝、杏仁、沙参、黑山栀），或栀豉汤加味（杏仁、瓜蒌皮、郁金、山栀、苏梗、香豉），或紫菀瓜蒌方（紫菀、瓜蒌皮、杏仁、山栀、郁金汁、

枳壳汁），或芦根杏仁方（芦根、杏仁、瓜蒌、连翘、通草、桑皮、桔梗）

（2）肺气痹阻：症见卧则喘急、痛映两胁、面浮胸痞、寒热、二便少、舌白，治宜开肺化痰，用千金苇茎汤，或加葶苈、大枣。如喘急腹满、鼻窍干焦、声音不出，用千金苇茎汤合葶苈大枣汤，接用千金苇茎汤合泻白散加减（桑皮、地骨皮、苡仁、冬瓜仁、芦根汁、竹沥）。如风温化热上郁，肺气咽喉阻塞，胸脘不通，致呻吟呼吸不爽，上下交阻，逆而为厥，用芦根桑叶方（芦根、桑叶、滑石、梨皮、苡仁、通草）轻宣肺气。

（3）湿热伤肺：症见气窒声音不出，治宜轻扬，用羚角连翘方（羚角、连翘、竹叶心、赤豆皮、川贝、银花），暮服威喜丸二钱。

（4）热壅气分：症见咳痰、痹痛、渴饮、大便不爽，治宜清热通痹，用木防己汤加减（紫菀、通草、石膏、花粉、木防己、苡仁、杏仁），或加桂枝、桑枝。

3. 三焦闭塞

湿浊壅遏，症见喘满不堪着枕，小便不利，治宜中满分消法，用葶苈杏仁方（葶苈、杏仁、桑皮、厚朴、猪苓、通草、大腹皮、茯苓皮、泽泻）。如暑湿漫处三焦，症见坐不得卧、胸满气喘、气痹生肿，治宜开三焦气分，用杏仁滑石方（杏仁、蔻仁、滑石、寒水石、猪苓、广皮、厚朴、苓皮）。如湿痰阻遏，症见咳逆不得卧，痰降嗽始却，治宜化痰降气，用杏仁旋覆花方（杏仁、旋覆花、茯苓、姜汁、半夏、瓜蒌、白芥子、竹沥）。

4. 肝逆夹饮

症见动怒气冲，喘急不得卧息，按其左胁即冲气发喘，背上一线寒冷直贯两足，两足逆冷，入暮为剧，脉弦劲，治宜平肝降肺，先用越婢汤散饮泄热，接用旋覆花汤加味（旋覆花、青葱管、新绛、炒半夏）。如嗽逆呕逆不得卧，治用旋覆代赭汤加减（人参、旋覆花、白芍、茯苓、代赭石、南枣）。

二、虚证

1. 肺脾气虚

症见宿哮肺病，劳烦则哮喘，久则气泄汗出，食入泛呕，或不食，治宜甘药补土，母以生子，用四君子汤（人参、茯苓、白术、炙草），或人参建中汤去姜（人参、白芍、桂枝、炙草、大枣、饴糖）。如喘急痰多不食，用黄精胡麻方（黄精、胡麻、炙草、茯苓）。

2. 阳虚夹饮

症见浊饮自夜上干填塞，冲逆不得安卧，或宿哮，痰喘频发，治宜温阳化饮，用真武汤，或用真武汤加减（人参、熟附、干姜、茯苓、猪苓、泽泻）。

3. 肾气不纳

（1）肾阳虚：症见宿哮，病发喘不得卧，精神日衰。对此宿疾分两期治疗：平时服济生肾气丸去桂、膝，病发时服葶苈大枣汤或皂荚丸（皂荚、枣）。如哮喘音哑，劳倦不复，用加减八味丸，每次二钱盐汤送。如短气以息，身动即喘，肾气不摄，用七味都气丸，或桂苓五味甘草汤加胡桃肉，或加杏仁、干姜（此方在《未刻本叶氏医案》中用得甚多），或用熟地附子方（熟地、附子、茯苓、车前、远志、补骨脂），或附子紫石英方（附子、五味、胡桃、茯苓、沉香、紫石英）。

（2）肾阴虚：症见色萎膝疏汗出，吸音颇促，频年咳嗽喘急痰多，神衰呓语，耳聋鸣响，胸闷食少，脉大而动搏。治宜摄固下真以治根本，用六味地黄丸加牛膝、车前、胡桃，或熟地萸肉方（熟地、萸肉、龟甲、阿胶、牛膝、茯苓、远志、五味、磁石、秋石，蜜丸），或熟地海参方（熟地、萸肉、五味、海参胶、淡菜胶、茯神、山药、芡实、莲肉、胡桃），或熟地胡桃方（熟地、胡桃、牛膝、车前子、茯苓、青铅），或熟地牡蛎方（熟地、茯神、丹皮、牛膝炭、川斛、牡蛎、泽泻、稽豆衣）。如果浊痰阻气，还可在卧时加服威喜丸（茯苓、猪苓、黄蜡，以竹沥、姜汁泛丸）以清肃浊痰。

（3）肾阴阳两虚：症见久嗽，身动即喘，晨起喉舌干燥，夜则溲溺如淋，形瘦食少，脉细尺垂，治宜辛润肾气，用熟地补骨脂方（熟地、萸肉、五味、补骨脂、胡桃、牛膝、茯苓、山药、车前子，蜜丸），或熟地牛膝方（熟地、枸杞、牛膝、巴戟、胡桃、青盐、补骨脂），或人参胡桃方（人参、炙草、五味、胡桃、熟地、萸肉、茯神、山药），或河车阿胶方（河车、龟甲、川斛、芡实、天冬、茯神、熟地、牡蛎、五味、阿胶、山药、湖莲）。

（4）肾真不固，肝风妄动：症见喘促昏瞀，冲逆陡发，热炽在心，遍身麻木，治宜温下清上法，用玉真丸（硫黄、硝石、石膏、半夏，姜汁糊丸）。如肾真不固，身动喘急，足跗至晚必肿，肉消食减，用坎炁人乳方（坎炁、人乳粉、五味子、胡桃肉，蜜丸，人参汤送）。

4.心肾阳衰

症见喘息吸不得入，神气冒昧，治宜温补收纳固脱，用参附汤加味（人参、熟附、茯苓、车前子、胡桃）。

方案选析

一、桂枝茯苓方

王 受寒哮喘，痰阻气滞，不能着枕。

川桂枝一钱　茯苓三钱　淡干姜一钱　五味同姜捣,一钱　杏仁钱半　炙草四分　白芍一钱　制麻黄半钱　（《临证指南医案·哮》）

主治：感受寒邪，痰气阻滞，哮喘咳嗽，不能着枕。

方中以麻黄、桂枝散寒解表，杏仁止咳平喘，干姜、茯苓温化痰饮，配五味、白芍、炙草收敛肺气，使邪除而不伤肺。全方有散寒化饮平喘之效。本方与小青龙汤相似，仅以杏仁、茯苓取代半夏、细辛，其用意与顾及痰气阻滞有关。

二、兜铃牛蒡方

曹 清邪在上，必用轻清气药，如苦寒治中下，上结更闭。

兜铃　牛蒡子　桔梗　生甘草　杏仁　射干　麻黄（《临证指南医案·肺痹》）

主治：肺痹，咳喘，发哮，失音。

方中以麻黄、杏仁、甘草（三拗汤）性温以宣肺止咳，桔梗宣肺祛痰，射干、兜铃、牛蒡三味性寒以清肺止咳平喘。全方有散寒宣肺、清热平喘之功。本方组方大旨与麻杏石甘汤大同，它以射干、兜铃、牛蒡三味取代石膏，不仅能清肺，而且还能止咳化痰平喘。

三、葶苈杏仁方

单 疮毒内攻，所进水谷不化，蒸变湿邪，溃于经隧之间，不能由肠而下，膀胱不利，浊上壅遏，肺气不降，喘满不堪着枕，三焦闭塞，渐不可治。议用中满分消之法，必得小便通利，可以援救。

葶苈　苦杏仁　桑皮　厚朴　猪苓　通草　大腹皮　茯苓皮　泽泻（《临证指南医案·喘》）

主治：湿浊壅遏，肺气不降，三焦闭塞，喘满不堪着枕，小便不利。

方中以杏仁、桑皮宣开肺气，葶苈泻肺通便，厚朴、大腹皮理气宽中，猪苓、茯苓皮、泽泻、通草通尿利水。本方着重点虽然不在止咳喘，但是理气分消水湿，使三焦闭塞开通，则喘满肿胀可除。

四、杏仁旋覆花汤

某 湿痰上阻，咳逆不得卧，痰降嗽始却。

杏仁 旋覆花 白茯苓 姜汁 半夏 瓜蒌霜 白芥子 竹沥
（《未刻本叶氏医案》）

主治：湿痰上阻，咳逆不得卧，痰降嗽始却。

方中以杏仁、旋覆花肃肺止咳，半夏、姜汁、茯苓、瓜蒌、白芥子、竹沥化痰祛饮，全方有祛痰平喘之功，对痰喘甚效。

五、健中运湿方

幼稚哮喘，由外来风寒，必从肺治，因过食甘腻，必兼理胃，久发不已，病气蔓延，不独在肺胃间矣。故因劳致发，遇冷而发，乃卫阳已虚，烦动火升面赤，皆肾阴内怯，虽非色欲之损，然因病致虚也。须知病是有余，体属不足，不可徒用攻痰逐气，取决一时。当未发之时，病机潜伏，只宜培土以运痰，土旺则肺气充，壮水纳气以益肾，子气充长，母气自强，此为子母相生之治，守之日久，发作自缓。况宿病无急攻之法，或寓攻于补，或攻补兼施。然寒暄饮食调摄，于此证尤当加慎。

早上服补纳肾气方：姜汁制熟地，生白芍，怀山药，丹皮，云苓，紫衣胡桃肉，咸秋石，泽泻，蜜丸桐子大。

午后服健中运湿方：人参，熟半夏，新会皮，茯苓，枳实，地栗粉，金石斛汤泛丸。（《种福堂公选良方》）主治：胃虚生湿痰，哮喘痰多。

方中以人参、金斛养胃气阴，半夏、陈皮、茯苓、枳实、地栗化痰散结。全方有健中运湿痰之功。

六、熟地萸肉方

徐 色萎膝疏，阳虚体质，平昔喜进膏粱，上焦易壅，中宫少运，厚味凝聚蒸痰，频年咳嗽，但内伤失和，薄味自可清肃，医用皂荚搜攒，肺伤气泄，喷涕不已，而沉锢胶浊，仍处胸背募俞之间，玉屏风散之固卫，六君子汤之健脾理痰，多得守剂，不令宣通，独小青龙汤，彻饮以就太阳，初服喘缓，得宣通之意。夫太阳但开，所欠通补阳明一段工夫，不得其阖，暂开复痹矣。且喘病之因，在肺为实，在肾为虚，此病细诊色脉，是上实下虚，以致耳聋鸣响治下之法，壮水源以息内风为主，而胸次清阳少旋，浊痰阻气妨食，于卧时继以清肃上中二焦，小剂守常，调理百日图功。至于接应世务，自宜节省，勿在药理中也。

熟地（砂仁制），萸肉，龟甲心，阿胶，牛膝，茯苓，远志，五味，磁石，秋石，蜜丸，早服。卧时另服威喜丸，竹沥、姜汁泛丸。（《临证指南医案·喘》）

主治：上实下虚，色痿膝疏，久咳喘急痰多，胸闷食少，耳聋鸣响。

方中以熟地、萸肉、龟甲、阿胶滋补肾阴，茯苓、远志化痰祛饮，磁石、五味、牛膝摄纳肾气，秋石滋阴降火。

全方有补肾阴、纳肾气之功，对上实下虚者以下虚为重尤宜。

加减：喘呛心悸，加山药、茯神、湖莲、芡实以补心脾。喘促气逆，加青铅、胡桃以镇逆。肾元不足，加海参胶、淡菜胶以滋养肾元。痰多，合用威喜丸或皂荚丸。

七、熟地补骨脂方

翁 脉细尺垂，形瘦食少，身动即气促喘急。大凡出气不爽而喘为肺病，客感居多。今动则阳化，由乎阴弱失纳，乃吸气入而为喘，肾病何辞。治法惟以收摄固真，上病当实下焦，宗肾气方法意。

熟地，萸肉，五味，补骨脂，胡桃肉，牛膝，茯苓，山药，车前子，蜜丸。(《临证指南医案·喘》)

主治：肾气不纳，身动即气促喘急，形瘦食少，脉细尺垂。

方中以熟地、萸肉、牛膝补肾阴，补骨脂、胡桃肉补肾阳，茯苓、山药健脾胃，五味子、胡桃敛气纳气平喘，车前子祛痰止咳利水。全方有两补肾中阴阳、纳气平喘之效。

加减：如无萸肉，可以枸杞代之。暴喘汗出，加人参。

肾虚较甚，加巴戟天、青盐。

（据陈克正主编的《叶天士诊治大全》改写）

尤 怡

喘证方治，羽翼金匮

尤怡（1650~1749），字在泾，清代医学家

《三因方》云：喘病肺实者，肺必胀，上气，咽中逆，如欲呕状，自汗。肺虚者，必咽干无液，少气不足以息也。王宇泰云：喘而无汗，烦躁，脉浮大者，汗之。喘而有汗，腹满，脉沉实者，下之。又云：喘而自汗，腹满便秘，气口脉大于人迎，下之无疑，外此则不宜轻下也。

咳嗽气急，喉声如鼾者为虚。喉中如水鸡声者为实。戴复庵云：有痰喘，有气喘，有胃虚喘，有火炎上喘。痰喘者，凡喘便有痰声。气喘者，呼吸急促而无痰声。胃气虚喘者，抬肩撷肚，喘而不休。火炎上喘者，乍进乍退，得食则减，食已复甚。大概胃中有实火，膈上有稠痰，得食入咽，坠下痰涎，其喘即止。稍久食已入胃，反助其火，痰再升上，喘反大作。俗不知此，作胃虚，治以燥热之药者，以火济火也。

痰 实 肺 闭

肺虚如器而不容物，痰热实之，则气不得宣，呼吸壅滞，喘急妨闷，胸膈痞痛彻背者，宜济生栝楼实丸。此与水气相似，但水即饮

也，饮体稀而痰质稠，饮多寒而痰多热耳。

瓜蒌实丸（《济生》）

瓜蒌实研　枳实去瓤，麸炒　桔梗　半夏等份

上为末，姜汁打糊为丸，如梧子大，每服五七十丸，食后淡姜汤下。

葶苈大枣汤（《元戎》）

葶苈炒紫色，杵成丸，二两

以水三升，大枣二十枚，同煮取二升，去滓，纳麻黄、五味子各半两，取清，令二日服一剂尽，瘥。《外台》方：葶苈、杏仁二味，杵末，枣肉丸。此又加麻黄、五味，其用弥广矣。

水 气 乘 肺

喘因水气乘肺者，经所谓不得卧，卧则喘者，是水气之客也。古法：心下有水气，上乘于肺，喘而不得卧者，以直指神秘汤主之。若肾中水邪干肺者，则以济生肾气丸主之。

神秘汤

人参　陈皮　桔梗　紫苏　半夏　桑皮　槟榔各一钱　炙甘草五分　五味子十五粒

上用水姜煎，食远温服。

寒 邪 入 肺

喘因寒邪入肺者，经曰：邪在肺，则病皮肤痛，寒热，上气喘咳动肩背，因背受寒邪，伏于肺中，关窍不通，呼吸不利，右寸沉而紧，亦有六部俱伏者，宜发散，则身热退而喘定。小青龙、三拗汤之

属。若内兼火热、外屡烦躁者，宜散而兼清，麻杏甘石之属。

小青龙汤

麻黄　桂枝　芍药　细辛　甘草各三两　干姜三两　半夏　五味子各半升

上以水一升，先煮麻黄去上沫，纳诸药，煮取三升，强人服一升，羸者减之。

令火烁金

喘因夏月火烁肺金者，上焦热甚，烦渴，多汗，肺主气而属金，金畏火逼，气不得降而反上行，从化于火也。

人参白虎汤

人参　石膏　知母　甘草　粳米

肾虚气逆

喘因肾虚、气吸不下者，或因气自小腹下起而上逆者，但经微劳，或饥时即发。宜以六味补阴之属，壮水配火。若足冷面热者，须以八味安肾之属，导火归元。

安肾丸

肉桂去粗皮，不见火　川乌头炮，去皮脐，各十六两　桃仁麸炒　白蒺藜炒去刺　巴戟去心　山药　茯苓　肉苁蓉酒浸，炙　石斛去根，炙　萆薢　白术　破故纸各四十八两

上为末，炼蜜为丸梧子大，每服三十丸，盐汤送下，空心食前。

小安肾丸　治肾虚冷惫，阴火上升、喘嗽，齿痛，腰痛。

香附子　川乌头　川楝子以上各一斤，用盐四两，水四升，同煮，候干

切焙　茴香十二两　熟地黄八两　川椒去目及闭口者，炒出微汗，四两

上六味为细末，酒糊丸桐子大，每服二十丸，至三十丸，空心临卧，盐汤温酒任下。

齁喘

齁喘者，积痰在肺，遇冷即发，喘鸣迫塞，但坐不得卧，外寒与内饮相搏，宜小青龙汤主之。若肺有积热、热为寒束者，宜越婢汤主之。

越婢加半夏汤

麻黄六两　石膏半斤　生姜三两　甘草一两　半夏半升　大枣十五枚

上六味以水六升，先煮麻黄去上沫，纳诸药，煮取三升，分温三服。

定喘汤

白果去壳、切碎，炒黄色，二十一枚　麻黄　半夏　杏仁　苏子　桑皮　款冬花各二钱　炒黄芩一钱半　甘草一钱

水三盅，煎二盅，分二服，徐徐服无时。一方无黄芩。

按：仲景云：咳而上气，此为肺胀，其人喘，目如脱状，越婢加半夏汤治之。又肺胀，咳而上气，烦躁而喘，脉浮者，心下有水，小青龙加石膏汤主之。丹溪云：肺胀而咳者，用诃子、青黛、杏仁，佐以海石、香附、瓜蒌、半曲，蜜丸噙化。仲景之治，乃伤寒法也。邪从皮毛入肺，则肺胀，故治以散邪之剂；丹溪之治，乃阴虚火动迫肺，及浊痰瘀血凝结于内，故治以收敛消瘀之剂。然亦有引动肾间虚气，喘不得卧，足冷如冰者，非济生肾气不效。丹溪治齁喘之症，未发以扶正气为主，八味味肾气，温肾行水之谓也。已发用攻邪气为主，越婢、青龙，泄肺蠲饮之谓也。

定喘丸 治虚人痰多咳嗽，胸满气逆，行坐无时，连年不已。

人参二钱半　南星　半夏各二钱　苦葶苈五钱

上为末，生姜自然汁糊丸黍粒大，每三五十丸，生姜汤下，亦可渐加。

血 积 肝 伤

喘因血积肝伤者，经曰：肝脉搏坚而长，色不青，当病坠若搏，因血在胁下，令人喘逆是。

风热不解，袭入肺中，为咳为喘，日晡发热，食少体倦，渐成虚损，颇难调治。勉拟钱氏阿胶散，冀其肺宁喘平，方可再商他治。

阿胶　茯苓　马兜铃　薏苡仁　杏仁　炙草　糯米　芡实

肺阴不足，肺热有余，咳则涕出，肌体恶风。此热从窍泄，而气不外护也。他脏虽有病，宜先治肺。

阿胶　贝母　沙参　马兜铃　杏仁　茯苓　炙草　糯米

肺病以中气健旺，能食便坚为佳。兹喘咳已久，而大便易溏，能食难运，殊非所宜。诊得脉象与前无异，但能节饮食，慎寒暖，犹可无虞。

沙参　贝母　炙草　杏仁　薏苡仁　橘红　枇杷叶

丸方：六味丸加五味子、肉桂。

脉细数促，是肝肾精血内耗，咳嗽必吐呕清涎浊沫。此冲脉气逆，自下及上，气不收纳，喘而汗出。根本先拔，药难奏功，医若见血为热，见嗽治肺，是速其凶矣。

人参　秋石制　熟地　五味子　紫衣　胡桃

脉虚数，颧红声低，咳甚吐食，晡时热升多烦躁。此肝肾阴亏，阳浮于上，精液变化痰沫。病已三年，是为内损。非消痰治漱可愈，固摄下焦，必须绝欲。以饮食如故，经年可望其愈。

都气丸加女贞子、枸杞子、天冬。

咽痛声哑，有肺损肺闭之分，所谓金破不鸣，金实亦不鸣也。此证从外感风热而来，当作闭治，温补非宜。所虑者邪不外达而内并耳。

阿胶　杏仁　桔梗　贝母　牛蒡　元参　甘草　秫米　马兜铃

久咳喘不得卧，颧赤足冷，胸满上气，饥不能食。此肺实于上，肾虚于下，脾困于中之候也。然而实不可攻，姑治其虚，中不可燥，姑温其下。且肾为胃关，火为土母，或有小补，未可知也。

金匮肾气丸

旋覆代赭汤送下。

（《静香楼医案》）

薛　雪

哮喘医案选萃

薛雪（1681~1770），号一瓢，清代医家

少年背冷夜喘，此为伏饮成哮。痰饮属阴邪，乘夜阳不用事窃发，以辛甘淡微通其阳。

桂枝　炙草　米仁　茯苓　姜皮

冷哮气喘急数年，根深沉痼。发时以开太阳逐饮，平昔用肾气丸加沉香。

幼年哮喘，是寒暄失时，食味不调，致饮邪聚络。凡有内外感触，必喘逆气填胸臆，夜坐不得卧息，昼日稍可展舒，浊沫稀涎，必变浓痰，斯病势自缓。发于秋深冬月，盖饮为阴邪，乘天气下降，地中之阳未生，人身藏阳未旺，所伏饮邪，与外凉相召而窃发矣。然伏于络脉之中，任行发散，攻表涤痰，逐里温补，与邪无干，久药不效。谓此治法，宜夏月阴气在内时候，艾灸肺俞等穴，更安静护养百日，一交秋分，暖护背部，勿得懈弛。病发之时，暂用汤药，三四日即止。平昔食物尤宜谨慎，再经寒暑陶溶，可冀宿患之安。发时背冷气寒，宜用开太阳逐饮。

十二经皆有咳，胃病安得不咳。况此土病干金脏，而腑亦病，于此而求其吐与泻，一在于胃之上脘，一在肺之腑，所以无从踪迹也。仰屋图维，必须分兵合剿乃得。

江南赤石脂　炒黑干姜

二味为末。黄米饭为丸。

人参　炙黑甘草　大枣　饴糖　桂木　酒炒白芍　煨熟生姜

水煎一次，去渣。送煎桃花丸。

《内经》谓肉柔脆之人，其质本弱。然以脉症较之，其咳原属手太阴得之。闻先一人补之，后一人泻之。邪则从补而升，元则从泻而虚，竟成庙兵出而岸丘入也。

北沙参　燕窝　川贝母　茶叶　冰糖　紫菀

辨八方之风，测五土之性。大率贵邦偏在中华之巽上，箕尾之前，翼轸之外。阳气偏泄，即有风寒，易感易散，来此中华，已属三年。况不得卧下，肺气大伤，只宜润降而已。

蜜炙枇杷叶　麦门冬　川贝母　甜杏仁　经霜桑叶　米仁

形渐消瘦，脉虚极，气怯，偶咳，目黑微眩，忽久不乐。补血人所知也，宜将阴兽引入阴中药，尤为得力。早晚捕獭一头，取肝阴干。用鹿角胶，各于木器杵碎。早服鹿角胶末一钱，晚服獭肝末一钱，皆开水送下。此常用百日之法，今拟煎方先服。

人参　沙苑　菟丝饼　南枣　焦冬术　炙草　枸杞子

咳呛频多，必呕吐涎沫。明理者当知咳呛起自冲脉，气冲不司收摄，为肝肾阴气不起，咽喉久痛者，缘少阴厥阴脉循喉，阳气刻刻扰动无主，多属阴亏。脉形细动，不受温补。肺药久进，必伤胃口。

熟地炭　女贞子　湘莲肉　茯苓　芡实　川石斛　炒山药

立冬未冷，温热之气外入，引动宿饮，始而状如伤风。稀痰数日，继则痰浓咽干，是少阴脉中乏津上承，五液尽化痰涎，皆因下虚易受冷热，是以饮邪上泛。老年咳嗽，大要宜调肾脾，最忌发散泄肺理嗽，暂用越婢法。

麻黄　石膏　甘草　芍药　生姜　大枣

咳嗽从肺治者，以外邪必由皮毛而入，内合乎肺。然六气皆令火化，散之未解，清之润之即愈。若因内之咳，由别经干连及肺，当明其因，徒治肺无益。夫肾为先天，坎中真阳内藏，而主封蛰，奇经得司其间。冲阳由前直起，且少阴脉循喉咙，挟舌本，阴乏上承，阳独自灼，故阴上阳下则寿，反则死。八味丸阴中之阳，似乎有理，然肉消形瘦，桂、附仍属刚燥，宜温和柔剂，取血肉有情之品。议用斑龙峻补，玉堂开下。但鹿角入督升顶，有过升之弊。加以青盐，引入下元，斯为合法。

鹿角霜　熟地　菟丝饼　白茯苓　青盐　补骨脂　柏子仁

咳嗽多痰，气逆作喘，不得安枕，自汗少食，其脉虚微无神，此劳倦致伤脾肺。盖脾为元气之本，赖谷气以生，肺为气化之源，而寄养于脾者也。有所劳倦，谷气不盛，则形气不充。经所云劳则气耗，气与阴火，势不两立，气衰则火自胜，土虚则不能生金，阴火又从而克之。故喘咳自汗，法当实肺补脾，不当仅从外感治。

人参　炙芪　炙草　川贝母　紫菀　苏子　杏仁　桔梗　防风　七味丸

咳嗽半载，喘急不卧，舌燥无津，脉右关尺虚涩无神，此肺肾两虚也。肺为出气之路，肾为纳气之脏。今肾气亏乏，吸不归根，三焦之气，出多入少，所以气聚于上而为喘嗽，口干不得安卧。法当清气于上，纳气于下，使肺得其清宁，肾得其蛰藏，则气自纳而喘自平矣。苏子降气汤加人参、肉桂。

病之原由，食柿过多，得寒而起，于兹廿余年矣。要知柿为西方之木，其实禀秋金之气而成，其与肺金为同气相求可知。其邪入肺，发为气哮，久则肾水无本，虚而上泛为痰。胃为贮痰之器，所以降气汤、六君子，由肺及胃，皆得小效而不除。要莒与即墨不拔，齐地终非燕有，况脉象尚悍，当深入病所为故，拟仲景方法。

甜葶苈　苦葶苈　大枣

发热喘急，头痛引胁，面赤不渴，二便如常，左脉弦虚，右脉空大。此无形之感，挟有形之痰，表里合邪，互结于胸胁之位也。口不渴者，外邪挟饮上逆，不待引水自救也；二便调者，病在胸胁，犹未扰乱中州也，仲景治法：表不解，心下有水气，咳而微喘，发热不渴，小青龙汤主之。方用麻、桂以达表散邪，半夏以涤饮收阴，干姜、细辛以散结而分邪，甘草以补土而制水，用芍药、五味之酸收，以驭青龙兴云致雨之力，翻波逐浪，以归江海。斯在表之邪从汗解，在内之邪从内消。

麻黄　桂枝　半夏　干姜　细辛　甘草　芍药　五味子

喘嗽气急，面色枯白，饮食减少，梦泄不禁，两脉虚微，此真气上逆，阳气外散也。面色枯白，脾肺气衰而不荣也；饮食减少，脾胃气衰而不化也；梦泄不禁，肾脏气衰而不固也。

人参　黄芪　肉桂　炙草　茯苓　半夏　橘红

痰喘发热，口干胸满，身痛恶寒，其脉弦数且涩。此郁结内伤，风火外炽，邪正相搏，气凑于肺，肺燥气逆，痰涎入之，升降不清，齁鼾有声。《内经》所谓"心肺有病，而呼吸为之不利"也。清气既伤，浊气上升，津液转为稠痰，经络壅塞，遂成是病。治宜清气润燥，喘自愈矣。

瓜蒌仁　半夏　枳壳　秦艽　杏仁　桂枝　苏子

脉两寸浮数，余俱虚涩，火升痰喘，喉间窒塞，此抑郁过多，肺金受病，金病则火动，火动则痰生，火痰相搏，气凑于上，故喘促不宁，而气道不利。法当舒通肺郁，肺气舒则火降痰消。

紫菀　葛根　枳壳　半夏　橘红　杏仁　苏子

（《薛生白医案》）

徐大椿

痰 喘 三 案

徐大椿（1693~1772），字灵胎，清代医家

松江王孝贤夫人　素有血证，时发时止，发则微嗽。又因感冒，变成痰喘，不能着枕，日夜俯几而坐，竟不能支持矣。是时有常州名医法丹书，调治无效，延余至。余曰：此小青龙汤证也，法曰：我固知之，但弱体而素有血证，麻、桂等药可用乎？余曰：急则治标，若更嗽数日，则立毙矣。且治其新病，愈后再治其本病可也。法曰：诚然，然病家焉能知之。治本病而死，死而无怨。如用麻、桂而死，则不咎病本无治，而恨麻、桂杀之矣。我乃行道之人，不能任其咎。君不以医名，我不与闻。君独任之可也，余曰：然，服之有害，我自当之，但求先生不阻之耳。遂与服，饮毕而气平就枕，终夕得安。然后以消痰润肺、养阴开胃之方，以次调之，体乃复旧。法翁颇有学识，并非时俗之医，然能知而不能行者，盖欲涉世行道，万一不中，则谤声随之。余则不欲以此求名，故毅然用之也。凡举事一有利害关心，即不能大行我志，天下事尽然，讵独医也哉。

苏州沈母　患寒热痰喘。浼其婿毛君延余诊视。先有一名医在座，执笔沉吟曰：大汗不止，阳将亡矣。奈何，非参、附、熟地、干姜不可。书方而去。余至，不与通姓名，俟其去。乃入诊。脉洪大，手足不冷，喘汗淋漓。余顾毛君曰：急买浮麦半合、大枣七枚，煎汤

饮之可也。如法服而汗顿止。乃为立消痰降火之方，二剂而安。盖亡阳亡阴相似，而实不同，一则脉微汗冷如膏，手足厥逆而舌润，一则脉洪汗热不黏，手足温和而舌干，但亡阴不止，阳从汗出。元气散脱，即为亡阳，然当亡阴之时，阳气方炽，不可即用阳药，宜收敛其阳气，不可不知也。亡阴之药宜凉，亡阳之药宜热，一或相反，无不立毙。标本先后之间，辨在毫发，乃举世更无知者，故动辄相反也。

观察毛公裕　年届八旬。素有痰喘病，因劳大发。俯几不能卧者七日，举家惊惶。延余视之，余曰：此上实下虚之证，用清肺消痰饮，送下人参作块一钱，二剂而愈。毛翁曰：徐君学问之深，固不必言。但人参切块之法，此则聪明人以此炫奇耳。后岁余，病复作。照前方加人参煎入，喘而逆愈甚，后延余视之，述用去年方而病有加。余曰：莫非以参和入药中耶？曰：然。余曰：宜其增病也。仍以参作块服之，亦二剂而愈。盖下虚固当补，但痰火在上，补必增盛。惟作块则参性未发而清肺之药已得力，过腹中而人参性始发，病自获痊。此等法古人亦有用者。人自不知耳。于是群相叹服。

（《洄溪医案》）

沈金鳌

剖判源流，阐析证治

沈金鳌（1717~1776），字芊绿，清代医家

哮肺病也，当先辨哮与喘与短气三症之相似而不同。李士材曰：喘者，促促气急，嗡嗡痰声，张口抬肩，摇身撷肚。哮者，与喘相类，但不似喘开口出气之多，而有呀呷之音。呷者，口开；呀者，口闭。开口闭口，俱有声音，呀呷二音，合成哮字。以痰结喉间，与气相击，故呀呷作声。短气者，呼吸虽急，而不能接续，似喘而无痰声，亦不抬肩，但肺壅而不能下。按士材分别三症，至为精细。临证时所当详察。

哮之一证，古人专主痰，后人谓寒包热，治须表散。窃思之，大都感于幼稚之时，客犯盐醋，渗透气脘，一遇风寒，便窒塞道路，气息急促，故多发于冬初。必须淡饮食，行气化痰为主。禁凉剂，恐风邪难解也；禁热剂，恐痰火易升也。苏子、枳壳、青皮、桑皮、桔梗、半夏、前胡、杏仁、山栀，皆治哮必用之药。……而又有食哮，有水哮，有风痰哮，有年久哮。皆当随症治之，无不可以断其根也。

哮病证治入门曰：哮以声响言，喘以气息言。纲目曰：哮喘遇冬则发者，有二证，一由内外皆寒，须用东垣参苏温肺汤；一由寒包热，须用越婢加半夏汤表散之。正传曰：喘促喉中如水鸡声者，谓之

哮；气促而连续不能以息者，谓之喘。

喘，肺病也。《内经》论喘之因甚多。独诸病喘满皆属乎热一语，足为纲领。王海藏云：气盛有余便是火，气盛当作气衰，有余当作不足。肺气果盛有余，则清肃下行。岂复为喘。皆以其火入肺，炎烁真阴，气衰不足，故喘。所谓盛有余者，非肺之气，肺中之火也。

海藏诚发千古之精奥，而犹未究火所由来。火之有余，即水之不足。诸逆冲上，皆缘壮火食气，销烁肺金。真阴虚，故火益旺。其症多自小腹下火起而上，左尺大而虚，非四物阴血之剂可疗。下焦龙火，亦非寒凉可降。其挟痰者，乃水挟木火而上，非竹沥、枳、半能消。必当补泻兼行，则水自升，火自降，痰自消。若六脉俱沉实，遍身痰气火气，坐卧不得，则又不在此例。

总之，喘因虽多，而其原未有不由虚者。元气衰微，阴阳不接续，最易汗脱而亡，一时难救。古人言诸般喘证，皆属恶候是也。盖人身气血阴阳，如连环式样一般，两圈交合之中，一点真阳，命也。牵扯和匀，即呼吸调息也。若不接续，即见鼻煽唇青，掀胸抬肚，张口摇肩等状，脉亦不续。无神即死，故凡喘皆不可忽视也。试条列之：火郁喘，六脉俱涩，或沉伏，四肢厥冷，拂拂气促而喘。以为有余，脉却不紧数；以为阴虚，尺脉又鼓指。寒热俱难投。惟当宣散蓄热，使之发汗，既愈。再养阴和阳乃佳。

水气喘促，乃水气逆行乘肺，肺得水而浮，喘不能卧，气不宣通，当从小便去之。

风寒外束喘，喘必有力，其气粗，有余之喘也。

劳碌气虚喘，必呼吸急促。胃虚喘，抬肩撷肚，喘而不休。

食喘，凡病初起即喘急，多食，或放屁，或咬人，或见伏脉，皆食重之故，消其食自愈。

痰喘，动作便有痰声。痰甚喘，痰声更甚，喘不休。气喘，呼吸急促无痰声。

火喘，乍进乍退，食则减，已则发。

暑喘，遇暑热即病。湿喘，不论内蒸外感，皆胸满，张口促急，以利水为要。阴虚喘，火自脐下上冲，便喘不休。肺痈喘，必口燥，胸中隐隐痛，吐脓，右寸脉数实，以保金化毒为主。肺萎喘，唾有脓血或浊痰。肺胀喘，上气烦躁，目如脱状，脉浮而大。脉浮，心下必有水气。药后喘，或其人素来劳倦气虚，或当病后用攻伐药太过，以致喘不能收。忽作喘，必因感风感气，或多食饮酒而然，须兼所感治之。似喘非喘之喘，由阳明之气下行，胃络不和，逆而上出也。似火非火之喘，真元耗极，肾气上奔，四肢厥冷，面赤烦躁恶热。此非邪火，乃命门真火离宫不归。两寸浮数，两尺微弱，用凉药似稍快，少顷依然，此当细求其绪，与以助元接真镇坠之品。觉气稍定，复用大剂以镇于下，或可回生。小儿行走，气急作喘，必是食，食喘必兼感。如感风疏风，感气开气，受惊镇惊，加入消食药中自愈。老人动即作喘，皆由虚衰，必用补益，不可专任定喘之剂。喘遇秋冬即发，寒包热也，解表则愈。喘不休，汗出如油，气脱也。不治。惟独参汤浓煎多服，或可少延时日。种种喘证，皆当详察治之。至用药，通忌敛涩升发燥热酸咸之品，降气清火润肺，方为治喘平和之法。孙庆曾先生云：凡喘，皆不可轻视言易治，旨哉言乎。诚见乎喘病之重，而治喘之难也。临证者慎欤。

喘急形症 《内经》曰：肺主气，形寒饮冷则伤肺，故其气逆而上行，冲冲而气急，喝喝而息数，张口抬肩，摇身撷肚者，是为喘。

丹溪曰：喘急者，气因火郁而成，稠痰在肺胃也。

《入门》曰：呼吸急促者，谓之喘；喉中有声响者，谓之哮。虚者气乏身冷，痰如冰；实者气壮胸满，身热便硬。又曰：有起居如故，而息有音者。乃肺之络脉逆，而不得随经上下也。又曰：喘非风寒伤肺，则痰火胀急。风寒则祛散，痰火则疏导。但火热者亦不可纯用苦寒，宜温以助之。

又曰：凡喘未发，以扶正为主；已发，以散邪为主。

喘由肾虚 《得效》曰：下元虚冷，肾气不得归元，上喘气急。安肾丸、八味丸主之。

喘嗽声嘶 丹溪曰：声嘶者，由血虚受热也。蛤粉、青黛蜜丸，时常含化。

喘病不治症 仲景曰：凡喘烦躁无脉，身冷神昏者死。

发汗如油，汗出如珠不流，抬肩撷肚，喘而不休，及膈前高起，手足厥冷，脉散及数者，皆死。

《直指》曰：汗出发润喘者，为肺绝；身汗如油喘者，为命绝；直视谵语，喘满者不治。诸有病笃，正气欲绝之时。邪气盛行，都壅逆而为喘，然则喘之危急，又何可以寻常小症目之哉。

导引（哮喘同）《保生秘要》曰：用手法于十一椎下脊中穴，招之六十四度，擦亦如数，兼行后功，喘自然安。

运功（哮喘同）《保生秘要》曰：以手摩擦两乳下数遍，后擦背、擦两肩，定心咽津降气，以伏其喘。

治哮方九

陈皮汤（表散），千金汤（总治），清金丹（食哮），水哮方（水哮），皂荚丸（久哮），千缗导痰汤（风痰哮），参苏温肺汤（内外皆寒），越婢加半夏汤（寒包热），定喘汤（除根）。

治喘方

六味丸（总治），黄连膏（喘难坐卧），桂苓甘术汤（水气），金匮肾气丸（水气），三拗汤（风寒），六君子汤（劳碌），五味子汤（胃虚），资生丸（食喘），定喘汤（痰喘），神仙住喘汤（痰甚），桔梗二陈汤（火喘），清暑益气汤（暑喘），渗湿汤（湿喘），四物汤（阴虚），桔梗汤（肺痈），紫菀散（肺萎），越婢加半夏汤（肺胀），小青龙汤（水气），补中益气汤（药后喘），生脉散（似火非火），平胃散（小儿），嵩崖脾肾丸（老人），琼玉膏（干咳）。

（《杂病源流犀烛》）

王九峰

喘咳案举

王九峰（1753~1815），名之政，清代医家

肾虚精不化气，肺损气不归精，气息短促，不能相续。提之若不能升，咽之若不能降，呼吸之间，浑如欲断，下损于上，元海无根，子午不交，孤阳上越，虑难奏效，酌诸明哲。

熟地，归身，炙草，人参，肉桂。

食少饮多，水停心下，喘呼终不得卧，卧则喘甚。此肾邪乘肺，肺气不布，滞涩不行，子病及母。经言不得卧，卧则喘者，是水之客也。夫水者，循津液而流也。肾者，水脏，主津液，主卧与喘也。拟直指神秘汤加减。

二陈汤加洋参、苏梗、桔梗、陈皮、煨姜。

水不配火，肾不纳气，气不归原。气有余便是火，右肾热气上漫，常多走泄，精神不振。肾属水，虚则热，补阴不易，补阳尤难。脉象六阴按之虚数不静，两尺尤甚，心肾两亏。今拟斑龙、归脾、起元、两仪合为偶方，培补命肾之阴阳，冀其水火既济，自然纳气归窟。

黑归脾汤加鹿茸、鹿角胶、杞子、龟甲胶、麦冬、远志、菟丝子、陈皮、柏子霜，蜜丸。

肺为娇脏，内配胸中，为五脏华盖。清虚之所，不耐邪侵，外司

皮毛，下荫于肾。哮喘十载，脉来滑疾，两尺不静，郁湿、郁热、郁痰为患，极难脱体。

　　苏子，豆豉，杏仁，孩儿参，橘红，白前，茯苓，半夏曲，白果。

(《王九峰医案》)

陈修园

喘促虚实方治

陈修园（1753~1823），名念祖，清代医家

喘证，最重而难医。吾观庸医凡遇喘证，必投苏子降气汤一二剂；不愈，即用贞元饮治之；不愈，则加沉香、黑铅、磁石、牛膝之类。曰：吾遵景岳法施治，无如其病深弗效也。余即以景岳之说正之，景岳曰：喘有虚实。实者胸胀气粗，声高息涌，膨膨然若不能容，惟呼出为快也。论中未尝不以风寒燥火、怒气、痰饮分别而治之。又曰：虚喘者，慌张气怯，声低息短。惶惶然若气欲断，提之若不能升，吞之若不能降，劳动则甚。但得引长一息为快也。论中未尝不以老弱久病、脾肺肾脏大虚及血后汗后、妇人产后等证胪列而分治之，其中不无语病者。盖未研究《伤寒论》《金匮要略》之旨，而反从所涉猎之医书，无怪其有肤浅处，有似是而非处也。余俯从时好，即景岳虚实两语而参以古法，罗列经方及妥当时方，以为临时择用。

实 喘 方

越婢加半夏汤 咳而上气，此为肺胀，其人喘，目如脱，脉浮大者。

小青龙汤 肺胀，咳而上气，心下有水气，脉浮者。

桂苓五味甘草汤 小青龙虽为治寒饮咳嗽上气之良方，而下虚之人，不堪发散，动其冲气。急用桂、苓伐肾邪，五味敛肺气，以戢其火，甘草调中气，以制其水。

桂苓五味甘草加姜辛汤 既借桂苓之方，下其冲气，而反更咳胸满者，是寒饮贮胸，虽用桂而邪不服，嫌其偏于走表而去之，加干姜、细辛，取其大辛大热，以驱寒泄满也。《金匮要略》法：前证兼冒而呕者，加半夏以驱饮，名桂苓五味甘草去桂加干姜细辛半夏汤。前证兼形肿者，是肺气滞而为肿，加杏仁利之，名苓甘五味加姜辛半夏杏仁汤。前证又兼面热如醉，此为胃热上冲其面，加大黄三钱以利之。肺气不利，滞于外而形肿，滞于内而胃热，既以杏仁利其胸中之气，复以大黄利其胃中之热，名苓甘五味加姜辛半夏大黄汤。徐忠可曰：仲景数方俱不去姜、辛，即面热亦不去姜、辛。何也，盖以姜、辛最能泄满止咳，凡饮邪未去，须以此二味刻刻预防也。

桂枝加厚朴杏仁汤（方见《伤寒》） 喘家主之，太阳病，下之，微喘，以此解表。

射干麻黄汤 咳而上气，喉中作水鸡声者。

皂荚丸 咳逆上气，时时唾浊，但坐不得眠，稠痰黏肺，非此方不能清涤稠痰也。

葶苈大枣泻肺汤 肺因支饮满而气闭，气闭则呼吸不能自如，此方苦降以泄实邪。

十枣汤 支饮家咳烦，胸中痛者。喻嘉言曰：五饮之中，独膈上支饮最为咳嗽根底。外邪入而合之固嗽，即无外邪而支饮渍入肺中，自令人咳嗽不已，况支饮久蓄膈上，其下焦之气逆冲而上者，尤易上下合邪也。夫以支饮之故，而令外邪可内，下邪可上，不去支饮，其咳嗽终无宁候矣。

麦冬汤（方见《金匮要略》） 火逆上气，咽喉不利，止逆下气，此方主之。

泻白散 治肺火喘嗽。

四磨饮 治七情气逆而为咳，并治一切实喘。

苏子降气汤 治痰嗽胀满，喘促，上盛下虚。

紫苏汤 治卒气短。

虚 喘 方

加味六君汤 治肺脾虚寒，痰嗽气喘。

参附汤 治元气虚脱，手足逆冷，汗出不止，气短欲绝。愚按此上中下俱脱之证，若中焦脾气脱者，以白术一两代人参，名术附汤。上焦肺气脱者，以炙黄芪一两代人参，名芪附汤。但黄芪轻浮，必加麦冬三钱、五味一钱以纳之。下焦肾气脱者，以熟地黄一两代人参，但熟地性滞，非痰所宜，且功缓非急证所倚，须加茯苓四钱导之，方为稳当。观仲景茯苓甘草汤、茯苓桂枝白术甘草汤、真武汤三方，皆以茯苓为君，皆治汗出不止，盖以汗之大泄，必引肾水上泛，非茯苓不能镇之。此以平淡之药用为救逆之品，仲景之法所以神妙也。

黑锡丹 治脾胃虚冷，上实下虚，奔豚，五种水气，中风痰潮危证。喻嘉言曰：凡遇阴火逆冲、真阳暴脱、气喘痰鸣之急证，舍此丹再无他法之可施。予每用小囊佩带随身。恐遇急证不及取药。且欲吾身元气温养其药，借手效灵，厥功历历可纪。徐灵胎曰：镇纳元气，为治喘必备之药，当蓄在平时，非一时所能骤合也。

六味丸 治肾阴虚不能纳气者，加麦冬五钱、五味一钱。

肾气丸 治肾阳虚不能纳气。

全真一气汤（《冯氏锦囊》） 治上焦虚热，下焦虚冷。此方清肃在上、填实在下之法。熟地一两，人参一钱、二钱、三钱或一两另炮调服，麦冬二钱，牛膝二钱，冬白术（炒）三钱，五味七分，附子一钱须重用。水煎服。

枸杞汤　治气短。

贞元饮　余推景岳制方之意，以气为阳，血为阴，大汗亡血，产后及热病之后，血虚则气无附丽，孤阳无主，时见喘促。故以此饮济之缓之，其要旨在济之缓之四字。今人顺口读过，便致许多误事，盖阴血枯竭，最喜熟地之濡润以济之，犹恐济之不及济，故加当归以助其济之之力；呼吸急促，最宜甘草之大甘以缓之，犹恐缓之不能缓，故用至二三钱，以成其缓之之功。熟地三五钱至一两，当归、炙草各二三钱，水煎服。

真武汤　治水气咳呕，小便不利，四肢肿，腹痛。

附子汤　此方即真武汤去生姜加人参。其补阳镇阴，分歧只一味与分两略殊。学者读古人书，必于此处究心，方能受益。

《金匮要略》云：气短有微饮，当从小便去之。等桂术甘汤主之，肾气丸亦主之。喻嘉言曰：饮邪阻碍呼吸，故气短。

但呼吸几微之介，不可不辨。若呼之气短，是心肺之阳有碍，宜苓桂术甘汤以通其阳，阳气通，则膀胱之气窍利矣；若吸之气短，是肝肾之阴有碍，宜肾气丸以通其阴，阴通则少阴之关开矣。按气短分及呼吸，其旨微矣。

脉息宜浮滑，忌短涩。景岳曰：微弱细涩者，阴中之阳虚也；浮大弦芤、按之全虚者，阳中之阴虚也；微弱者顺而易医，浮空者险而难治。

哮　　证

《圣济总录》曰：呼嗽者，咳而胸中多痰，结于喉间，与气相系，随其呼吸呀呷有声，故名呷嗽。宜调顺肺经，仍加消痰破饮之剂。

射干丸（方见《妙用》） 治久呷嗽，喉中作声，发即偃卧不得。

杏仁丸 治呷嗽有声。

杏仁去皮尖炒　甘草炙，各一两　大黄蒸　牙硝熬，各五钱

共为末，炼蜜丸，如桐子大。空心姜汤送下二十丸。

紫菀杏仁煎 治肺脏气积，呷嗽不止，因肺虚损，致劳疾相侵，或胃冷膈上热者。

紫菀二两　酥二两　贝母三两　姜汁三两　大枣去皮核，八两　五味一两　人参一两　茯苓一两　甘草一两　桔梗一两　地骨皮洗，一两　白蜜一斤　生地汁六两

共为末，与蜜、生地汁同煎百沸，器盛三五次，成饴煎。仰卧含化一匙，日二服。

（《医学从众录》）

林珮琴

哮因痰阻首重祛邪，喘求虚实权衡攻补

林珮琴（1772~1839），号羲桐，清代医家

哮　　证

哮者，气为痰阻，呼吸有声，喉若曳锯，甚则喘咳，不能卧息，证由痰热内郁，风寒外束，初失表散，邪留肺络，宿根积久，随感辄发。或贪凉露卧，专嗜甜咸，胶痰与阳气并于膈中，不得泄越，热壅气逆，故声粗为哮。须避风寒，节厚味，审其新久虚实而治之。大率新病多实，久病多虚。喉如鼾声者虚，如水鸡者实。遇风寒而发者为冷哮，为实；伤暑热而发者为热哮，为虚。其盐哮、酒哮、糖哮，皆虚哮也。冷哮有二：一则中外皆寒，宜温肺以劫寒痰，温肺汤、钟乳丸、冷哮丸，并以三建膏护肺俞穴；一则寒包热，宜散寒以解郁热，麻黄汤、越婢加半夏汤。如邪滞于肺，咳兼喘者，六安煎加细辛、苏叶。冬感寒邪甚者，华盖散、三拗汤。外感寒，内兼微火者，黄芩半夏汤。热哮当暑月火盛痰喘者，桑白皮汤，或白虎汤加芩、枳、瓜蒌霜。痰壅气急者，四磨饮、苏子降气汤，气降痰自清。痰多者吐之，勿纯用凉药，须带辛散，小青龙汤探吐。肾哮火急者，勿骤用苦寒，宜温劫之，用椒目五六钱，研细，分二三次，姜汤调服。俟哮止

后，因痰因火治之。治实哮，用百部、炙草各二钱，桔梗三钱，半夏、陈皮各一钱，茯苓一钱半，一服可愈。治虚哮，用麦冬三两，桔梗三钱，甘草二钱，一服可愈。此煎剂内，冷哮加干姜一钱，热哮加元参三钱，盐哮加饴糖三钱，酒哮加柞木三钱，糖哮加佩兰三钱，再用海螵蛸，火煅研末，大人五钱，小儿二钱，黑砂糖拌匀调服，一服除根。其遇厚味而发者，清金丹消其食积。伤咸冷饮食而发者，白面二钱、砂糖二钱，饴糖化汁捻作饼，炙熟，加轻粉四钱，食尽，吐出病根即愈；年幼体虚者，分三四次服，吐后用异功散加细辛。脾胃阳微者，急养正，四君子汤。久发中虚者，急补中，益气汤。宿哮沉痼者，摄肾真，肾气丸加减。总之，哮既发，主散邪；哮定，则扶正为主也。

附方

温肺汤（冷哮），钟乳丸（温肺），冷哮丸（温肺），三建膏（外治），麻黄汤（散邪），越婢加半夏汤（散寒），六安煎（痰嗽），华盖散（疏利），三拗汤（疏解），黄芩半夏汤（清热），桑白皮汤（降火），白虎汤（降火），四磨饮（降逆），苏子降气汤（降逆），小青龙汤（探吐），清金丹（厚味），异功散（脾虚），补中益气汤（补中），肾气丸（摄肾）。

喘证论治

肺为气之主，肾为气之根，肺主出气，肾主纳气，阴阳相交，呼吸乃和。若出纳升降失常，斯喘作焉。张口抬肩，气道奔迫，病机谓诸病喘满，皆属于热，海藏以为火烁真气，气衰而喘，有由然矣。

夫喘分虚实。经云：邪入六腑，则身热，不时卧，上为喘呼。又云：不得卧，卧则喘者，水气客之。此举喘之实也。经曰：秋脉不及（谓肺金虚也），则令人喘。呼吸少气。又曰：劳则喘息汗出，此明喘之虚也。实喘者，气长而有余。虚喘者，息促而不足。实喘者，胸满声粗。客邪干肺，上焦气壅，治宜疏利（通用定喘汤）。虚喘者，呼长吸短，肾不纳气，孤阳无根，治宜摄固（六味丸去丹皮、泽泻，加牛膝、五味子、补骨脂、胡桃肉）。故实喘责在肺，虚喘责在肾。叶氏亦云：喘证之因，在肺为实，在肾为虚也。

治喘者，凡肺窍壅塞，呼吸不利，气盛脉实，滑数有力，皆实候也。如肺感风寒致喘，三拗汤、华盖散。肺热痰火作喘，麻杏甘膏汤。肺寒饮邪喘逆，桂枝加朴杏汤。感暑喝火盛而喘，香薷饮、白虎汤。因湿邪浊逆而喘，四苓散加杏、朴、桑皮、通草、葶苈。肺气不降，浮肿发喘，麻黄汤去桂枝加桑皮、薏仁、茯苓。肺胀水停，上气喘咳，脉浮，小青龙加石膏汤。脉沉大，越婢加半夏汤。水病喘满，肾邪犯肺，宜通阳泄浊。真武汤合四苓散去白术。痰喘，必涤其源。气郁生痰，温胆汤。火动生痰，清膈煎。怒喘，兼平其气，四七汤。

如吸音颇促，劳动则剧，气弱脉微，或浮大而弦，按仍如无，察其外无客邪，内无实热，皆虚候也。如肺虚金燥，生脉散。胃虚阳升，人参五味汤加茯苓、炙草。肾阴亏而精伤，冲任经虚，丹田火炽。肺金受烁，大剂六味汤加麦冬、五味。肾阳虚而气脱，孤阳浮越，面赤烦躁，火不归原，七味地黄丸加人参、麦冬。肾不纳气，身动即喘，阴阳枢纽失交，急须镇摄，肾气汤加沉香，从阴引阳；都气丸入青铅，从阳引阴。肾与肺胃俱虚，喘嗽乏力，人参一钱、胡桃三枚（连皮蜜炙），煎服效。病后气喘为肺虚，生脉散加阿胶、白术、陈皮。病后气促嗽痰，面浮足冷，为阳虚，八味丸。产后喘为孤阳绝阴，最危。因营气暴竭，卫气无依，独聚肺中，故喘急，独参汤灌之。若血入肺，面赤喘欲死，参苏饮。如败血冲心，胸满上气，逐其败血，喘自定，血竭散。老人久病，喘嗽不得卧，杏仁丸。动即作喘，多由虚衰，宜嵩崖脾肾丸。阴虚宜滋养，熟地、萸肉、五味、阿胶、杞子、胡桃肉、蛤蚧尾。阳虚宜温养，参、芪、归、术、茯神、莲子、山药、炙草。阴阳不交，摄纳下元，海参胶、淡菜胶、熟地、茯苓、牛膝、远志、骨脂、青盐、石英。以此分症施治，朗若列眉已。

短气 呼吸促而不能续，似喘而无痰声。其证有二：一属支饮。《金匮要略》云：短气有微饮，当从小便去之，苓桂术甘汤主之，肾气汤亦主之。盖呼气短，用苓桂术甘汤，以通其阳，阳气通，则小便能出矣。吸气短，用肾气汤以化其阴，肾气化，则小便之关门利矣。一属气虚。东垣云：肺主诸气，短气者，五脏之气皆不足，而阳道不行也，气短小便利者，四君子汤去茯苓加黄芪；如腹中气不转者，倍甘草。肺气短促，倍人参加白芍，使肝胆之邪，不敢犯之。

若失血后阴火上乘，短气不足以息，或肾虚发热唾痰者，生脉散加当归、黄芪、生地。

少气 气少不足以言。经云：怯然少气，是水道不行，形气萧索也。又曰：言而微，终日乃复言者，此夺气也。又曰：脾脉搏坚而长，其色黄，当病少气。独参汤、生脉散、保元汤、异功散。

逆气 气上逆不得卧，而息有音。经曰：胃者，六腑之海，其气下行，阳明脉逆，不得从其道，故不得卧而息有音也。起居如故，而息有音者，肺之络脉逆也，络脉不得随经上下，故留经而不行，络脉之病人也微，故起居如故，而息有音也。其不得卧，卧则喘者，是水气之客也。水者，循津液而流。肾为水脏，主津液，主卧与喘也。治阳明之气逆，四磨汤、七气汤。治肺络之气逆，杏子汤、小青龙汤、越婢汤、苏子降气汤。治肾气之逆，麻黄附子细辛汤、肾气汤、灵砂丹。

经曰：寸口脉实者，肺实也，肺必胀，上气喘逆，咽中塞，如呕状，自汗，皆肺实之候。右寸脉虚者，肺虚也，必咽干无津，少气不足以息。

《医通》曰：肺虚受寒而喘，参苏温肺汤。寒郁热邪而喘，参苏温肺汤。寒郁热邪而喘，中有热痰，遇冷即发，麻黄定喘汤。远年咳逆上气，胸满痞塞，声不出者，人参定喘汤。虚冷上气，劳乏喘嗽，《千金》用半夏、人参、姜、桂心、甘草煎服。上气不得卧，生姜、人参、橘红、紫苏各一钱，五味子数粒。肥盛多痰，喘不能卧，元气未衰者，千缗汤，或合导痰汤。经年喘嗽，遇寒更甚者，九宝汤、安嗽化痰膏。喘嗽，气从脐下冲上，尺脉洪数，兼盗汗潮热，属阴虚，六味汤加补骨脂、五味，送灵砂丹。

凡衰病产后喘促者，均为少气。虽素有痰火，亦由气虚，须大剂生脉散。若虚而欲脱，元海根摇，火从脐下逆冲而上，似喘非喘，吞若不及，急须峻补镇摄丹田，大剂六味汤加五味、牛膝、青铅、元武甲心、磁石。

喘与胀二症相因，皆小便不利。故喘则胀，胀必喘。先喘后胀者，治在肺。先胀后喘者，治在脾。经曰：肺朝百脉，通调水道，下输膀胱，膀胱者，州都之官，津液藏焉，气化则能出矣。是小便之行，由肺气降下而输化也。若肺受邪，则失降下之令，以致水溢皮肤，而生肿满。此喘为本，肿为标，治宜清金降气为主，而行水次之。如脾主肌肉，恶湿克水，若脾虚不能制水，则水湿妄行，外侵肌肉，内壅滞上，使肺气不得下降，而喘乃生。此肿为本，喘为标，当实脾行水为主，而清金次之。若肺病而用燥脾之药，则金得燥而愈喘；脾病而用清金之药，则脾得寒而益胀矣。

（《类证治裁》）

王旭高

发时上治肺胃，平时下治脾肾

王旭高（1798~1862），名泰林，清代医家

稚龄形瘦色黄，痰多食少，昼日微咳，晚寐则喉中哮吼有声，病已半载，而性畏服药。此脾虚而湿热蒸痰，以阻于肺也。商用药枣法。

人参　苍术　茯苓　川朴　榧子　炙草　陈皮　川贝　宋制半夏　冬术

上药各研末，和一处，再研听用，好大枣一百枚，去核。将上药末纳入枣中，以线扎好，每枣一枚，大约纳入药末二分为准。再用甜葶苈一两，河水两大碗，同枣煮。俟枣熟，不可太烂，将枣取出晒干。每饥时将枣细嚼咽下一枚，一日可用五六枚，余下枣汤。去葶苈再煎浓至一茶杯，三次先温服。俟枣干，然后食枣。

年过花甲，肾气必亏。即使善于调摄，亦不过少病耳。及至既病，则各随其见证而施治焉。今咳嗽气升，食少倦怠，证形在于肺脾，自宜从肺脾求治。然气之所以升者，即肾水虚而不能藏纳肺气也；食荤油则大便溏者，即肾阳衰而不能蒸运脾土也；然则补肾尤为吃紧，虽不治脾肺，而脾肺得荫矣。

党参　五味　山药　紫石英　补骨脂　黄肉　胡桃肉　茯苓　金匮肾气丸

喘哮气急，原由寒入肺俞，痰凝胃络而起。久发不已，肺虚必及于肾，胃虚必累于脾。脾为生痰之源，肺为贮痰之器，痰恋不化，气机阻滞，一感风寒，喘即举发。治之之法，在上治肺胃，在下治脾肾，发时治上，平时治下，此一定章程。若欲除根，必须频年累月，服药不断。倘一曝十寒，终无济于事也。

发时服方：款冬花、桑白皮、紫菀、苏子、沉香、茯苓、杏仁、橘红、制半夏、黄芩。

平时服方：五味子、紫石英、陈皮、半夏、茯苓、苡仁、蛤壳、胡桃肉、杜仲、熟地。

又　喘哮频发，脉形细数，身常恶寒。下焦阴虚，中焦痰盛，上焦肺弱。肺弱故畏寒，阴虚故脉数。喘之频发，痰之盛也。有所感触，病遂发焉。病有三层，治有三法，层层护卫，法法兼到。终年常服，庶几见效，否则恐无益也。

发时服方　桂枝、款冬花、橘红、杏仁霜、莱菔子、桑白皮。上药共研末。用枇杷叶十片，去毛煎汤。再用竹沥半茶杯，姜汁一酒杯，相和一处，将上药末泛丸。发喘时，每至卧时服此丸，苡仁橘红汤送下。

平时服方：熟地、丹皮、山萸肉、茯苓、牛膝、泽泻、肉桂、山药、五味子、磁石。

上药为末，用炼白蜜捣和。捻作小丸，须光亮。俟半干，再用制半夏、陈皮、炙甘草研极细末，泛为丸。每朝服，发时亦可服。

心咳之状，咳则心痛，喉中介介如梗状，甚则咽肿喉痹。盖因风温袭肺，引起心包之火上逆，故治法仍宜宣散肺经风邪，参入宁心缓火之品。仲景方法，略示其端，但语焉未详，后人不能细审耳。

前胡　杏仁　象贝母　桔梗　射干　麦冬　远志　沙参　小麦

五脏皆有咳，总不离乎肺。肺为娇脏，不耐邪侵，感寒则咳，受热则咳。初起微有寒热，心挟表邪，邪恋肺虚，脉形空大。前方降气化痰、保肺涤饮，俱无少效。据云：得汗则身体轻快，想由肺气虽虚，留邪未净，补虚而兼化邪，亦一法，用钱氏法。

牛蒡子　马兜铃　杏仁　阿胶　苏子　桑白皮　款冬花　炙甘草　茯苓　枇杷叶　桑叶

又　咳嗽止而失血音哑，津液枯槁，劳损成矣。脉形细弱，精气两亏，《内经》于针药所不及者，调以甘药。《金匮要略》遵之而用黄芪建中汤，急建其中气，俾得饮食增而津液旺，冀其精血渐充，复其真阴之不足，盖舍此别无良法也。

黄芪　白芍　北沙参　甘草　玉竹　麦冬　川贝　茯苓　橘饼

（《王旭高医案》）

王孟英

清化痰热，宣展气机，酌用养阴

王孟英（1808~1868），名士雄，清代医家

耳姓妇 回族，患哮。自以为寒，频饮烧酒，不但病加，更兼呕吐泄泻，两脚筋掣，既不能卧，又不能坐。孟英诊曰：口苦而渴乎？泄（泻）出如火乎？小溲不行乎？痰黏且韧乎？病者曰：诚如君言，想为寒邪太重使然。孟英曰：汝何愚耶？见证如是，犹谓受寒，设遇他医，必然承教，况当此小寒之候，而哮喘与霍乱，世欲无不硬指为寒者。误投姜、附，汝命休矣。予北沙参、生苡仁、冬瓜子、丝瓜络、竹茹、石斛、枇（杷）叶、贝母、知母、栀子、芦根、青果、海蜇、莱（菔）汁为方，一剂知，二剂已。

邻人王氏妇之父王叟 仲秋患痰嗽不食，气喘不卧，囊缩便秘，心摇摇不能把握，势极可危。伊女浼家慈招孟英救之。曰：根蒂欲脱耳，非病也。以八味地黄汤去丹皮、泽泻，合生脉散，加青铅、龙骨、牡蛎、紫石英、胡桃、楝实、苁蓉（为剂投之）。大解行而诸恙减，乃减苁蓉、麦冬，服旬日而瘳。

邵奕堂室 以花甲之年，仲冬患喘嗽，药之罔效。坐而不能卧者，旬日矣。乞诊于孟英。邵述病源云：每进参汤，则喘稍定。虽服补剂，仍易汗出，虑其欲脱，及察脉，弦滑右甚。孟英曰：甚矣！望、闻、问、切之难，不可胸无权衡也，此证当凭脉设治，参

汤切勿沾唇。以瓜蒌、薤白、旋覆、苏子、花粉、杏仁、蛤壳、茯苓、青黛、海蜇为方，而以竹沥、（莱）菔汁和服。投匕即减，十余帖痊愈。

同时，有石媪者，患此，（病）极相似，脉见虚弦细滑。孟英于参、蛤壳、旋覆、杏仁、苏子、贝母、桂枝、茯苓等药之中，重加熟地而瘳。所谓病同体异，难执成方也。

王致青醮尹令正 患痰喘，胡某进补肾纳气，及二陈（汤）、三子（养亲汤）诸方，证濒于危。顾升庵参军令延孟英诊之：脉沉而涩，体冷自汗，宛似虚脱之证，惟二便不通，脘闷苔腻，是痰热为补药所遏，一身之气机窒痹而不行也。予（栝）蒌、薤（白）、旋（覆）、赭（石）、杏（仁）、贝（母）、栀（子）、（紫）菀、兜铃、海、竹沥等以开降，覆杯即减，再服而安。

吴蕴香大令宰金溪 自仲春感冒而起，迨夏徂秋，痰多气逆，肌肉消瘦，延至初冬，诸证蜂起，耳鸣腰痛，卧即火升，梦必干戈，凛寒善怒。多医咸主补虚，迄无小效，卧理南阳，已将半载，群公子计无所施，飞函至家，嘱大公子汾伯副车，叩求孟英来署，已仲冬之杪日矣。诊脉弦细，而左寸与右尺甚数，右寸关急搏不调，且病者颈垂不仰，气促难言，舌黯无苔，面黧不渴。孟英曰：病虽起于劳伤挟感，而延已经年，然溯其所自，平昔善饮，三十年来，期在必醉，非仅外来之客邪，失于清解，殆由内伏之积热，久锢深沉，温补杂投，互相煽动，营津受灼，内削痰多，升降愆常，火浮足冷，病机错杂，求愈殊难，既承千里相招，姑且按经设法。以石膏、知母、黄芩等清肺涤痰，青蒿、鳖甲、栀子、金铃等柔肝泄热；元参、女贞、天冬、黄柏等壮水制火；竹茹、旋覆、枇杷叶、橘红等宣中降气，出入为方，间佐龙荟丸，直泄胆经之酒毒，紫雪丹搜逐隧络之留邪，服三剂而舌布黄苔，蕴热渐泄。服六剂而嗽减知饥，渴喜热饮，伏痰渐化。

季冬八日，即能出堂讯案。十剂后，凛寒始罢，足亦渐温，肺气果得下降。望日出署行香，继而兵火之构渐清，夜亦能眠，迎春东郊，审决积案，亦不觉其劳矣。方中参以西洋参、生地、麦冬充其液；银花、绿豆、雪羹化其积。至庚戌岁朝，各处贺年，午后护日，极其裕如，且肌肉渐丰，面黑亦退，药之对病，如是之神，调养至开篆时，起居如旧，各恙皆瘥，而孟英将赴宜黄杨明府之招，酝香为录其逐日方案，跋而记之，兹特采其大略如此。

鲍继仲 于季春望日，忽然发冷，而喘汗欲厥。速孟英视之，脉沉弦而软滑带数，是素患痰饮，必误服温补所致也。家人始述去冬服胡某肾气汤颇若相安，至今久不吐痰矣。孟英曰：病在肺，肺气展布，痰始能行。虽属久病，与少阴水泛迥殊，辨证不明，何可妄治？初服颇若相安者，方中附、桂刚猛，直往无前，痰亦不得不为之辟易，又得地黄芩厚浊下趋之品，回护其跋扈跳梁之性。然暴戾之气，久而必露，柔腻之质，反阻枢机，治节不伸，二便涩少，痰无出路，愈伏愈多。一朝卒发，遂壅塞于清阳升降之路，是以危险如斯。须知与少阴虚喘，判分霄壤，切勿畏虚妄补，投以薤（白）、（瓜）蒌、枳（实）、杏（仁）、旋（覆）、赭（石）、半（夏）、紫（菀）、（竹）茹、芦根、蛤粉、雪羹之而平。断与肃清肺气，而涤留痰，匝月始愈。

潘肯堂室 仲冬陡患气喘，医治日剧。何新之诊其脉无常候，嘱请孟英质焉。孟英诊曰：两气口之脉，皆肺经所主，今肺为痰壅，气不流行，虚促虽形，未必（即）为虚谛，况年甫三旬，平昔善饭，病起于暴，苔腻痰浓，纵有足冷面红、不饥、不寐、自汗等症，无非痰阻枢机，有升无降耳。遂与石膏、黄芩、知母、花粉、旋覆、赭石、蒌仁、通草、海蜇、竹沥、（芦）菔汁、梨汁等药，一剂知，二剂平。乃去"二石"（石膏、赭石），加元参、杏仁，服；旬日而安。俟其痰嗽全蠲，始用沙参、地黄、麦冬等，以滋阴善后。

余朗斋令堂 秋间患伏暑，孟英已为治愈，失于调理，复患气冲（喘）自汗，肢冷少餐，攻补不投，仍邀孟英治之。予填补冲任、清涤伏痰法，合甘（草）、（小）麦、大枣以补血而愈。

（《王氏医案》）

李文荣

六味地黄愈痰涌气急，不能平卧案

李文荣，字冠仙，清代医家

张伟堂二兄 吾乡南张榜眼公嫡派，先居城南塞上，太夫人患疟，服凉药太多，病剧。其戚严嘉植素信予，荐诊。知其本体虚寒，始以温解，继以温补而愈。嗣迁居扬州，十余载不相往来，道光五年十二月十七日，忽接严嘉兄信，据云：伟堂病已垂危，诸医朝至以为暮必死；暮至以为朝必死，即如此，何敢复以相累。但病者忽忆当日母病系兄挽救，思得一诊，虽死瞑目，务恳屈降、死生均感等语。因其言直，谅不欺，二十日渡江，下昼到张府，即上楼诊视。见其痰涌气急，坐伏茶几，一人两手扶其头，不能俯仰，十余日不得一卧矣！人事昏沉，不能言语，诊其脉滑数两大，虽已空象，而尺部尚觉有根。遍阅诸方，自八月服起，皆作外感治，尽用发散消导；月余后想觉人虚，易而为补，总以人参为主；后想因痰多气阻，又改用化痰；又或疑外感，加用疏解。现在诸医皆云不治，无药可用，惟一朱医与伟堂至好，一日数至，以二陈汤作丸与服，见症愈坏，束手流泪而已。予乃曰：此肾气上冲证也！诸气以下行为顺，今肺不清降，肾反上冲，气降则痰降，气升则痰升，故痰涌气急，不能俯仰；且其脉象甚数，似杂湿热，阴虚湿热不化，亦随肾气而上冲。若能纳气归肾，气降痰降，湿热亦降，可以安卧，可以调理，证虽重，无妨也。于是用六味为君，以都气法原本六味，而六味地黄古称为治痰之圣药，又称为下焦湿热之圣药，有三善焉，而皆合乎此证，故特用之。大熟地八钱，山萸肉四钱，怀山药四钱，粉丹皮三钱，福泽泻三钱，云茯苓三钱，外加北沙参四钱、杏仁泥三钱以润肺降气；胡桃肉三钱以助纳气；福橘皮一钱，取其顺气而不燥。开方后，予往候九峰先生，因即止宿。次日复请，予至门，严嘉翁迎出，问服药如何？曰：差不多。若有不豫色，予心窃疑之，至厅坐定，予问曰：药吃坏耶？何吾兄之快快也！曰：并未服，正以远劳吾兄，又不服兄药，故不快耳。予闻未服药，心转定，因问：何不服药？曰：朱先生坚称熟地不可服，故耳。伊家闻予至，又请上楼诊脉。太夫人曰：昨方因有熟地，不敢服，今恳另定良方。予曰：熟地乃此证要药，吾方君药，舍此更有何法？且闻所请先生不少，朝称夕死，夕称朝死，无药可治。今服熟地不合，亦不过死，况予尚许君家不死耶？此证服熟地则生，不服则死，服与不服，悉听君家，予无他方。下楼，予即欲行，严嘉兄曰：今已将午，不及到镇。饭后兄仍往九峰先生处，明早动身可也。予唯唯。嘉兄又曰：此地有好浴堂，陪兄去一浴何如？予曰：甚好。正欲偕行，忽一人告曰：老爷过矣！请严大太爷勿他往。嘉彷徨欲止，予笑曰：予诊脉未久，岂有死在顷刻而不知者耶？此不过痰厥，片时即醒，其尺脉根本尚在，保无虑也。

转拉嘉翁出浴。浴罢而归，曰：醒久矣！时有伊戚邹翁亲闻予言，进告太夫人曰：伊言如此有准，其药尚可服耶？半晌，其侄出问：今日如服先生方，可肯在此住宿否？予曰：服吾方，吾敢在此；不服吾方，吾不敢在此。又半晌，其侄出问曰：如服熟地不合，可有解药否？予笑曰：今日如此谨慎，何不慎之于当初耶？药中佐使已解在内，不必过虑。盖诳之也。然后其家始肯依方制药，而尚止服一半。服后气痰渐平，已觉能俯。乃又进一半，觉痰与气随药而降，并能仰矣。迁延太甚，已二鼓。后复请予看脉，脉亦渐平。伟堂并能说话，谓予曰：药真如神，但尚不能平卧，君能令我一卧，则快甚矣！予曰：惜君家不肯早服予药耳！昨肯服药，今日安眠矣！虽然，明日保君酣睡无虑也！次日依方再进，傍晚服药，旋即能卧，卧则熟寐，三更始寤。以后予用药，无复敢赞一词，而总本初方，略为加减，地黄则始终未减分毫，八剂后，其证大瘳，余乃辞归。次年复请调理，煎方、膏方悉本原方。盖伟堂素嗜虾油，每食不撤。其湿热甚重，因热生痰，因痰致咳。所用辛散，即诛伐无过；所用人参亦助热锢痰。因咳致喘，肾气上冲，犹以二陈丸治痰，岂不去题千里乎？惟六味地黄三补可保肾气，三泻兼治湿热，于伟堂最宜。况痰之本在肾，肾安痰亦自减也。

（《仿寓意草》）

马培之

脾湿痰鸣，臂痛足肿案

马培之（1820~1903），名文植，晚清医家

广东陈培之　脉弦大，左寸沉濡，关部沉滑。气虚寒客下焦，狐疝多年，劳则坠胀作痛。太阴脾有湿痰，冬令则气升喘咳，痰湿旁流于络，臂痛足肿。拟温肺化痰、兼纳肾气，先治其嗽。

法半夏　沉香　冬术　炙草　杏仁　旋覆花　橘红　苡仁　茯苓　黑料豆　紫菀　姜白果

二诊：外寒引动内痰，肾气上浮，咳而微喘，胸膺不畅，喉际作痒，昨投温肺纳肾，逆气略平。仍昨法中加以宣畅。

蜜炙前胡　炙冬花　炙草　杏仁　苏子　茯苓　半夏　枳壳　橘红　紫菀　旋覆花　桂枝　白果　姜

三诊：脾有积湿，变饮生痰，溃之于肺。夜来则气升痰上，咳而作喘，足跗浮肿，肺气不降。拟三子养亲加味主之。

苏子　法半夏　冬花　杏仁　茯苓　炙草　苡米　莱菔子　橘红　白芥子　姜

四诊：进三子养亲，痰嗽较减，气逆较平。惟足肿未退，脉弦缓滑，脾湿不清。前法加减。

原方加桑皮。

五诊：连日咳减痰稀，胸膺亦畅。惟夜分咳时，尚难平卧，脉弦

缓滑。肺虚寒伏，积饮不清，肾气少藏。拟温肺饮主之。

法半夏　橘红　苏子　白前　炙草　炮姜　蒌仁　桂枝　冬花　茯苓　杏仁　旋覆花

六诊：寒痰喘嗽，已愈八九，足肿未退，右少腹气疝坠胀。用宜养肺为主，理气佐之。

参须　法半夏　白前　冬花　桂枝　苏子　云苓　蒌仁　炒黑干姜　橘红　炙草　杏仁

（《马培之医案》）

张聿青

清金展气降胃平肝，运土分化毓阴摄纳

张聿青（1844~1905），名乃修，晚清医家

贾左 气喘不止，厥气尽从上逆，无形之火亦随之而上，火冲之时，懊憹欲去衣被。金无治木之权，姑清金平木。

瓜蒌霜四钱　杏仁泥三钱　川贝母二钱　郁金一钱五分　海浮石三钱　风化硝七分　黑山栀二钱　蛤粉四钱　粉丹皮一钱四分　竹茹盐水炒，一钱　枇杷叶六片

二诊：大便未行，灼热依然不退，寅卯之交，体作振痉，而脉并不数。无非肝胆之火内炽，不得不渐排其势。

杏仁泥三钱　羚羊片一钱五分　郁金一钱五分　丹皮二钱　竹茹一钱　瓜蒌仁五钱　法半夏一钱五分　川贝母二钱　青黛包，五分

三诊：火热之势稍平，略近衣被，不至如昨之发躁，咽喉气结稍舒。证属痰阻气滞，气郁生化。再展气而清息肝胆。

瓜蒌霜　夏枯草　羚羊片　郁金　川贝　橘红　鲜菊叶　松罗茶　黑山栀　杏仁　枳实

四诊：火热渐平，然两胁胀满气逆，甚至发厥。良由气郁化火内炽，火既得息，仍还于气。再平肺肝之逆，而开郁化痰。

郁金　杏仁　竹茹　山栀　丹皮　蒺藜　橘红　枳壳　枇杷叶　皂荚子重蜜涂炙，研末，每服分许，蜜水调，一钱五分

五诊：中脘不舒，两胁下胀满，妨碍饮食不能馨进，气逆不平，脉象沉弦。此肝脏之气，挟痰阻胃，胃气不降，则肺气不能独向下行，所以气逆而如喘也。

整砂仁　广皮　杏仁　旋覆花　制半夏　炒枳壳　香附　苏子　徭桂饭丸，研末，二钱

六诊：中脘渐松，两胁胀满亦减，气逆火升略定。的是寒痰蔽阻，胃气欲降不得，肺气欲降无由，一遇辛温，阴霾渐扫，所以诸恙起色也，再从前法进步。

桂枝　制半夏　瓦楞子　茯苓　薤白头　枳实　广郁金　瓜蒌仁　橘红　干姜

江左　痰饮咳逆多年，气血逆乱，痰每带红。日来兼感风邪，风与湿合，溢入肌肤，面浮肤肿，喘咳不平，腹胀脘痞，小便不利。脉数脉滑，舌苔白腻。有喘胀之虞。

前胡一钱五分　荆芥一钱　光杏仁三钱　橘红一钱　茯苓皮四钱　葶苈五分　防风一钱　制半夏一钱五分　白前一钱五分　大腹皮二钱　生姜衣四分　川朴一钱

二诊：痰喘稍平，浮肿亦减，然中脘仍然作胀。肺胃之气，升多降少，致风与湿横溢肌肤，效方再望应手。

大腹皮二钱　川朴一钱　杏仁三钱　生薏苡仁四钱　煨石膏三钱　制半夏一钱五分　炙麻黄四分　陈皮一钱　枳壳一钱　茯苓皮三钱　炒生姜二片　炒冬瓜皮三钱

三诊：开上疏中，适交节令，痰气郁阻不开，痰出不爽，腹胀面浮足肿，小溲不利。脉形细沉。夫痰饮而致随风四溢，都缘脾肾阳虚，不能旋运，所以泛滥横行，有喘胀之虞。拟千缗汤出入以开痰，真武以温肾而行水。

制半夏一钱五分　橘红一钱　大腹皮二钱　生姜衣四分　真武丸三钱

皂荚子蜜炙，二粒　枳实一钱　连皮苓三钱　炒於术一钱五分

改方去皂荚子，加葶苈。

四诊：开肺之气，温肾之阳，肺合皮毛，遍身自汗，水气因而外越，面浮肤肿大退，胸闷较舒，胀满大退，痰亦爽利。然大便不行，足肿未消。还是水气内阻，不得不暂为攻逐之。

大腹皮二钱　姜衣四分　白茯苓三钱　冬瓜皮四钱　炒泽泻一钱五分　上广皮一钱　於术二钱　生薏苡仁二钱　熟薏苡仁二钱　制半夏一钱五分　禹功散先调服，一钱

五诊：痰化为水，泛溢肌肤，先得畅汗，水湿之气，从汗外溢，继以缓攻，水湿之气，从而下达，故得腹胀面浮俱减。拟运土分化，再望转机。

葶苈五分　橘红一钱　冬术二钱　大腹皮二钱　炒范志曲二钱　光杏仁三钱　茯苓皮三钱　猪苓二钱　泽泻一钱五分　生薏苡仁二钱　熟薏苡仁二钱　枳壳七分　生姜衣四分

左　肾本空虚，闭藏不固，冬令气不收摄，燥气外袭，干咳无痰。去冬阳气升动，由咳而喘，不过行动气逆片时即定，初未尝太甚也。乃春分节令，阳气发泄已甚，肾气不能藏纳，气喘大剧，耳聋作胀，咽中如阻，二便不利，口渴咽干，形神消夺，偶有微痰咯吐，色带灰黑。脉细少情，舌红苔白干毛。冲阳挟龙相上逆，遂令肺气不能下通于肾，肾气不能仰吸肺气下行，所谓在肾为虚也。恐阳气泄越，再加汗出。勉拟交通肺肾，参以丸药入下，以免腻药壅滞胃口。即请商裁。

磁石煅，五钱　淡秋石二钱　天麦冬各二钱　紫蛤壳七钱　茯苓三钱　怀牛膝三钱　车前子三钱　粉丹皮三钱　肥知母一钱五分　都气丸分二次服，五钱

二诊：交通肺肾，丸药入下，耳聋转聪，小溲通利，气喘稍有

休止之时。然仍口渴咽干，身体不能行动，动则依然喘甚。脉象细数少情，右尺尤觉细涩。其为根本空虚，不能摄纳，略见一斑。昨药进后，不觉滞闷，勉从前意扩充。但草木之功，未识能与造化争权否。

熟地炭四钱　生白芍一钱五分　粉丹皮二钱　煅磁石三钱　茯苓三钱　天花粉三钱　黄肉炭一钱　肥知母二钱　炒紫蛤壳六钱　牛膝三钱　天麦冬各二钱　炙桑皮三钱　囫囵五味子开水分二次另吞服，三分

陈某　向有痰饮，咳嗽痰多，习为常事。兹以感冒新风，肺气失肃，发为咳甚，兼以肝木郁结，风气通肝，肝木从而勃动，腹痛泄泻。此初起之情形也，乃热减痛止泻定，转见神志模糊，喉有痰声，而不得吐，气喘不能着枕，四肢搐动，面色红亮，汗出溱溱。舌苔灰滞，而脉象濡滑。良由痰饮之邪，随外感所余之热，肝经郁勃之气，蒸腾而上，迷蒙清窍，阻塞肺气。清窍被蒙，则神机不运，而神识模糊。肺气阻塞，则出纳失常而气喘不能着枕。肺气不能下通于肾，则肾气立见空虚，肾为封藏之本，肾虚则封固不密，而为汗出。本虚标实，恐成必败之局。勉拟扶正化痰，降胃纳肾。即请商裁。

吉林参切小块开水吞，七分　旋覆花包，三钱　怀牛膝盐水炒，三钱　陈胆星一钱　焦远志肉五分　炒苏子三钱　车前子盐水炒，二钱　天竺黄二钱　煅磁石四钱　广蛤蚧尾一对　竹沥姜汁冲，五滴　白金丸包煎，一钱

二诊：补泻兼施，上下兼顾，如油如珠之汗已止，神志稍清，痰出较多，而稠腻如胶，牵丝不断，汗虽止而不时懊烦。脉见歇止，舌苔浊腻灰滞。无形之气火，有形之浊痰，蕴聚胸中，肺出肾纳之道路，为之阻塞，肾气虽欲仰吸肺气下行，而无路可通。此时欲降肺气，莫如治痰。标实本虚，元气能否胜任，实非人事所能为也。勉再议方。

白前三钱　白茯苓四钱　炒苏子三钱　旋覆花包,三钱　蜜炙橘红一钱　陈胆星一钱五分　炒葶皮三钱　竹沥半夏三钱　紫口蛤壳一两　白果肉打烂,四粒　礞石滚痰丸开水先服,一钱

雪羹汤代水。

（《张聿青医案》）

周学海

辨 喘 心 法

周学海（1856~1906），字澂之，晚清医家

喘之为病也，其类有四：曰气急，曰气逆，曰气短，曰气脱。其因有寒，有热，有虚，有实。缕析于下：

气急者，寒也。气之呼吸，取道肺脘，而胃脘附之，二脘者气之所并行也。或风寒从毛窍，从背脊，入于肺络，侵及肺脘，或饮食寒冷太过，伤于胃脘。二脘相附，其气相通，有寒则彼此相移，二脘俱缩而不展，不展则气之道窄。

寒微但呛咳而已，甚则肺中诸窍皆紧，气出不利，逼迫膻中不得上达，风寒与水饮相搏，夜不安枕，渐致摇肩仰息矣。经曰：形寒饮冷则伤肺，气逆而上行，非逆而上也，乃伏而不得上也。近时医见呛咳，即投清降，以致二脘得药愈紧，阳气愈下，结愈上促，病者烦惋不堪，如有捉其咽喉，缚其胸膈者是也。故近时患小青龙证，无不终致劳损者，徐灵胎谓为风寒不醒成劳病也。

气逆者，痰也。有湿寒，有湿热，病属在里，非由外感，肥人多有此证。凡人之气，由口臭呼吸出入者，其大孔也；其实周身八万四千毛孔，亦莫不从而嘘噏。痰阻经隧，则气之呼吸不得旁达，而聚于膻中，只能直上咽喉，出于口鼻，已觉冲激矣，更有时痰涎壅盛，横格膻中，而气道愈狭矣，此湿寒、湿热成痰成饮者所常有也。

此人若感风寒，即近哮证矣。

气短者，热也。亦有水气射肺，非风寒之外束，非痰证之有形，乍觉呼吸至膈而止，不能下达，非全不达也，入迟出疾，不能久留于内也。所以然者，肝、肾血热，阴气不敛也。又有感受风热，肺中津液为亢气所耗，不得柔润，膻中干燥，孔窍生烟，是气管因津液而燥急，气行不能开阖匀布也，伤暑者必有此证。凡气之流行，必有投以润之，始能开阖滑利，焕则阴虚阳亢，觉开而不得阖矣。水气射肺者或因渴饮乍多，或因汗出乍闭，湿逼热气上冲，如火得水以沃之，非真有胶固之水饮也。更有略无所因，而脾胃不适，大便久秘，肠中浊气上蒸于肺，以致升降不利，呼吸短促者。仲景曰：平人无寒热，短气不足以息者，实也。

注谓实为饮邪，非也，大便秘结之故也。

气脱者，乃真喘也。真气离根，呼吸至胸而还，不能下达丹田，自觉气无所依，张皇失措，摇肩俯仰，烦躁不宁，无力下吸，出多入少，此或因久咳，或因大汗、吐、下、亡血、失精，阴脱而阳无所恋矣。急则危在顷刻，缓亦不过数日。仲景曰少阴病，下利止，息高者是也。亦有下焦肝肾久受寒湿，渐逼命火上越，肺气不能下纳者。

其他自觉气少下陷，呼吸不足、不利，而不见喘促低昂，抬肩撼胸外形者，或禀赋不足，或脾胃有湿，或大病初愈，或过泄伤气，不可枚举，然病因大略如此，但有微甚而已。

夫气急者，气不得出也，哮之微者，非喘也。气逆者，气不得散也，近于呕哕而非呕哕，亦非喘也。气短者，气不得聚，呼吸不续，近于喘矣，以其乍见，无他证，故无伤于根本也。三者皆病在于肺，而兼在胃。气脱者，散而不聚，升而不降，病独在肾，与前证情形迥别，本最易辨，惟夫气急之人，气逆之甚，渐至于脱者，其形相象，然病至此，真气已孤，直谓之脱亦可矣。尝诊一妇，自冬病喘，至春不愈，始延予诊。至则见其形状,非喘也,乃哮也。寒气束肺,气塞不出,日久邪深,其气内陷,便溏下气,肺中寒涎注满,真气已不能到;其脉两关以下洪大滑数,两关以上细微如丝,其肤外凉内热,重抚如焚,病人自觉头上胸中不知何处,缺少一件本体,是肺中已无生气矣;夜静昼剧,阳气孤危,其哮逼苦状,实不忍见。予谢不敏,延后一月始殁。故知邪气逼塞,非正气自脱者,虽至极危,犹可稍延时日云。

又按喘有三焦之辨。经云:邪气在上,此风寒伤肺,气之不得升也;浊气在中,此湿热痰饮聚于胃,气之滞于升降也;清气在下,此寒湿之地气,从下焦脚膝之筋骨上入肝肾,直捣命门,命火不得安其宫,肺气不得归其窟,有呼无吸,此气之不得降也,是真喘也。其上中二焦之病,非喘也,乃哮也。然哮亦有二,皆风寒与痰饮相结,但互有轻重耳!凡不分四时,受寒即发,发即气闭迫塞欲死,滴水不入,彻夜无眠者,此上焦之风寒重于痰饮者也,数日即愈,复如常人矣。凡春暖即愈,秋凉即发,发即呼吸短促,昼夜相等,饮食减少或如常者,此中焦痰饮,因天寒肺气不舒而激发者也。若不新感风寒,其病势未至逼急欲死也。治之之法,上焦之治,从小青龙;中焦之治,从平胃散,各随轻重而互参之。此即太阳、阳明之别也。太阳者,风寒由肺俞内侵肺络,入伤肺脘,是病起于气分,致太阳之气化不行,而后水邪上泛也。阳明者,是胃中本有湿痰,肺中久为浊气所据,天寒呼吸寒气,而肺中浊气遂结矣。一由俞络,一由呼吸,故治异也。若夫正气离根,气上不下,及胸而还,稍动即汗出,久卧又气阻,仅能伏几危坐昔,命火熄,水邪肆,阴风惨淡,日色无光,是何等象耶!治之惟黑锡丹一法,差堪尝试,不敢必效也。经曰:喘喘连属,其中微曲。此言脉也,而摩绘喘病,亦自逼真,谓其气连连直上,微有反曲耳!然则喘之为气升不降也,岂可与气塞而不得出者同称耶?

(《读医随笔》)

费绳甫

哮 喘 类 案

费绳甫（1851~1914年），晚清医家

哮则咳嗽气急，喉际痰声辘辘，《金匮要略》所谓喉中有水鸡声者
是也。发时能坐不能平卧。每受寒即发者，风寒挟痰饮阻肺也。受热
即发者，痰热蕴结肺中也。交冬即发者，风寒外束，痰热内蕴也。有
发散太过，肺虚痰盛者。有肾气虚寒，痰涎上壅者。喘无善症，比咳
嗽痰哮更难调治，有风寒气喘，有暑热气喘，有痰饮气喘，有痰火气
喘，皆实证，尚易治。所最险者，中虚气喘，肾虚气喘，阳气易脱，
甚难补救耳。

咳嗽哮喘，喉际痰声辘辘，举发无常，甚则寝食俱废，脉来弦
迟，此风寒挟饮阻肺，气失肃降。治宜祛邪蠲饮。

川桂枝八分　云茯苓二钱　大白术一钱　薄橘红一钱　制半夏一钱五分
光杏仁三钱　川厚朴一钱　粉甘草五分　紫苏子一钱五分　生姜二片

湿痰阻肺，咳嗽气急，时常举发，喉际痰声辘辘，寝食俱废，脉
来沉弦。治宜渗湿消痰。

薄橘红一钱　制半夏一钱五分　紫苏子一钱五分　全当归二钱　海浮
石三钱　瓜蒌仁研，三钱　炙紫菀一钱　光杏仁三钱　薏苡仁四钱　赤茯
苓二钱　上沉香三分

咳嗽哮喘，喉际痰声辘辘，口渴引饮，饮食步进，夜难平卧，脉

来滑数，此痰火蕴结，肺失清肃。治宜清火涤痰。

川贝母三钱　栝楼果四钱　光杏仁三钱　川石斛三钱　冬瓜子四钱
梨五片　荸荠打碎，三枚　甘蔗劈碎，二两　鲜竹沥冲服，二两

咳嗽气急，喉际痰声辘辘，口干，苔白兼黄，夜难平卧，交冬即
发，此风寒束其里热也，脉来弦滑。治宜泄邪清热。

老苏梗二钱　黑山栀一钱五分　薄橘红一钱　赤茯苓二钱　象贝母三钱
栝楼果三钱　光杏仁三钱　冬瓜子四钱　姜汁炒竹茹一钱

咳嗽气急，喉际痰声辘辘，夜难平卧，服发散药太过，每逢发时
头晕心悸，神疲汗多，此气液虚，湿痰阻肺，脉来弦软而弱。治宜培
补气液，兼化湿痰。

吉林参须五分　北沙参四钱　炙紫菀一钱　黑料豆一钱　大白芍一钱半
薄橘红一钱　制半夏一钱五分　甜川贝三钱　红枣五枚　光杏仁三钱　栝
楼果三钱

肾气虚寒，气不收纳，咳嗽哮喘，喉际痰声辘辘，夜难平卧，腰
酸腹胀，肢酸汗多，脉来虚微。治宜温纳肾气。

补骨脂一钱　南杜仲三钱　甘枸杞三钱　吉林参须五分　怀牛膝二钱
薄橘红一钱　制半夏一钱五分　云茯苓二钱　核桃肉一枚

如肢冷睛突，颈筋粗大，真阳欲越。宜用吉林参一钱，煎汤送下
黑锡丹一百粒。

气喘头痛，恶寒无汗，脉来浮紧，此风寒袭肺也。治宜辛温
发表。

蜜炙麻黄一钱　川桂枝一钱　光杏仁三钱　制半夏一钱五分　老干
姜八分　粉甘草五分

暑热侵肺，气喘身热，口渴引饮，汗多面垢，脉来洪大。治宜辛
寒肃肺。

生石膏八钱　粉甘草五分　光杏仁三钱　肥知母一钱　冬桑叶三钱

瓜蒌皮三钱　冬瓜子四钱　鲜竹叶三钱

痰饮阻肺，气喘吐沫，舌苔白，口不干，小溲不利，胸脘胀满，脉来沉弦。治宜蠲饮肃肺。

甜葶苈一钱五分　薄橘红一钱　制半夏一钱五分　白芥子一钱　莱菔子二钱　紫苏子一钱五分　光杏仁三钱　赤茯苓二钱　大枣三枚

痰火上灼肺阴，气失清肃，气喘口渴，心烦内热，脉来滑数。治宜清火豁痰。

生石决四钱　牡丹皮二钱　女贞子三钱　川贝母三钱　瓜蒌皮三钱光杏仁三钱　荸荠五枚　梨五片　鲜竹沥冲服，二两

气喘神倦，口淡畏寒，四肢无力，脉来濡微，此中气虚也。治宜温补中气。

吉林参一钱　云茯苓二钱　野於术一钱　炙甘草五分　陈广皮一钱五味子十粒　大枣三枚

肾虚气喘，头眩眼花，耳鸣心慌，腰腿阴酸，汗多脉沉。治宜补肾纳气。

九制熟地四钱　紫河车四钱　吉林参一钱　五味子十粒　南杜仲三钱甘枸杞三钱　核桃肉一枚

四肢冷：加制附子一钱、炮姜炭八分。

另：吉林参一钱，蛤蚧尾（酒洗）三分，南杜仲三钱，黑料豆三钱。此方虽轻，亦能取效。

凡外感后，往往有津液已虚，余邪未尽而咳嗽者，倘投补太早，禁锢余邪，销灼肺阴，致成损症者居多。宜早用甘平生津兼泄余邪即愈。

川石斛三钱　淡豆豉三钱　象贝母三钱　瓜蒌皮三钱　光杏仁三钱生甘草四分　冬瓜子四钱

余邪极轻者，去淡豆豉，加杭菊花二钱。

发热无汗，咳嗽气喘，喉际痰声辘辘，胸脘痞闷，苔白便结，脉来浮弦。此风寒挟饮，肺失肃降，肺胀证也。治宜辛温泄邪，逐饮肃肺。

紫苏叶三钱　制半夏一钱五分　川厚朴一钱　苦杏仁三钱　莱菔子三钱　白芥子一钱　赤茯苓三钱　薄橘红一钱　生姜三片

如喘仍不平，加葶苈子一钱五分、大枣两枚。

发热有汗不解，咳嗽气喘，口干苔黄，喉际痰声辘辘，脉来弦滑。此风邪化热，挟痰阻肺。治宜泄邪豁痰。

牛蒡子一钱五分　薄荷叶一钱　嫩前胡一钱　苦杏仁三钱　象贝母三钱　全瓜蒌四钱　生苡仁三钱　天花粉三钱　薄橘红五分　鲜竹沥冲，三两

镇江姜某　肺气不降，脾有湿痰，呛咳喘急。治宜肃降。

南沙参四钱　云茯苓二钱　生苡仁四钱　莱菔子二钱　家苏子二钱　白芥子一钱　化橘红一钱　制半夏一钱半　川郁金二钱　甜杏仁三钱　川贝母二钱　瓜蒌仁三钱　佛手五分　降香五分

江阴何某　肺气呛咳，渐已清楚，惟脾胃未醒。尚宜培土生金之治。

白归身二钱　云茯苓二钱　炒山药三钱　甜冬术一钱半　川厚朴一钱　广陈皮一钱　半夏曲二钱　白蔻壳一钱　佩兰叶一钱　合欢花二钱　川续断二钱　怀牛膝二钱　金橘饼二枚　莲子二十粒

山西任静斋　患呛咳气喘，诊脉细弦，系肾阴久虚，肝阳上灼肺阴，清肃无权。法当育阴制阳。

北沙参四钱　生杜仲二钱　女贞子三钱　白芍一钱五分　甘草五分　大生地三钱　川贝母三钱　瓜蒌皮三钱　川石斛三钱　杏仁三钱　冬瓜子四钱

连服十剂，病乃霍然。

安徽余仲庚　先受风而后受寒，咳嗽气急，喉有痰声，脉来浮

弦。治必泄邪肃肺。

苏梗一钱五分　牛蒡子一钱五分　苦杏仁三钱　瓜蒌仁三钱　橘红一钱　甘草四分　冬瓜子四钱

连服二剂而愈。

常州瞿梅阁　咳嗽哮喘，举发无常，甚则喉际痰声辘辘，寝食俱废，诊脉沉细而弦。风寒挟痰饮阻肺，清肃之令不能下行。

薄橘红一钱　云茯苓二钱　制半夏一钱五分　苏子三钱　紫菀一钱杏仁三钱　苡仁三钱　当归二钱　煨姜二片　大枣两枚

服六十剂而霍然。

四川倪太令淑　素精医理，因公来沪，事多烦劳，咳嗽气喘，乞难平卧。请医投以补肾纳气，不应。更医用通阳涤饮，病转剧。口渴引饮，大便溏泄。倪氏年近古稀，自觉支持不住，延余诊之。脉来沉滑，此痰热销烁肺阴，肃降无权。补肾纳气，滋腻未免碍痰；通阳涤饮，辛温反助火劫阴。火盛灼津，津枯失润。乃以生梨，切片频送。

北沙参三钱　川贝母三钱　瓜蒌皮三钱　川石斛三钱　生甘草四钱生白芍一钱五分　甜杏仁三钱　冬瓜子四钱　鲜竹沥二两

连服三剂，口渴便泄已止，咳喘渐平，卧能着枕。前方加海浮石三钱，荸荠五枚。再服二剂，咳嗽气喘皆平，夜寐甚安。前方去竹沥，加吉林人参须一钱、淡竹茹一钱，进服六剂，眠食俱佳，精神振作而愈。

溧阳洪瑞初之夫人　咳嗽哮喘，喉际痰声辘辘，口渴引饮，夜全凭几而卧。诊脉弦、滑、洪、大，此痰火销烁肺阴，肺气肃降无权。辛温、祛寒、涤饮，反为痰火树帜而劫肺阴。

梨汁　荸荠汁　芦根汁　冬萝卜汁　鲜竹沥

上药隔汤炖温连进二次，喘咳皆平，即能平卧。

南沙参四钱　川贝母三钱　瓜蒌皮三钱　甜杏仁三钱　苡仁三钱　冬

瓜子四钱　海浮石三钱　鲜竹茹一钱

服五剂，口渴止而病若失。

浙江吴某　痰气哮咳，湿注两腿肿胀，乃是肺脾两虚，不易速瘳。急宜培土生金之治。

全当归一钱半　制半夏一钱半　莱菔子二钱　化橘红一钱二分　家苏子二钱　砂仁壳一钱半　川郁金二钱　上沉香六分　车前子二钱　大杏仁三钱　川牛膝二钱　生苡仁二钱　冬瓜子三钱　降香五分

江北包某　痰气哮喘，久后脾虚肿胀，每有溏泄，屡次复发。治宜固本和荣，兼化湿浊。

白归身一钱半　生白术一钱半　炒山药三钱　六神曲三钱　白蔻壳一钱半　江枳壳一钱半　化橘红一钱　广木香五分　苏子霜一钱半　荜澄茄一钱　川牛膝一钱半　大腹皮二钱　茯苓皮三钱　五加皮二钱　冬瓜皮四钱　生苡仁四钱　荷叶一角

广东郑某　肺气不降，脾多痰湿，不时喘咳。宜降纳之法并投。

南沙参四钱　家苏子二钱　上沉香六分　云茯苓二钱　瓜蒌仁三钱　大杏仁三钱　怀山药三钱　川贝母二钱　合欢花二钱　川郁金二钱　桑白皮二钱　薄橘红一钱　制半夏一钱半　补骨脂一钱　川续断二钱　旋覆花绢包，一钱　佛手五分

溧阳朱某　痰气哮咳，音如拽锯，平卧不爽。急宜降气化痰。

家苏子二钱　莱菔子一钱半　白芥子一钱　鹅管石四分　海浮石三钱　瓜蒌仁三钱　化橘红一钱　制半夏一钱半　川郁金二钱　象贝母二钱　大杏仁三钱　桑白皮二钱　川续断二钱　怀牛膝二钱　降香五分　小猪肾一对

金坛朱某　痰气哮咳，不能平卧，姑拟清降肺胃。

南沙参四钱　云茯苓二钱　怀牛膝二钱　鹅管石三分　苏子霜二钱　化橘红一钱　制半夏一钱半　川续断二钱　补骨脂一钱　象贝母二钱　大

杏仁二钱　桑白皮二钱　佛手五分　降香五分

孟河都司刘文轩之太夫人　发热，汗出不解，咳嗽气喘，苔黄带灰，胸腹胀痛，势濒于危，急延余诊。脉来沉滑。此痰滞交阻，肺胃失肃降之权，非攻下不可。

礞石滚痰丸五钱，淡姜汤送下。

服后大便即行，热退痛止，喘咳皆平。太夫人性不喜药，以饮食调养而安。

山西李云生　咳嗽气喘，每夜趺坐凭几而卧，已经旬日，势已不支。延余诊之，脉来细弦。此肝阳上灼肺阳，肺失清肃之权，非痰饮也。消痰涤饮，药皆辛温，反伤肺阴，而助木火升逆之势。

北沙参四钱　生石决四钱　女贞子三钱　牡丹皮二钱　川贝母三钱　瓜蒌皮三钱　川石斛三钱　甜杏仁三钱　冬瓜子四钱

连进二剂，喘咳绵平，夜能安卧。前方加大白芍一钱五分、黑料豆三钱。进六剂，痊愈。

东台石品山　患咳嗽哮喘，喉际痰声辘辘，举发无常。发时自觉胸脘热盛，心烦不安。苔黄口干，脉来滑大。此痰火销烁肺阴，清肃无权。辛温逐饮，反劫阴液而助痰火，所以遍治无功。

沙参四钱　麦冬三钱　豆豉二钱　象贝母三钱　蒌皮三钱　杏仁三钱　石斛三钱　冬瓜子四钱　竹茹一钱　竹沥二两

进八剂，有卓效。前方加女贞子三钱、杜仲三钱。二十剂痊愈。

宜兴杨某　肺气不降，肾气不纳，脾有湿痰，以致哮喘日久，急宜固本肃降。

南沙参四钱　云苓二钱　怀山药三钱　化橘红一钱　制半夏一钱半　家苏子二钱　莱菔子二钱　上沉香六分　海浮石三钱　川郁金二钱　瓜蒌仁三钱　甜川贝二钱　南杜仲二钱　川续断二钱　补骨脂一钱　甜杏仁三钱　旋覆花包，一钱　佛手五分

徐州谭某 哮喘日久，屡年复发，入夜不寐，不能平卧，头脚似有畏寒，内热。治宜平补三阴，兼化痰气。

南沙参三钱　细生地三钱　云茯苓二钱　怀山药三钱　川续断二钱怀牛膝二钱　补骨脂核桃肉炒，一钱　家苏子二钱　川郁金二钱　化橘红一钱　制半夏一钱半　砂仁壳二钱　大杏仁三钱　夜合花二钱　夜交藤三钱　生苡仁四钱　降香五分

佚名 脾虚生痰，上阻肺络，肺失肃降之权，肾乏封藏之固，气浮于上，呛咳气急，举发无常，脉来沉弦而数。抱恙日久，根蒂已深。治宜健脾消痰，兼养阴肃肺法。

黑料豆四钱　女贞子四钱　大白芍一钱五分　生甘草五分　川贝母三钱　甜杏仁三钱　海浮石三钱　瓜蒌皮三钱　冬瓜子四钱　生苡仁三钱　薄橘红一钱　炙紫菀八分

某 湿痰上阻肺络，肺气不降，肾气不纳，呛咳气疾，举发无常，甚则喉际痰声辘辘，寝食俱疲，抱恙多年，根深蒂固，脉来弦滑。治宜渗湿消痰，兼肃肺气。

化橘红一钱　制半夏一钱五分　紫苏子二钱　海浮石三钱　瓜蒌仁三钱　甜杏仁三钱　炙紫菀一钱　薏苡仁三钱　赤茯苓三钱　全当归二钱　南枣三枚

某 湿痰渐化，肺金清肃之令下行，呛咳气喘未发，惟饮食过多，不易消化，胸脘气沉不舒，脾土未健，运化无权，脉来沉细。治宜甘温运脾，化痰肃肺。

吉林参须八分　全当归二钱　生苡仁三钱　黑料豆三钱　薄橘红一钱制半夏一钱五分　甜杏仁三钱　海浮石三钱　瓜蒌皮三钱　川贝母三钱江枳实一钱　六神曲三钱　生杜仲二钱　紫苏子一钱五分　炙紫菀一钱五分冬瓜子三钱　陈香橼皮一钱

某 阴血久虚，肝阳上升，销烁肺胃阴液，气机肃降无权，呛咳

内热，口干脘闷，喉际作梗，头眩神倦，痰味热腥，痔疮下血，湿热内蕴已著，脉来细数。治宜清肝和胃，肃肺化湿。

冬青子三钱　鲜生地八钱　南沙参四钱　炒槐米四钱　地榆炭一钱　甜川贝三钱　瓜蒌皮三钱　川石斛三钱　鲜竹茹一钱　冬瓜子四钱　生谷芽四钱　甜杏仁三钱

（《费绳甫医案》）

陈良夫

脾滞水积宣降失司，治取高原泻肺通利

陈良夫（1868~1920），晚清医家

喘肿肺气以下行为顺，经有谓气从上逆者谓之喘，喘证之因，在肺为实，在肾为虚。昔人又谓有肿后喘者治在脾。据述疮疡之后，遍体浮肿，又复囊大溲涩。原属脾经积湿，下注厥阴，泛溢肌表之候。近日肿势不退，更增喘逆，喉间有声如锯，坐卧均觉不适，小溲不行，按脉沉细滑，苔花腻。拙见是积湿成水。脾气先滞，而肺气又被冲动，失其宣降之常，昔人所谓水气乘肺，即此候也。此为肺喘而非肾喘，亦属实证而非虚证。惟喘证虽分虚实，见之均为重候。考下流之水，上出高源。今溲涩不行，则水从何去，而肺气何由而降。目前证象，总期气顺为吉。《内经》本有急则治标之旨，爰拟泻肺汤主治，参用通利水道，望其气降溲通，方为佳兆。未识能如愿否，候商。

甜葶苈　川贝　杏仁　腹绒　川膝　青铅　煅礞石　藿梗　赭石　槟榔　赤苓　车前

又咳不离肺病，肺气以下行为顺。肿喘之后，咳呛不净，气易逆而脉仍滑，疮疡频发。此气分湿痰，肺失顺降，宜理气以化湿痰。

藿梗　赭石　贝母　紫菀　蛤壳　橘红　法夏　云苓　米仁　猪苓　姜皮　冬瓜子

（《陈良夫专辑》）

105

丁甘仁

温阳化浊扫阴霾，疏解外邪酌寒热

丁甘仁（1865~1926），名泽周，晚清民国医家

屈左 痰饮咳嗽已有多年，加之遍体浮肿，大腹胀满，气喘不能平卧，腑行溏薄，谷食衰少，舌苔淡白，脉象沉细。此脾肾之阳式微，水饮泛滥横溢，上激于肺则喘，灌溉肌腠则肿，凝聚膜原则胀，阳气不到之处，即是水湿盘踞之所，阴霾弥漫，真阳埋没，恙势至此地步，已入危险一途。勉拟振动肾阳，以祛水湿，健运太阴，而化浊气，真武、肾气、五苓、五皮合黑锡丹，复方图治，冀望离照当空，浊阴消散，始有转机之幸。

熟附子块二钱　生於术三钱　连皮苓四钱　川桂枝八分　猪苓二钱　泽泻二钱　陈皮一钱　大腹皮二钱　水炙桑皮二钱　淡姜皮五分　炒补骨脂五钱　陈葫芦瓢四钱　黑锡丹吞服，一钱　济生肾气丸清晨另吞，三钱

二诊：前方已服五剂，气喘较平，小溲渐多，肿亦见消，而大腹胀满，纳谷不香，咳嗽夜盛，脉象沉弦，阳气有来复之渐，水湿有下行之势，即见效机，率由旧章。

原方去黑锡丹，加冬瓜皮二两煎汤代水。

三诊：又服五剂，喘已平，遍体浮肿减其大半，腹胀满亦松，已有转机。惟纳谷不香，神疲肢倦，脉左弦右濡，舌虽干，不欲饮，肾少生生之气，脾胃运输无权，津液不能上潮，犹釜底无薪、锅盖无汽

水也，勿可因舌干而改弦易辙，致反弃前功。仍守温肾阳以祛水湿，暖脾土而化浊阴。

熟附块五钱　连皮苓四钱　生於术三钱　川桂枝六分　猪苓二钱　福泽泻五钱　陈皮一钱　大腹皮二钱　水炙桑皮五钱　淡姜皮五分　炒补骨脂五钱　冬瓜子皮各三钱　陈葫芦瓢四钱　济生肾气丸清晨吞服，三钱

四诊：喘平肿消，腹胀满亦去六七，而咳嗽时轻时剧，纳少形瘦，神疲倦怠，口干欲饮，舌转淡红，脉象左虚弦、右濡滑。脾肾亏而难复，水湿化而未尽也。今拟平补脾肾，顺气化痰。

炒潞党参五钱　连皮苓四钱　生於术三钱　陈广皮一钱　仙半夏二钱　炙远志一钱　炙白苏子五钱　旋覆花包，五钱　水炙桑皮五钱　大腹皮二钱　炒补骨脂五钱　冬瓜子皮各三钱　陈葫芦瓢四钱　济生肾气丸清晨吞服，三钱

五诊：喘平肿退，腹满亦消，惟咳嗽清晨较甚，形瘦神疲，纳谷不香，脉濡滑无力，脾肾亏虚，难以骤复，痰饮根株，亦不易除也。今以丸药缓图，而善其后。

六君子丸每早服三钱，济生肾气丸午后服三钱。

俞右　暴寒外束，痰饮内聚，支塞于肺，肃降失司，气喘咳嗽大发，故日夜不能平卧，形寒怯冷，纳少泛恶，苔白腻，脉浮弦。拟小青龙汤加减，疏解外邪，温化痰饮。

蜜炙麻黄四分　川桂枝八分　云苓三钱　姜半夏二钱　五味子四分　淡干姜四分　炙苏子二钱　光杏仁三钱　熟附片一钱　鹅管石煅，一钱

哮吼紫金丹另吞，连服两天，两粒。

二诊：服小青龙汤两剂，气喘咳嗽，日中大减，夜则依然，纳少泛恶，苔薄腻，脉弦滑。夜为阴盛之时，饮邪窃踞阳位，阴塞气机，肺胃大降之令失司，再以温化饮邪、肃降肺气。

川桂枝八分　云苓三钱　姜半夏二钱　橘红一钱　五味子四分　淡

干姜四分　水炙远志五分　光杏仁三钱　炙苏子五钱　旋覆花包，五钱
熟附片一钱　鹅管石煅，一钱

三诊：气喘咳嗽，夜亦轻减，泛恶亦止，惟痰饮根株已久，一时难以骤化。脾为生痰之源，肺为贮痰之器。今拟理脾肃肺，温化痰饮。

原方去旋覆花、远志二味，加生白术五钱、炒补骨脂五钱。

文右　旧有痰饮咳嗽，触受风温之邪，由皮毛而上干肺系，蕴郁阳明。饮邪得温气之熏蒸，变为胶浊之痰，互阻上焦，太阴清肃无权，以致气喘大发，喉有齁声，咳痰不出，发热畏风，舌苔腻黄，脉象浮弦而滑。阅前方降气化痰，似亦近理，然邪不外达，痰浊胶固益甚，颇虑壅闭之险。书云：喘之为病，在肺为实，在肾为虚，此肺实之喘也，急拟麻杏石甘汤加味，清开温邪、肃肺涤痰，冀望热退气平为幸。

蜜炙麻黄四分　光杏仁三钱　生石膏打，三钱　生甘草五分　炙白苏子二钱　旋覆花包，五钱　竹沥半夏三钱　水炙远志一钱　炙兜铃一钱　海浮石三钱　象贝母三钱　冬瓜子三钱　活芦根去节，一尺
淡竹沥冲服，一两

二诊：前投麻杏石甘汤加味，已服两剂，气喘已平，身热亦退，佳象也。惟咳嗽痰多，胸闷不思饮食，苔薄黄，脉滑数不靖，温邪已得外达，痰浊留恋上焦，肺胃肃降失司，适值经临，少腹隐痛，挟宿瘀也。今制小其剂，佐入和营祛瘀之品。

炙白苏子二钱　光杏仁三钱　象贝母三钱　水炙桑叶皮各二钱　竹沥半夏二钱　水炙远志一钱　旋覆花包，五钱　海浮石三钱　炙兜铃一钱　紫丹参二钱　茺蔚子三钱　冬瓜子三钱　干芦根去节，一两

（《丁甘仁医案》）

张锡纯

培元举陷平虚喘，外感痰喘小青龙

张锡纯（1860~1933），字寿甫，晚清民国医家

虚喘宜培元举陷

俗语云：喘无善证，诚以喘证无论内伤外感，皆为紧要之证也。然欲究喘之病，因当先明呼吸之枢机何脏司之。喉为气管，内通于肺，人之所共知也。而吸气之人实不仅入肺，并能入心、入肝、入冲任以及于肾，何以言之？气管之正支入肺，其分支实下通于心，更透膈下通于肝（观肺心且一系相连可知）。由肝而下更与冲任相连，以通于肾，籍曰：不然何以妇人之妊子者，母呼而子亦呼，母吸而子亦吸，且呼吸之气若不由气管分支通于心肝下及于冲任与肾，何以子之脐带其根蒂结于冲任之间，能以脐承母呼吸之气而随母呼吸乎，是知肺者发动呼吸之机关也。喘之为病，"本经"名为吐吸，因吸入之气内不能容而速吐出也。其不能容纳之故，有由肺者，有由于肝肾者，试先以由于肝肾者论之。

肾主闭藏，亦主翕纳，原所以统摄下焦之气化，兼翕纳呼吸之气，使之息息归根也。有时肾虚不能统摄其气化，膨胀于冲任之间，转挟冲气上冲而为肾行气之肝木（方书谓肝行肾之气），至此不能疏通

肾气下行，亦转随之上冲，是以吸入之气不受下焦之翕纳而转受下焦之冲激，此乃喘之所由来。方书所谓肾虚不纳气也，宜治以滋补肝肾之品，若熟地黄、生山药、山萸肉、枸杞、柏子仁之类；而以敛气、降气、消气，若龙骨、牡蛎、赭石、硫化铅、苏子、铁锈之类佐之；若气虚者更宜佐以参（无好人参可用野台参代之），然用人参必须多用赭石，始能引人参之力下行。又宜佐以玄参、天冬诸药，以解有参之热，即不用参而上焦有热者，亦宜加以凉润之药。

有元阳浮越不能归根，心中烦躁而微喘者，其证从得之大病之后，调摄失慎或下元虚惫，又加暴怒，当于滋阴药中加附子、白芍、人参、赭石，或再加龙骨、牡蛎。若喘而汗出者，此有将脱之势，尤宜重用山萸肉，导引其元阳归根，则喘自定矣。

至喘之由于肺者，因肺病不能容纳吸入之气，其证原有内伤外感之殊，而上所论之喘皆系内伤，试先论肺不纳气之由于内伤者。一翕一辟呼吸自然之机关，至问其所以能呼吸者，固赖胸中大气（亦名宗气），为之斡旋，又赖肺叶翕辟之活泼也。乃有时肺脏受病，肺叶之翕辟活泼者变为易翕难辟而成紧缩之性，暑热之时其紧缩稍缓，犹可不喘，一经寒凉则喘立作矣。此肺劳之证多发寒凉之时也，宜用生怀山药轧细，每用两许煮作粥，调以白蔗糖送服西药白布圣七八分，盖肺药紧缩者，以其中津液减少血脉凝滞也。有山药、蔗糖以润之（山药含蛋白质甚多，故善润），百布圣以化之（百布圣为吃乳小猪、小牛胃液制成，故善化），久当自愈。其人顽痰过盛者，可再用蓬砂细末三分与百布圣同送服。若外治，灸其肺腧穴，亦有效，可与内治之方并用。

有痰填胸臆，更浸于肺中而作喘者，古人恒用葶苈大枣泻肺汤或十枣汤下之，此乃治标之方，究非探本穷源之治也。拙拟有理痰汤，载于《衷中参西录》第三卷（方系生芡实一两，清半夏四钱，黑脂麻三钱，柏子仁、生杭芍、茯苓、广陈皮各二钱）。连服十余剂，则此证之标本皆清矣。

至方中之义详载于《衷中参西录》，兹不复赘。若其填塞胸中者不为痰而为饮，且为寒饮者（饮有寒热，热饮脉滑，其人多有神经病；寒饮脉弦，概言饮为寒者非是），其人或有时喘，有时不喘，可治以金匮苓桂术甘汤。若服后病不瘥，脉仍弦细者，可再加干姜三钱，柴、朴、陈皮各钱半，俾其药之热力能胜其寒，则饮自化而下行矣。

又有其人上焦之气分、阳分皆极虚损，致寒饮充满于胸中，而作喘者，当用前方，而重加黄芪治之。壬戌之秋，台湾医士严坤荣为其友询方，系寒饮结胸。二十七八年时发大喘，百药无效。仆为拟方用生黄芪一两，干姜八钱，於术四钱，桂枝尖、茯苓片、炙甘草各三钱，厚朴、陈皮各二钱，煎汤服。方中所以重用黄芪者取其能补助胸中大气，大气壮旺自能运化痰饮，仲景所谓大气一转，其结乃散也。后月余接严坤荣来函，言按方服十余剂，病竟脱然除根矣。上所论者其致喘之病因不同，然皆属内伤也。

上所论之喘虽有内伤、外感之殊，约皆气上逆也。乃有时气不上逆而下陷，亦可作喘者，不细审病因而漫治，以纳气定喘之常药则危在顷刻，惟投以升补胸中大气之药，其喘立愈。今特录《医学衷中参西录》所治之验案一则，以发明其证之原因及治法。

一人　年二十余，因力田劳苦过度致胸中大气（即宗气为肺叶翕辟之原动力）下陷，四肢懒动，饮食减少，自言胸中满闷，其实非满闷，乃短气也。粗人不善述病情，往往如此，医者不能自审病因，投以开胸理气之剂，服后增重，又改用半补半破之剂，病又见重。又延他医投以桔梗、当归、木香各数钱，病大见愈。盖全赖桔梗升提气分之力也。医者不知病愈之由，再服时竟将桔梗易为苏梗，升降异性，病骤反复，自此不敢服药，迟延二十余日，病势垂危已不能卧，昼夜倚壁而坐，假寐片时气息即停，心下突然胀起，急呼醒之，连连喘息数口，始觉气息稍续，倦极偶卧片时，觉腹中重千斤不能转侧，其脉乍有乍无，寸关尺三部或一部独见，或两部同见，又皆一再动而止，病势之危已至极点，因确知其为大气下陷，遂放胆投以生箭芪一两，柴胡、升麻、山萸肉各二钱，煎服片时，腹中大响一阵，有似昏愦，苏息片时，恍然醒悟，此呼吸复常可以安卧，转侧轻松，其六脉皆见，仍有雀啄之象。自言百病皆除，惟胸稍觉烦热，遂将方中升麻、柴胡，皆改用一钱，又加知母、玄参各六钱服，复烦热即愈，脉亦复常性，左关参伍不调，知其气分之根柢犹未实也，遂改用野台参一两，玄参、天冬各三钱，两剂痊愈。

或问喘者皆系气上逆而不下达，此证既系胸中大气下陷，何以亦作喘乎？答曰：人之胸中大气，实司肺脏之呼吸，此证因大气下陷过甚，呼吸之机关将停，遂勉强鼓舞肺气努力呼吸以自救，其迫促之形，有似乎喘，而实与气逆之喘，有天渊之分。观此证假寐之时，肺脏不能努力呼吸，气息即无，其病情可想也。设以治气逆作喘者治此证，以治此证之喘者治气逆作喘，皆凶危立见，临证者当细审之。

按：大气下陷之甚者，其努力呼吸，迫促异常之状，与喘之剧者，几无以辨，然喘证无论内伤、外感，其剧者当吸气之时肩必上耸，《内经》所谓肩息也。至大气下陷之喘，当吸气时而肩愈下垂，盖因一则吸气难，一则呼气难也。欲辨此证，可作吸气难与呼气难之状，以默自体验，临证自无差谬。又喘者之脉多数，或有浮滑之象，或尺弱寸强，大气下陷之脉，皆与此成反比例，尤其明征也。

又有其喘因于气陷而兼因于阴虚不纳气者，尤为难治。可复录《衷中参西录》治验之案，以供研究。

一人 年四十八岁，素有喘病，薄受外感即发，每岁反复两三次，医者投以小青龙加石膏汤辄效。一日反复甚剧，大喘昼夜不止，医者投以原方两剂，分毫无效。延愚诊视，其脉数至六至，兼有沉濡之象，疑其阴虚不能纳气，故气逆而作喘也。因其脉兼沉濡，不敢用降气之品，遂用熟地黄、生山药、枸杞、玄参大滋真阴之剂煎汤，送服人参小块二钱，连服三剂，喘虽见轻，仍不能止。复诊视时，见令人为其捶背，言背常发紧，捶之则稍愈，呼吸亦稍轻松，此时其脉已不数，仍然沉濡，因细询，此次反复之由，言曾努力搬运重物，当时即觉气分不舒，迟两三日遂发喘，乃恍悟此证因阴虚不能纳气，故难于吸，因用力太过，大气下陷，故难于呼，其呼吸皆须努力，故呼吸倍形迫促，但用纳气之法治之，止治其病因之半，是以其喘亦止愈其半也。遂改用拙拟升陷汤（方载《医学衷中参西录》第四卷，系生黄芪六钱，知母三钱，柴胡、桔梗各一钱半，升麻一钱）。方中升麻、柴胡、桔梗皆不敢用，以桂枝尖三钱代之，又将知母加倍，再加玄参四钱，连服数剂痊愈。

按：此证虽大气下陷，而初则实兼不纳气也。升柴诸药虽能升气，实与不纳气之证有碍，用之恐其证仍反复，惟桂枝性本条达，能引脏腑之真气上行，而其辛辣之味又善降逆气，仲景苓桂术甘汤用之以治短气，取其能升真气也。桂枝加桂汤用之以治奔豚，以其能降逆气也，且主咳逆上气，吐息（喘也）。《本经》原有明文，既善升陷，又善降逆，用于此证方中固有一无二之良药也。又此证初治不纳气时，为其脉沉濡，不敢用降气之药，且加有参以辅之，其得力处全在于此。不然则顾此失彼，气之不纳者未必能愈，而气之陷者陷矣，得失即在毫厘之间，临证者可不慎哉。

肺劳喘嗽治法

肺劳喘嗽之证，热时觉轻，冷时加重，此肺脏之痼疾。自古方书所载诸方，皆未有确实征验，可以拔除病根。惟治以曼陀罗，则可以除根。方用鲜曼陀罗，当花盛开之时，连梗叶切碎，和水煮烂，去渣再煎。至如浓米汤，加远志、甘草（须多远志一倍）细末调和，适可为丸，如薏米大，每服一丸，早晚各一次，两月之后，病可除根，此愚屡试屡验之方也。

按：曼陀罗，俗名洋金花科，高二三尺，花白色，似牵牛稍大，叶大如掌，有有歧、无歧两种，结实大如核桃，皮有芒如包麻，实蒂有托盘如钱，中含细粒如麻仁。李时珍谓服之令人昏昏如醉，可作麻药。又谓熬水洗脱肛亦效，盖大有收敛之功也。而西人药物学调用者，榨汁或熬干，或晒干作膏，每服五六厘，能补火止疼，令人熟睡，善疗喘嗽，正与时珍之说相似。愚向将此方，登于三期《医学衷中参西录》。天津医士冯文符，在安东行医，治愈肺痨若干人，然谓一次止用三厘即可见效，若用至五六厘，即现麻醉行状。

又按：曼陀罗原无毒，因其麻醉之力甚，是以不可多服，冯君谓用其膏，当以三厘为定量。诚然，愚亦曾单用此膏以治肺痨，亦甚有效，而与远志、甘草为丸同服，则效又加倍。盖肺痨之病原，因肺中脉络瘀滞，其气化不能宣通，是以热时肺叶舒缓，气化犹能宣通，则其病轻。冷时肺叶收缩，其气化愈加窒塞，则病重。远志性善化痰，能开肺化痰，甘草生用末服（不经水煮方为生用）。善养肺，兼能宣通肺中气化，二药并用，原为治肺结核要药，而又与曼陀罗之善收敛者并用，是药中具有翕辟之力。冬服之肺脏翕辟之机自顺，肺痨之病，亦即随之而愈也。

外感痰喘有神方，通变化裁小青龙

伤寒温病，心下蓄有水饮作喘者，后世名之为外感痰喘，此外感中极危险之证也。医者诊治此等证，若自逞其私智，无论如何利痰，如何定喘，遇此证之轻者，或可幸愈，至遇此证之剧者，皆分毫无效，惟投以《伤寒论》小青龙汤则必效。特是小青龙汤，两见于《伤寒论》，其所主之旺，为表不解心下有水气，干呕发热而咳，其兼证有六，亦皆小青龙汤加减主之，而喘证附于其末，因此阅者多忽不加察。又医者治外感之喘多以麻黄为要药，五味子为忌药。小青龙汤中，原五味子、麻黄并用，喘者轻去麻黄，不忌五味子之敛住外邪，此尤其心疑之点，而不敢轻用，即愈初为人诊病时，亦不知用也。犹忆岁在乙酉，邻村李杏春，年三十余，得外感痰喘证，求为诊治。其人体丰，素有痰饮，偶因外感风寒，遂致喘促不休。表里俱无大热，而精神不振，略一合目，即昏昏如睡，胸膈有似满闷，不能饮食，舌苔白润，其脉滑而濡，至数如常，投以散风清火利痰之剂，数次无效，继延他医数人诊治，皆无效，迁延日久，势渐危险，复商治于愚。愚素念一老医皮隆伯，年近八旬，隐居渤海之滨，为之介绍延至，诊毕曰：此易治，小青龙汤证也，遂开小青龙汤原方，加杏仁三钱，仍用麻黄一钱，一剂喘定，继用苓桂术甘汤加天冬、厚朴，服二剂痊愈。

愚从此知小青龙汤之神妙，自咎看书未到，遂广阅伤寒注疏诸家，至喻嘉言《伤寒尚论篇》，论小青龙汤处，不觉狂喜起舞。因欢曰：使余早见此名论何至不知用小青龙汤也。从此以后，凡遇外感喘证，可治以小青龙汤者，莫不投以小青龙汤，而临证细心品验，知外感痰喘之挟热者，其肺必胀，当效《金匮要略》用小青龙之加石膏且必重，加生石膏方效。迨至癸巳，李杏春又患外感痰喘，复求愚为诊法，其证脉大略如前，而较从前热盛，投小青龙汤，去麻黄，加杏仁三钱，为其有热，又加石膏一两，煎服后，其喘立止，至药力歇后，而喘如故，连服二剂皆然，此时皮姓老医已没，无人可以质正，愚方竭力筹思，将为变通其方，其岳家沧州，为送医至，愚即告退，后经医数人，皆延自远方，服医月余，竟至不起。

愚因反复研究此证，非不可治，特用药未能吻合，是以服药终未见效。徐灵胎谓，龙骨之性，敛正气而不敛邪气，故仲景于伤寒之邪气未尽者，亦用之，外感喘证，服小青龙汤，愈而反复者，正气之不敛也。遂预拟一方，龙骨、牡蛎（皆不煅）各一两，以敛正气，苏子、清夏各五钱，以降逆气利痰涎。名之曰从龙汤，谓可用于小青龙汤之后也。方甫拟成，适有愚外祖家近族舅母刘媪，得外感痰喘证，迎为诊治，投以小青龙汤，去麻黄，加杏仁，为脉象有热，又加生石膏一两，其喘立愈。翌日喘又反复，而较前稍轻，又投以原方，其喘止后，迟四点钟，又将从龙汤，煎服一剂，其喘即不反复而脱然痊愈矣。因将其方向医同人述之，有毛仙阁者，邑中之良医也，与愚最相契。闻言医学，莫不确信，闻斯方后，旋界为邑中卢姓延去，其处有疫气传染，患痰喘者四人，已死其三，卢叟年逾六旬，得痰喘证两日，其喘甚剧，仙阁投以小青龙汤，去麻黄，加杏仁、生石膏，服后喘定，迨药力歇后，又欲作喘，急用从龙汤煎服，其病遂愈。

由斯以二方治外感痰喘，诚觉确有把握，而临证品验既久，益知从龙汤方，若遇脉虚者，宜加净萸肉、生山药，或更加人参、赭石（用人参，必须佐以赭石）。其脉有热者，宜加生石膏、知母。若热而且虚者，更宜将人参、生石膏并加于方中（有石膏凉镇之力，以佐人参可省去赭石）。或于服小青龙汤之先，即将诸药备用，以防服小青龙汤喘止后，转现虚脱之象，或汗出不止，或息微欲无，或脉形散乱，如水上浮麻，莫辨至数（若此者皆愚临证经验所遇，不早备药恐取药无及）。至于小青龙汤，除遵例加杏仁、石膏之外，若人参、萸肉诸补药之加于从龙汤中者，犹不敢加于其中，诚以其时外感未净，里饮未清，不敢参以补药，以留邪也。孰意愚不敢用者，而阅历未深者，转敢用之，为治斯证者别开捷径，亦云奇哉。爰详录之于下。

　　门人高如璧治一外感痰喘　喘剧脉虚，医者皆诿谓不治，如璧投以小青龙汤，去麻黄加杏仁，又加生石膏一两、野台参五钱，一剂而喘定，恐其反复，又继投以从龙汤，亦加参与石膏，其病霍然顿愈。

　　又长子荫潮治邻村张马村曲姓叟　年六十余，外感痰喘，十余日不能卧，医者投以小青龙汤两剂，病益加剧（脉有热者不敢多加生石膏者，其病必加剧）。荫潮视之，其脉搏一息六至，上焦烦躁异常，舌上苔满布，每日大便二三次，然非滑泻，审证论脉，似难挽救，而荫潮仍投以小青龙汤，去麻黄加杏仁，又加野台参三钱，生龙骨、生牡蛎各五钱，生石膏两半，一剂病愈强，又服一剂痊愈。按前药但加补气之药于小青龙汤中，后案并加敛气之药于小青龙汤中，似近于少年鲁莽，而皆能挽回至险之证，亦可为用小青龙汤者，多一变通之法矣。特是古今之分量不同，欲将古之分量，变为今之分量，诸家之说各异。今将古小青龙汤之分量列于前，今人常用小青龙汤之分量列于后，以便人采用。

　　麻黄去节，三两　芍药三两　五味子升半　干姜三两　炙甘草三两细辛三两　桂枝去皮，三两　半夏汤洗，半升

　　上八味，以水一斗，先煮麻黄，减二升，去上沫，纳诸药，煮取三升，去滓温服一升。此《伤寒论》所载小青龙汤分量也。麻黄去节者，取其能通，即以通行人身之经络，无处不到也，先煮数沸而吹去浮沫者，因其发汗之力过速，转至遗留外邪，不能随之尽出，去之欲其汗出缓缓，外邪得随之尽出也。至桂枝去皮者，是但用初生嫩枝，外似无皮，见有老皮者不用，即近时所用之桂枝尖也，至于病有兼证，原方即宜有所加减，因将《伤寒论》小青龙汤加减之法，详列于下。

　　若微利者，去麻黄加荛花，如鸡子大熬（炒也）令赤色，（今无荛

花可代以滑石）。若渴者去半夏，加栝楼根三两。若噎者（即呃逆）去麻黄，加附子一枚（炮）。若小便不利、小腹满者，去麻黄加茯苓四两。若喘者，去麻黄，加杏仁半升，去皮尖。

又后世所定小青龙汤分量：麻黄二钱，桂枝尖二钱，清半夏二钱，生杭芍三钱，甘草钱半，五味子钱半，干姜一钱，细辛一钱。此后世方书所载小青龙汤分量，而愚略为加减也。喘者原去麻黄加杏仁，愚于喘证之证脉皆实者，又恒加杏仁三钱，而仍用麻黄一钱，则其效更捷。若证虽实，而脉象虚弱者，麻黄即不宜用，或止用五分，再加生山药三钱以辅之亦可。惟方中若加生石膏者，麻黄可仍用一钱，为石膏能监制麻黄也。

《伤寒论》小青龙汤，无加石膏之例，而《金匮要略》有小青龙汤加石膏汤，治肺胀咳而上气，烦躁而喘，脉浮者，心下有水，是以愚治外感痰喘之挟热者，必遵《金匮要略》之例，酌加生石膏数钱，其热甚者，又恒用至两余。

《伤寒论》用小青龙汤治喘，去麻黄加杏仁者，因喘者多兼元气不能收摄，故不取麻黄之温散，而代以杏仁之苦辛，至《金匮要略》小青龙加石膏汤，有石膏之寒凉镇重，自能监制麻黄，不使过于温散。故虽治喘而肺胀，兼烦躁者，不妨仍用麻黄，为不去麻黄，所以不必加杏仁也，特是此汤与越婢加半夏汤，皆主肺胀作喘，而此汤所主之证，又兼烦躁，似更热于越婢加半夏汤所主之证，乃越婢加半夏汤中，石膏半斤，小青龙汤所加之石膏，止二两，且又有姜辛桂枝两，仍当以热论，又何以治肺胀，烦躁作喘乎。由是知其所加石膏之分量，必有差误，是以愚用此方时，必使石膏之分量，远过于诸药之分量，而后能胜热定喘。医界用此方者，尚其深思愚言哉。

外感之证，多忌用五味，而兼痰饮喘嗽者犹忌之，以其酸敛之力甚大，能将外感之邪，锢闭肺中，而终身成劳嗽也，惟与干姜并用，济之以至辛之味，则分毫无碍。按五行之理，辛能胜酸，《内经》原有明文。若不宜用干姜之热者，亦可代以生姜，观《金匮要略》射干麻黄汤，生姜与五味并用，可知也。

喻嘉言曰：桂枝麻黄汤无大小，而青龙汤有大小者，以桂枝麻黄汤之变法多，大青龙汤之变法，不过于麻桂二方内，旋其化裁，或增或去，或饶或减，其中神化，莫可端倪，又立小青龙汤一法，散邪之功，兼乎涤饮，取义山泽小龙，养成头角，乘雷雨而翻江搅海，直奔龙门之义，用以代大青龙，而擅江河行水之力，立法诚大备也。因叔和之编次，漫无统纪，昌于分篇之际，特以大青龙为纲，于中麻桂诸法，悉统于青龙项下，拟为龙背龙腰龙腹，而以小青龙尾之，或飞或潜，可弭可伏，用大用小，曲赐无遗。居然仲景通天手眼，驭龙心法矣。昔有善画龙者，举笔凝思，而青天忽生风雨，吾不知仲景制方之时，其为龙乎，其为仲景乎，必有候焉雷雨满盈（大青龙汤），候焉密云不雨（桂枝二越婢一汤），候焉波浪奔腾（小青龙汤），候焉天日开朗（真武汤），以应其生心之化裁者，神哉青龙等方，即拟为九天龙经可方也。

又曰：娄东胡卣臣先生，昌所为贤士大夫也，夙昔痰饮为恙，夏月地气上升，痰即内动，设小有外感，膈间痰即不行。两三日瘥后，当膺尚结小痤，无医不询，无方不考，乃至梦寐恳求大士治疗，因尔闻疾思苦，深入三摩，地位荐分，治病手眼，今且仁智兼成矣。昌昔谓膀胱之气化大行，地气不升，则天气常朗，其偶受外感，则仲景小青龙汤一方，与大士水月光中，大圆镜智，无以异也。盖无形之感，挟有形之痰，互为胶漆，其当胸窟宅，适在太阳经位，惟于麻桂方中，倍加五味、半夏，以涤饮而收阴，加干姜、细辛，以散结而分邪，合而用之，令药力适在痰饮绾结之处，攻击片时，则无形之感，从肌肤出，有形之痰，从水道出，顷刻分解无余，而膺胸空旷，不复丛生小痤矣。若泥麻桂甘温，减去不用，则不成其为龙矣，将恃何物为翻波鼓浪之具乎？观喻氏二节之论，实能将大青龙汤之妙用，尽行传出，其言词之妙，直胜于生公说法矣。

小青龙汤为治外感痰喘之神方，其人或素有他证，与小青龙汤不宜，而至于必须用小青龙汤时，宜将其方，善为变通，于素有之证无妨，始能稳妥奏功。徐灵胎曰：松江王孝贤夫人，素有血证，时发时止，发则微嗽，又因感冒，变成痰喘，不能着枕，日夜俯几而坐，竟不能支持矣，斯时有常州名医法丹书，调治不效，延余至，余曰：此小龙汤证也。法曰：我固知之，但体弱而素有血证，麻桂诸药，可用乎？余曰：急则治标，若更喘数日殆矣！且治其新病，愈后再治其本病可也。法曰：诚然，病家焉能知之，如用麻桂而本病复发，则不咎病本无治，而恨用麻桂误之矣。我乃行道人，不能任其咎，君不以医名，我不与闻，君独任之可也。余曰：然，服之有害，我自当之，但求先生不阻之耳。遂与服，饮毕而气平，终夕安然，后以消痰润肺、养阴开胃之方调之，体乃复旧。

按：血证虽并忌麻桂，然所最忌者桂枝，而不甚忌麻黄，且有风热者，误用桂枝则吐衄，徐氏曾于批叶天士医案中谆谆言之，其对于素有血证者，投以小青龙汤，必然有所加减。特其《洄溪医案》，凡于用药之处，皆浑括言之，略举大意，用古方纵有加减，而亦略而不言也。至愚若遇此证，用小青龙汤时，则必去桂枝，留麻黄，加龙骨、牡蛎（皆不煅）各数钱，其有热者加知母，热盛者加生石膏。则证之陈新兼顾，投之必效，而非孤注之一掷矣。

小青龙汤虽善治外感作喘，而愚治外感作喘，亦非尽用小青龙汤也，今即愚所经验者，缕析条分，胪列于下，以备治外感作喘者之采用。

气逆迫促，喘且呻，或兼肩息者（《内经》以喘而耸肩者为肩息）

宜小青龙汤，减麻黄之半，加杏仁，热者加生石膏。

喘状如前，而脉象无力者，宜小青龙汤，去麻黄加杏仁，再加人参、石膏，若其脉虚而兼数者，宜再加知母。

喘不至呻，亦不肩息，惟吸难呼易，苦上气，其脉虚而无力，或兼数者，宜拙拟滋阴清燥汤。

喘不甚剧，呼吸无声，其脉实，而至数不数者，宜小青龙汤原方，加生石膏，若脉数者，宜减麻黄之半，加生石膏、知母。

喘不甚剧，脉洪滑而浮，舌苔白厚，胸中烦热者，宜拙拟寒解汤。服后自然汗出，其喘自愈。

喘不甚剧，脉象滑实，舌苔白厚，或微兼黄者，宜白虎汤，少加薄荷叶。

喘而发热，脉象洪滑而实，舌苔白而兼黄者，宜白虎汤加瓜蒌仁。

喘而发热，脉象确有实热，至数兼数，重按无力者，宜白虎加人参汤，再加川贝、苏子。若虚甚者，可以生山药代粳米。

喘而结胸者，宜酌其轻重，用《伤寒论》中诸陷胸汤丸，或拙拟荡胸汤，以开其结，其喘自愈。

喘而烦躁，胸中满闷，不至结胸者，宜越婢加半夏汤，再加瓜蒌仁。若在暑热之时，宜以薄荷叶代方中麻黄。

平均小青龙汤之药性，常以热论，而外感痰喘之证，又有热者十之八九，是以愚用小青龙汤三十余年，未尝一次不加生石膏，即所遇之证，分毫不觉热，亦必加生石膏五六钱，俾药性之凉热，归于平均。若遇证之觉热，或脉象有热者，则必加生石膏两许，或至一两强。若因其脉虚加人参于汤中者，即其脉分毫无热，亦必加生石膏两许，以调节人参之热，始能受人参补益之力，至其证之或兼烦躁，或表里壮热者，又宜加生石膏两半，或至二两，方能有效。曾有问治外感痰喘于愚者，语以当用小青龙汤及从龙汤，且详告以二方加减之法，切嘱其用小青龙汤时，必须多加生石膏，然后有效。后其人因外感发喘，自治不愈，势极危殆，仓皇迎愚，既至，知其自服小青龙汤二剂，每剂止加生石膏三钱，服后其喘不止，转加烦躁，惴惴惟恐不愈，乃仍为开小青龙汤方，去麻黄，加杏仁，又加生石膏一两，一剂（此方系后定之从龙汤），为其仍有烦躁之意，又加生石膏一两，服后霍然痊愈。此证因不敢重用石膏，几至病危不起，彼但知小青龙汤以治外感痰喘，而不重用生石膏以清热者，尚其以兹为鉴哉。

（《医学衷中参西录》）

贺季衡

实喘开肺大小青龙，虚喘扶土温摄下元

贺季衡（1856~1933），名贺钧，清代医家

《医学正传》有谓："喘以气息言，哮以声响言。"先祖认为：前人对哮与喘，有的主张各是一病，有的主张二而一者也。验之临证，并见者多，分见者少。

哮喘的形成，先祖常谓：外因于邪，内因于痰饮。病标在肺，病本在脾、在肾。脾虚生痰，肾虚失纳，皆能涉肺以成哮喘。

临床辨证，因外邪诱发者须辨表里，由宿患屡发者，应分虚实、寒热。就常见证候而论，属实者多为肺寒、肺热；属虚者多为脾虚、肾虚。进言之，实喘常发，每易致虚，或虚实并见，虚喘起伏频繁，不仅肺脾皆虚，且能导致肾虚而根蒂不固，甚则有内闭外脱之虞。

先祖治疗哮喘，本着"急则治标，缓则治本"的原则，分为急治与缓治两类：急治者，肺实用宣肺散寒、宣肺清热等法；若虚喘欲脱，用纳肾摄肺、镇固下元等法。缓治者，肺实用降气化痰、温化寒痰、清化痰热等法；脾肾虚弱用温理中阳、健脾蠲饮、温纳肾气、填精固肾等法。哮喘虽分虚实，而临床往往虚实并见，因此治法又有开上纳下、降气化痰与温肾并用等虚实兼顾之法。此外，对上实下虚证，在药物配伍上亦独具一格，如沉香炒熟地、人乳磨沉香、糯米炒葶苈等，是为滋而不腻、泻不伤正而组合。

蔡男 去冬呛咳起见，或轻或重，甚则痰鸣气粗，喘息有音，不能平卧，痰难出，舌苔腐白，脉沉细不起。伏风与痰浊久结肺络，随气机而升降，状如哮喘。拟小青龙汤出入，开肺化痰。

麻黄八分　淡干姜八分　姜半夏一钱五分　五味子八分　旋覆花包，一钱五分　薄橘红一钱　金苏子炒，三钱　云苓三钱　贡沉香五分大杏仁三钱　川桂枝八分　姜汁三滴　白果取汁冲，七粒

二诊：昨进小青龙汤，哮喘就平，痰出极多，惟仍未能平卧，痰鸣脘闷，右脉较起，舌苔仍腐白。伏风顽痰搏结未化，肺气不利。当守原意进步。

麻黄八分　川桂枝八分　淡干姜八分　大白芍二钱　五味子炒，八分北细辛五分　姜半夏二钱　炙甘草五分　大杏仁三钱　金苏子炒，三钱薄橘红一钱五分　姜汁三滴　白果取汁冲，七粒

本例喘息渐起于呛咳，状如哮喘。刻下见症为痰鸣气粗、喘息有声，痰不易出，苔腐白，脉沉细等，是由伏风、痰浊互阻气道，以致升降不利，此为当前之急。故用开肺化痰，从急则治标着手。方用小青龙汤为主，就是取其具有开肺气（麻黄）、化寒痰（干姜、半夏）之功。桂枝助麻黄疏散伏风，五味制干姜辛散之性。由于喘息不得卧，故于温化中加苏子、沉香、旋覆以降气平喘；配用姜汁、银杏汁，是为化痰定喘而设。治喘贵在辨虚实，属实者收效较快，故二诊时已是喘渐平，痰出且多。但寒痰为患，并非一化即消，故从原方加细辛五分，以增强温化之功；减沉香者，是因喘已渐平，过用则易耗伤正气。

和尚 哮喘十余年，愈发愈勤，月必两发，发则寒热，无汗，咳喘，痰出间或带血，不得平卧，脉浮数，舌红。寒邪包热，肺络日伤之候，铲根不易。

麻黄八分　生石膏八钱　法半夏一钱五分　川桂枝八分　射干二钱

大杏仁三钱　五味子五分　橘红一钱五分　炙甘草五分　金苏子包，二钱
姜一片　白果取汁冲，七粒

二诊：进大青龙汤，十余年之哮喘大减，寒热亦清，惟发后痰中仍带血，脉细数，舌红，寒邪包热可知。当润肺气，以安血络。

北沙参三钱　青蛤壳五钱　象贝三钱　橘红一钱五分　瓜蒌皮五钱
淡天冬三钱　大杏仁三钱　小蓟炭三钱　桑叶二钱　子芩二钱　白茅花四钱
枇杷叶三钱

膏方：

南沙参四两　蜜桑叶二两　海蛤粉四两　白苏子一两五钱　藕节炭四两　肥玉竹四两　淡天冬三两　枇杷叶三两　大生地五两　海浮石四两　大杏仁三两　瓜蒌皮四两　法半夏一两五钱　云苓三两　旋覆花包，一两五钱　炒苡仁五两

煎浓汁，入清阿胶二两，再白蜜收膏。

哮喘，病历十余载，近来发作频繁，就诊时，证属"寒邪包热，肺络日伤"，故方用大青龙汤加减，一取其解表清里，一用为宣肺平喘。由于实喘多有痰阻，故配用降气化痰（苏子、半夏、橘红、银杏）之品。二诊时哮喘大减，寒热亦清，脉转细数，痰中血迹未清，可见表邪已罢，肺燥、络伤未平，故改投润肺安络为治，以使肺清血止。所处膏方，亦本润肺安络之意，以资缓图。

大青龙汤在《伤寒论》中适应证的重点是表寒里热，为解表清里之剂。先祖使用于本案，是投一方而两证（寒热、哮喘）俱治，为守方而不拘证的一格。

以上两例，同为肺实之证，而不同之处在于：例一是伏风与寒痰互阻气道，重点在于肺被痰阻，故治用小青龙汤加减，取其具有开肺气、化寒痰之功，从开宣温化，以治肺实之标，喘息缓解较快。例二是新感诱发宿患，哮喘已历十余年，就诊时为寒邪包热，肺络日伤，

故用大青龙汤加减，一取其解表清里，一用为宣肺平喘，新邪一解，则寒热退而喘平。由此可见，同为肺实之喘，但有寒热之分，因此立法有温清之别。

贺男 咳痰已久，日来增喘，痰鸣有声，不得平卧，脘胁窜痛，小水自遗，无收缩力，自汗，阳事缩，脉沉小不应指，舌苔粉白厚布。肺肾大亏，气为痰壅也，一派险象，内闭外脱堪虑。

南沙参四钱 姜半夏二钱 贡沉香五分 生诃子肉一钱五分 金苏子炒，二钱 补骨脂三钱 五味子五分 淡干姜合杵，五分 陈橘皮一钱 云苓三钱 大白芍桂心二分，拌炒，二钱 胡桃肉三个

另：黑锡丹一钱，开水先下。

二诊：昨进黑锡丹，痰鸣、自汗已减，大腑畅行黑污，小水仍自遗，阳事仍缩，脉较起，两尺略能应指，舌苔白厚转黄。此痰浊初化，肾气大亏，摄纳失职。当守原意更进一步，祈其站定，为第一步要着。

南沙参四钱 姜半夏二钱 贡沉香五分 生诃子肉一钱五分 陈橘皮一钱 云苓三钱 黑苏子炒，二钱 怀牛膝一钱五分 淡干姜八分 五味子合杵，八分 破故纸二钱 水泛金匮肾气丸杵，包入煎，五钱

另：黑锡丹一钱五分，分两包，开水送服。

咳久增喘，其非暴发可知。阳缩、溲遗、自汗，脉不应指，均为肺肾大亏之象；痰鸣、苔粉白，是由中阳已衰，气为痰壅使然。综合见症种种，皆缘肾不摄纳，冲气上逆，虚多实少，瞬将内闭外脱。首方用补骨脂、胡桃肉及黑锡丹，以纳气归肾；佐沉香、苏子降气化痰。如此则既可镇定下元以固外脱，又能平喘降气以通内闭，案载"祈其站定"，其立法处方的用意即在于此。至于方中配用五味、干姜合杵，白芍、桂心拌炒，实即取姜、桂温理中阳，以消冰结寒痰，挫其壅气阻力；五味、白芍是为散中寓收，非取其敛肺、敛阴之功。二

诊时，痰鸣、自汗得减，阳缩、溲遗如故。此由闭、脱危机初定，肾气之虚却难以立复，故从原法更进一筹（去桂心加金匮肾气丸），是仿"阴中求阳"之意。

余男 高年天真气衰，脾运不力，食入易化痰浊，气不胜痰，反仄于气道，阻其升降之常度，于是喘促或来或去，不能平卧，饮食猝减，脉虚弦兼滑，舌苔腻黄中剥。乃气虚夹痰之候，久延非宜。

金苏子包，三钱　生牡蛎先煎，五钱　贡沉香八分　新会皮二钱　云苓四钱　旋覆花包，二钱　怀牛膝二钱　法半夏三钱　潼白蒺藜各三钱　冬瓜子四钱　白果取汁冲，七枚

二诊：昨从气虚夹痰例立法，夜来颇能安枕，黎明后喘平前服黑锡丹三十粒，喘势甫折，但或来或去，甚则肢冷自汗，脉沉滑小数，右关尺息止不调，舌苔白腻。肾气渐乏摄纳之权，以脉论，最防暴脱。仿肾气汤立法。

大熟地四钱　破故纸三钱　炒白术二钱　新会皮盐水炒，一钱五分　怀牛膝盐水炒，二钱　五味子八分　女贞子三钱　贡沉香五分　潼沙苑盐水炒，三钱　真坎炁研末冲，一条

另：金匮肾气丸二两，每服一钱五分，日两次。

三诊：昨服黑锡丹，喘平复剧，继进肾气汤加坎炁纳真元，喘势亦暂减，但仍动则气粗有声，倚息不得卧，惟肢冷自汗已减，脉之息止渐调，舌苔白腻已腐，午后略能咯痰。据此种种，足见宿痰甫化，肾气尚乏摄纳之权，仍用前方出入。

潞党参三钱　五味子八分　大熟地附片八分，煎汁炒，三钱　补骨脂三钱　陈橘皮一钱五分　潼沙苑盐水炒，三钱　贡沉香五分　怀牛膝盐水炒，二钱　淡干姜八分　炒白术二钱　青铅先煎代水，一两　真坎炁研末冲，一条

四诊：迭进温摄下元之剂，喘已大减，汗亦收，四末反清冷不和，脘闷得咯黏痰则舒，舌苔白腻，脉左部复觉息止。此阳已大衰，

不能敷布四末，根蒂欲拔，气不胜痰也。当守原方接服，冀其肢末先和为要。

　　大熟地三钱　新会皮一钱五分　附子片一钱　炒白术二钱　潼沙苑盐水炒，三钱　潞党参三钱　补骨脂三钱　怀牛膝一钱五分　五味子八分　淡干姜八分　上沉香人乳磨冲，三分　青铅先煎代水，一两　蛤蚧尾研冲，一对

　　五诊：午后两手清冷渐和，两足仍冷肿且木，大腑已通，舌苔转黄，脉息止复退，转浮滑带芤大，喘已平，动尚气喘，痰出渐多。脾肾真阳渐有敷布之势，惟根蒂未固，余痰未清，立法殊非易易。

　　大熟地盐水炒，三钱　镑沉香五分　补骨脂二钱　新会皮一钱　炙黄芪三钱　炒白术二钱　熟附片一钱　怀牛膝盐水炒，一钱五分　潞党参三钱　北五味八分　青铅先煎代水，一两

　　六诊：迭投温摄下元之剂，喘已见平，颇能安受，肢冷已和，脉不息止，惟虚滑不受重按，偶尔劳动又复喘逆，两足冰哮冷木肿，舌苔更腻。是肾气甫能归窟，摄纳之力不充。当清心调摄为要。

　　大熟地三钱　沉香炒，四分　姜半夏三钱　北五味八分　补骨脂二钱　怀牛膝二钱　熟附片盐水炒，一钱　炙黄芪三钱　潞党参三钱　新会皮一钱五分　炒白术二钱　胡桃肉三枚　青铅先煎代水，一两

　　七诊：三日来舌之黄垢苔已净，舌之前畔且有津润，脉小数，不复息止，但仍不时喘促，有汗，且阳缩肢冷，足肿而木。一派脾肾真阳将涣之象，阳不敛阴，阴亦无以敛阳也。姑用景岳培补真元法，用天真丹出入，以尽心力。

　　熟附片一钱　北五味八分　潼沙苑盐水炒，三钱　炒白术三钱　炙黄芪三钱　大熟地三钱　沉香炒，四分　补骨脂二钱　怀牛膝一钱五分　紫河车五钱

　　八诊：迭进温摄下元法，肢冷亦和，脉之息止转形小数带滑，喘

势略平，惟不时气逆喘促则不能安枕，心烦少寐，舌苔转黄少津，略有浊意。此肾气真阳已回，宿痰渐化，温补不宜过量，原方删去温热，略参清凉镇定。

南沙参三钱　北五味八分　杜苏子包，二钱　镑沉香五分　大麦冬三钱　新会皮一钱五分　煅牡蛎六钱　云神四钱　怀牛膝一钱五分　补骨脂二钱　胡桃肉三枚

高年患此宿疾，喘促或来或去，倚息不得卧，动则气粗，甚则肢冷多汗，脉或息止，舌苔白腐等，是为脾阳不运，饮食不化精微而化为痰浊；肾气不纳，冲气上逆，夹痰浊阻肺而成喘。故本案治疗的重点不在肺，而在脾与肾。其中前后共历八诊，除首方用降气化痰为主外，其余七诊，均以温肾填精与温运中阳为主，以使肾气摄纳，脾阳敷布，而根蒂先固，后议缓图之计。

本案的处方配伍方面有以下特点：一是用纳气归肾以控摄肺气之虚（熟地、破故纸配沉香、五味、金匮肾气丸等）；二是温纳肾气（熟地、附子、五味、沉香）与温运中阳（参、术、干姜）并用；三是温中回阳（干姜、附子）与扶脾助运（参、术）并用；四是温肾与益气（参、芪）并用；五是填补下元（先后分别使用坎炁、紫河车、蛤蚧尾）与镇定固脱（青铅、黑锡丹）并用。上述配伍种种，总的原则皆为温补脾肾而设。此外，在大队补益药中，常配行气（新会皮、沉香）化痰（半夏）之品，是为防其滋补而有滞气、碍痰之弊。

王男　先喘后肿，由两腿而上及少腹，囊大阳缩，不得平卧，小溲不利，大便燥结，切脉滑数鼓指，左手小数，舌红中剥。此肾虚其阴，脾衰其阳，气不化湿，湿化为水，肺气不能通调水道，下输膀胱也。当开上纳下，分利水道为先。

葶苈子糯米同炒，去米煎，三钱　北沙参四钱　桑白皮三钱　青蛤壳五钱　金苏子炒，二钱　怀牛膝二钱　大杏仁三钱　连皮苓五钱

泽泻二钱　旋覆花包，一钱五分　贡沉香人乳磨冲，二分

二诊：昨用开上纳下法，喘逆已减，颇能安枕两小时，脉之滑数鼓指亦折，舌心红剥亦较润，惟肢肿如故，阳事仍缩，小水不利，大便坚结，乃阴不上承、阳不下达之象。守原意更加润导之品。

北沙参四钱　黑苏子蜜炙，二钱　甜葶苈糯米炒，三钱　桑白皮三钱　青蛤壳五钱　连皮苓五钱　陈橘白一钱　陈橘络一钱五分　大杏仁三钱　泽泻二钱　怀牛膝二钱　木防己三钱　贡沉香人乳磨冲，二分

三诊：从阴不上承、阳不下达立法，喘咳日平，渐能安枕，囊亦流脂，其肿亦较减，惟水道仍不利，阳事仍缩，肢肿喘如故，腰髀痛，转侧维艰，大腑未通，脉数已平，舌心尚绛。一派脾阳气馁，湿化为水之据。当先滋阴通阳，分利二便。

北沙参四钱　巴戟肉一钱五分　怀牛膝二钱　桑白皮三钱　冬葵子四钱　汉防己四钱　黑苏子二钱　泽泻二钱　猪茯苓各四钱　胡芦巴二钱　川椒目炒开口，四分

四诊：昨易滋阴通阳、分利二便法，腑虽未通，夜分已能安枕，两腿肿势渐退，阳事仍缩，脉之弦滑日平，舌心仍红绛。可见阴虽略复，阳尚未通，气不化湿，湿化为水也。当守原意，更增通下。

淡苁蓉四钱　胡芦巴二钱　巴戟肉一钱五分　金苏子炒，二钱　北沙参四钱　怀牛膝二钱　泽泻二钱　大杏仁三钱　汉防己四钱　连皮苓五钱　冬葵子四钱　川椒目炒开口，四分

五诊：今日大腑仍未通，矢气而已，痰多而鸣，囊腿肿，阳缩，舌质较绛，脉复滑数。水湿泛滥于外，痰浊又蕴于中，阳不下达，阴不上承。姑用降气化痰、通利二便法主之。

北沙参四钱　大杏仁三钱　连皮苓五钱　竹沥半夏一钱五分　瓜蒌子打，四钱　净橘络八分　淡苁蓉四钱　怀牛膝二钱　金苏子炒，二钱　泽泻二钱　冬葵子四钱

六诊：今日大腑畅行两次，先燥后溏，脉之滑数顿减，水道未利，阳事仍缩，卧则痰鸣，腿囊流脂水，肿势步折，舌心红剥、根白中黄。阴气两亏，气不化湿，湿化为水与痰也。尚防复喘。

北沙参四钱　金苏子炒，二钱　旋覆花包，一钱五分　法半夏一钱五分　泽泻二钱　净橘络八分　青蛤壳五钱　连皮苓五钱　海浮石四钱　怀牛膝二钱　大麦冬二钱　冬瓜子四钱

七诊：服润肺滋肾、化痰利水剂后，大腑已行，小水仍不利，阳缩腿肿，痰鸣夜甚，脉数象渐平，滑不减，舌红起纹。水不上承，气不化湿也。以清养气分，兼化湿痰为事。

西洋参一钱五分　生牡蛎先煎，八钱　炙黄芪二钱　连皮苓五钱　金苏子炒，二钱　泽泻二钱　怀牛膝二钱　法半夏一钱五分　大麦冬二钱　陈橘皮一钱　冬瓜子四钱

八诊：今日大腑又复通，胃纳反减少，痰尚或多或少，水道较利，阳事仍缩，腿肿流水而渐退，腰髀仍时时作痛，脉数就平，舌根黄苔已化，转觉绛光少津。肾虚其阴，脾衰其阳之候。

西洋参一钱五分　连皮苓五钱　法半夏一钱五分　青蛤壳五钱　陈橘皮一钱　怀牛膝二钱　黄柏皮二钱　泽泻二钱　金苏子炒，二钱　大麦冬二钱　地肤子四钱

九诊：大腑通调之后，水道亦较利，舌质绛色亦减，而痰又复多，声嘶不响，胃纳亦不充，脉之数象虽平，惟按重则少力而有散意。高年阴气日耗，气不胜痰，须防痰随气壅也。

别直须二钱　怀牛膝二钱　生牡蛎先煎，八钱　金苏子炒，二钱　法半夏二钱　冬瓜子四钱　生诃子肉一钱五分　陈橘皮一钱　连皮苓五钱　泽泻二钱　炒谷芽四钱

十诊：今日痰鸣较平，夜分亦安枕，音嘶未亮，胃纳不增，腿腰流水之处红赤破溃，日夕作痛，转侧维艰，脉虽和滑，按之稍软而无

力，舌红且有光。阴气益亏，既不化痰，又不化水也。

别直须二钱　怀牛膝二钱　炒於术二钱　云苓四钱　黑苏子炒，二钱　泽泻二钱　姜半夏一钱五分　黄芪皮三钱　陈橘皮一钱

另：金匮肾气丸四钱，开水送吞。

本案先喘后肿，其喘是由肾虚不能摄纳肺气，脾虚水喘湿不化而溃肺所成；肿由肺虚不能通调水道，脾虚水湿泛滥所致。故一、二诊均以"开上纳下"为法，"开上"不是开宣肺气，而是泻肺降气，"纳下"不是骤用温补肾气，而是先予扶脾达肾，辅以化痰、利水。意在水从下利、气从上降，以缓喘、肿之急。由于证属上实下虚，故用糯米炒葶苈、人乳磨沉香，皆为防其治实碍虚之弊。迨至肺实之喘已减，肾中阴阳犹虚，水道通调失职之际，故三、四诊改从温肾通阳（巴戟天、胡芦巴）、分利二便（苁蓉、椒目、冬葵子）为主。药后阴渐复，阳未通（大便欲通不果、痰多而鸣），此时若投峻猛攻逐之剂，纵能祛病之实，而难免复损已虚之正，故立法仍以润通（苁蓉、瓜蒌子）、降化（苏子、半夏）为主，力求祛病而不伤正。六诊至十诊，虽然喘肿步退，大腑迭通，惜乎肾阴、脾气之伤（舌光无苔、胃疲、痰多）未能明显改变，因此这一阶段的治疗，处处顾及气、阴，防其气不胜痰，痰反壅气的突变。其立法处方：一为益气护阴（西洋参、参须、黄芪），一是降气化痰，以使标除本固，容待继续调治。

以上三例，俱为虚喘，但贺男是肺肾两虚，中阳不振，势将内闭外脱；余男为脾肾不足，真阳将涣，以至阴阳有"离决"之危，王男是由肾虚肺实，而至肾阴肾阳皆虚，最后为气不胜痰，痰反壅气。因此，治法上亦有区别：贺男以纳气归肾为主，佐以降气化痰，以使下元镇定，痰降气平，防闭脱于未然。余男以温肾填精与温运中阳为主，以使真元根蒂先固，脾阳敷布复职。王男是以泻肺降气、扶脾达

肾为先，以缓喘肿之急；继则一面补益肾中阴阳，一面降化痰浊与润通分利并用，以使肾中阴阳步复，痰浊、水湿从前后分消；最后是益气护阴为主，辅以降气化痰，力求标本兼顾。

（贺桐孙主编《贺季衡医案》）

冯视祥

哮喘肾虚虽为本，宣肺降逆每并举

冯视祥（1914~？），四川省中医研究院主任医师

析因论治，标本同求

哮喘每因素体不足，痰湿内蕴，外邪袭肺，触动伏痰，痰阻气道，肺失宣肃，气逆痰鸣，发为哮喘。

古今中医学家对于小儿哮喘的病因病机的论述基本上是客观实际的，与西医学对小儿支气管哮喘的病因认识有某些近似之处。但由于历史条件的限制，不可能把以肺部感染为主因的"小儿哮喘性支气管炎"与以变态反应（过敏）为主因的"小儿支气管哮喘"加以区分，从而在临床表现上以多痰多咳的"小儿哮喘性支气管炎"与少痰少咳的"小儿支气管哮喘"未予区分。因此，将两个不同哮喘病的主要病因概属为"痰"是值得商榷的。

小儿支气管哮喘的发作虽在肺，其实以肾虚为其根本，即"肾不纳气，气不归根"，紧紧把握"肾为气之根"和解决"肾不纳气"这个关键，用补肾疗法防治本病，其显效率颇高。临床体会："发时治肺"和以"攻邪为主"的原则，对于本病病程短和症状轻者可以收效，对于病程长而症状重以及持续性哮喘患儿疗效多不理想。从多年临床工

作中探索出"标本同治，宣、降、纳并举"的治疗原则，在平喘疗效上虽不及西药快，而持久性则较强，还可以缩短补肾疗程收到远期疗效。小儿肾虚多系先天性的，与成人人为的肾气损伤和久病伤肾（小儿亦有久病伤肾）有所不同；支气管哮喘由肾虚不能抗御外邪而发病，与慢性支气管炎病变在肺，久咳伤肾有所不同，支气管哮喘是气的宣、降、纳失常为主，与哮喘性支气管炎以感染且痰多的邪实为主有所不同。标病与本因处于相等的情况，故宜标本同治。

至于小儿肾虚的症状确不如成人明显，较大的儿童可询及有腰酸、脚软、下肢畏寒、夜尿多等肾虚症状；仔细望诊亦可查见方头，肋缘外翻，或身体矮小，或头发稀少色黄少华等肾虚迹象；若重审脉象，往往重按无力。根据辨病与辨证相结合，对那些虽无法诊察出肾虚症状的小儿，只要是反复持续性哮喘，便是肾虚不纳气所致，而同样运用上述的治法，亦能取得满意的效果。

一、温柔补肾，燮理阴阳

补肾之剂用温柔补肾法而略偏温，旨在增益肾元阳气而发挥其"纳气"的功用。选药以温和而不刚热之品，如胡桃仁之甘温、巴戟天之微温，以及补骨脂、淫羊藿温而不燥等；对于附片之大辛大温一般不用，或偶尔一用仍需配伍熟地、怀山药等具有滋补之性以制其刚热。至于第三阶段的补肾法，即偏阳虚者亦应兼顾肾阴的温柔法，自始至终遵守补阳不损阴的原则。因肾之精气，肾阴肾阳相互依存，肾之阴精是化生肾之阳气的物质基础（精化气），肾之阳气是产生阴精的内在动力（气生精）。支气管哮喘虽关系肾不纳气，如只着眼气为阳的一面，而忽视阴精一面，是不能调和阴阳于平衡而达到治愈目的的。

本病往往夜间发作较多，因此，在给药的次数上规定每日分早、中、晚和睡前4次服药为宜，特别要强调晚上临睡前给药，对于控制发作或减轻症状有一定的作用。

二、麻黄合葶苈，平喘效彰

祛邪平喘，临床每善用葶苈子、麻黄。选用麻黄是取其宣肺平喘，肺寒者则亦取其散寒之用，对部分患儿有使汗出增多的副作用，配伍白术可使汗出减少，但多数患儿不显汗多。苏子、葶苈子是降气平喘的有效药物，与麻黄配伍，一开一降相得益彰。但古人有认为这2种药是大泻肺气的峻猛之品，特别是苦葶苈不能轻易使用，或者只宜小剂量，或者需配伍大枣同用。在临床实践中曾审慎而大胆地尝试，经常使用，剂量较大，并未发生任何副作用。

小儿支气管哮喘在急性发病时，虽有外邪与痰的标实证，同时存在肾气不足的本虚证，形成上实下虚的病机，权衡标本均等，故在发病时宜从标本同治，攻补兼施，调气着手，宣、降、纳并举。间歇期多属虚证，宜补肾元以治其根本。在发病时分感热感寒，进行辨证施治。间歇期分二阶段以不同方法补肾。

肺 热 肾 虚

除支气管哮喘临床表现的症状外而兼见发热或发热已退，口渴、痰稠，唇红，咽喉红肿，舌质正常或红、苔黄薄或白，脉滑数无力。或见方头、肋缘外翻；或身体矮小或发稀、发黄少泽；或下肢软。治宜宣肺豁痰，清热平喘，补肾纳气。用一号平喘汤。

麻黄　杏仁　银花　连翘　女贞叶　苏子　苦葶苈　地龙　胡桃　淫羊藿　补骨脂　胡芦巴　甘草

热未尽者加生石膏；汗多者加白术；咳稍多加款冬花、枇杷叶；胸闷加旋覆花；病程长者酌选巴戟天、冬虫夏草、山药、熟地等一二味。

吉某 男，8岁。

因持续哮喘21天，于1973年9月10日来就诊。患儿自幼患哮喘，每因气候变化受寒热而发，本年8月20日因发高热后，每晚哮喘大发作，气急痰鸣，张口抬肩，嘴唇发绀，不能平卧。该厂职工医院诊断为支气管哮喘，注射庆大霉素，口服氨茶碱、盐酸异丙嗪片、泼尼松、四环素等3周，又服中药9剂，哮喘仍未得到控制，只能一时缓解。因而来就医。诸症如前，精神疲乏，下肢软弱，面色苍黄，舌质红、苔黄白相间，脉滑数无力。双肺满布哮鸣，诊为哮喘，属肺热肾虚。治以宣肺豁痰，清热平喘，补肾纳气。

麻黄 6g　杏仁 6g　银花藤 30g　连翘 15g　苏子 15g　葶苈子 15g　地龙 9g　橘红皮 9g　鲜女贞叶 30片　胡桃 4枚　补骨脂 12g　胡芦巴 12g　甘草 3g

煎3次和匀，分4次服，1日1剂（煎药法和服法以下同）。嘱其停服西药。上方连服4剂，5天内仅发作2次，症亦较前为轻，患儿可以入睡。

二诊：9月26日。咳嗽、浊涕、咽部充血，夜间多汗，此为痰除气畅而肺热尚未得清，肾气仍虚，上方加怀山药 30g。

三诊：9月29日。患儿于27日晚受凉，当晚哮喘又发作一次而轻，伴发热（体温 37.6℃），咳嗽加剧，鼻衄，双肺有干啰音，舌质红、咽部充血，仍以上方为基础，加重清热剂。更方如下：

麻黄 6g　杏仁 6g　黄芩 6g　银花藤 30g　板蓝根 21g　苏子 15g　葶苈子 15g　鲜女贞叶 30片　胡桃 4枚　胡芦巴 12g　瓜蒌皮 12g　补骨脂 12g　地龙 9g　甘草 3g

服上方3剂，哮喘5天未发。

四诊：10月3日。轻微咳嗽，吐黄稠痰，食少，汗多，咽部不红，舌质正常、苔微黄，此为肺经余热未尽。

麻黄 6g　甘草 6g　银花藤 30g　连翘 15g　麦芽 15g　苏子 15g　葶苈子 15g　鲜女贞叶 30 片　胡桃 4 枚　胡芦巴 12g　瓜蒌皮 12g　补骨脂 12g　地龙 9g　白术 9g

五诊：10 月 8 日。服上方 3 剂，哮喘一直未发，此肺热已清，标病得解。当日处以脾肾双补之方，嘱其连服 10 余剂，巩固疗效。随访 7 年，患儿哮喘一直未发。

肺 寒 肾 虚

除支气管哮喘临床表现的症状外而口不渴，吐白色稀薄痰，唇色正常或偏淡，咽部不红，舌质淡或胖有齿印，苔白或腻，脉平或略缓无力。或见方头，肋缘外翻；或身体矮小；或面色苍白；或发稀，色黄少泽；或畏冷；或下肢软；或夜尿偏多。治宜辛温开肺，降逆祛痰，纳气平喘。用二号平喘汤。

麻黄　杏仁　法半夏　陈皮　茯苓　苏子　葶苈子　白芥子　胡桃　补骨脂　胡芦巴　鹿角片　甘草

加减法：痰不多者去半夏、茯苓。病程长者加淫羊藿、锁阳、制附片、熟地、山药等一二味。

林某　女，4 岁。1973 年 11 月 7 日初诊。

反复哮喘 3 年加重 1 年，急性发作 1 天，患儿半岁时开始发生哮喘，嗣后每年秋季遇感冒即发，夜间尤甚，其症呼吸困难，喉间痰鸣，张口抬肩，不能平卧，嘴唇发绀，往往半夜就诊。既往曾用四环素、卡那霉素、泼尼松、氨茶碱、盐酸异丙嗪片等药，尚能暂时平息，近年来发作频繁，往往持续半月，间歇 1 周又发，以上药物效果不佳，急发时需注射肾上腺素可缓解一时，因而求治于中医。昨因气候骤冷受寒，当晚整夜哮喘，呼吸困难，不能平卧，偶咳吐白色泡沫痰。查体：双肺满布哮鸣音，舌质正常、苔白，面色灰暗，精神欠佳，可见方头，肋缘外翻，四肢欠温，脉滑无力。查血：白细胞 8.25×10^9/L，多核细胞 0.29，淋巴细胞 0.39，嗜酸性粒细胞 0.32。诊断：支气管哮喘。辨证：肺寒肾虚。治以辛温开肺，降逆祛痰，纳气平喘。

麻黄 6g　杏仁 6g　法半夏 6g　橘红皮 9g　茯苓 9g　白芥子 9g　地龙 9g　苏子 12g　补骨脂 12g　苦葶苈 12g　胡芦巴 12g　鲜女贞叶 20 片　胡桃仁 30g　甘草 3g

煎 3 次，和匀分 4 次服（以下同）。

二诊：11 月 10 日。服上方 3 剂，哮喘减轻，昨晚只发 1 小时，偶尔咳出黄稠痰。上方去白芥子，加黄芩 6g、大枣 15g。

三诊：11 月 13 日。患儿下半夜仍轻度发喘，但已可入睡，咳嗽。昨日腹痛，泻稀大便 5 次，肺部检查阴性。上方去大枣、补骨脂，加广木香 6g、黄连叶 12g、紫菀 12g。

四诊：11 月 17 日。服上方 3 剂，腹泻止，哮喘未发，微咳，白色痰。查血：白细胞 7.7×10^9/L，多核细胞 0.43，淋巴细胞 0.41，嗜酸性粒细胞 0.14，单核细胞 0.01。仍用 13 日方去广香、黄连，加山药 15g。

五诊：11 月 23 日。患儿自 15 日起，哮喘一直未发，不咳，精神好转，舌质淡、苔薄白。拟补脾肾治本以巩固疗效。

党参 9g　白术 9g　橘红皮 9g　法半夏 6g　胡桃仁 30g　巴戟天 12g　补骨脂 12g　甘草 3g

嘱服数剂。

1974 年 3 月随访，患儿四个多月来哮喘未发，平安越过冬季。查血：白细胞总数和分类计数均属正常。因不愿再服药，补肾法未予进行。随访观察 5 年哮喘一直未发。

1979 年 1 月以受寒哮喘小发作 1 次，给服二号平喘汤 1 剂而哮平，尽 3 剂后改用补肾法。

怀山药 15g　茯苓 9g　五味子 6g　山萸肉 6g　胡桃仁 30g　淫羊藿 10g　补骨脂 10g　胡芦巴 10g　熟地 10g　枸杞子 10g　锁阳 10g

嘱服 2 周。至今哮喘未复发。

第二阶段的治疗为脾肾双补。以六君子汤加胡桃仁、补骨脂、胡芦巴、熟地、枸杞子、锁阳等，连服半月。

第三阶段的治疗为补肾。以都气丸为基础方。偏阳虚者去丹、泽，加补骨脂、胡芦巴、枸杞子、锁阳等；偏阴虚者原方加枸杞、菟丝子。连服 1 个月左右。

郁文骏

平息发作亦需求本，七分治肺三分脾肾

郁文骏（1934~　），四川省中医研究院教授

发作期七分治肺三分脾肾

世医常遵仲景表不解不可治里之戒律，岂知本病发作，绝非单纯外邪之故，必内有窠臼伏饮，故单纯治肺，往往效不理想。临证首辨寒热虚实，分证不宜庞杂，七分治肺，三分治脾肾，总的法则肺气宜上宣下泄，脾气宜健运消积，肾气宜潜伏滋补，肺脾肾三脏同治。

发作期分清寒热，主方如下：

轻证

寒（实）证：三拗汤合二陈汤加巴戟天、胡芦巴、黑故纸、淫羊藿。

热（实）证：麻杏石甘汤合导痰汤加熟地、女贞子、枸杞。

重证

寒热分证基础方和加味不变，无分寒热均需再加葶苈大枣泻肺汤和"丹红饮"（即丹参、红花二味，为笔者验方），以加强泻肺、活血之功。

极重证

哮喘持续状态，伴有抽搐、神昏、紫绀的症状。其病机为风痰阻

塞，痰浊蒙蔽清窍，引动肝风所致，主因在痰，亟需大剂攻逐豁痰之剂，自拟息风镇喘汤主之。

麻黄　全瓜蒌　鲜竹沥　天竺黄　胆南星　钩藤　炒白芍　白僵蚕　地龙　生龙牡　鲜菖蒲　浙贝

同时化服控涎丹和金匮肾气丸、复方丹参片。

药有专功，只是每味药的专功古人多因复方应用，未知其详，但亦有认识到的，如平喘药之魁首——麻黄，清·陈复正《幼幼集成·哮喘证治》中说："哮喘为顽痰闭塞，非麻黄不足以开肺窍，放胆用之，百发百中。"在临证中对于平喘之品除必用麻黄外，还常加用白僵蚕、地龙、秦艽，意在白僵蚕善通络中之风痰，散窠臼之伏饮，又按现代药理之说，其所含的蛋白质有刺激肾上腺皮质激素入血的作用，间接能缓喘急；地龙所含之氮素也有抗组织胺治过敏和舒展支气管平滑肌的功效；秦艽能显著地降低毛细血管壁的渗透性，有抗过敏作用。以上三味是治疗哮喘的良药，协同辨证论治主方合用，互相增效，相得益彰。

按一般证治规律，发作期当治肺脾，攻字着手，何以同用补肾之品？有无引邪入里之弊？实则非也，热实哮喘，必见手足心热，两颧潮红，此为肾阴亏损，不能上承肺金，滋生内热，炼液成痰，继而加重肺气闭郁，哮喘重作；如系寒实证，必有面色青灰，肢冷多汗，乃为肾阳亏损之证，有是证用是药，亦不离辨证论治之规范。儿科病证，非独哮喘，寒热虚实错杂，数脏同病者甚为常见，故表里同治，寒温并用，攻补兼施亦为常用之法，特别是疑难顽证，此习儿科者不可不知。

缓解期益气健脾补肾敛阳

发作期证治大多数只有控制症状，能不能根治关键在于缓解期的调护与证治，要特别注意两点：一是因为患儿无急迫症状，医者务必向患儿家长说明继续治疗的必要性，同时方药剂型要简便易服，最好是丸散或浸膏，便于坚持治疗；二是要注意调寒温，节戒过敏性饮食，预防感冒。对于气候因子的过敏者，移地疗法受种种条件的限制，故治疗的目的在于改变患儿的过敏素质，消散窠臼伏饮和护卫固表，调节阴阳平衡等至关重要。汇集古今的证治方法或以益气固表治肺为主，或滋补脾肾为主，滋补之中，注重于脾？还是侧重在肾？补阴为主？还是补阳为上？临证经验诸法皆可取，关键在于因人而异，兹提出以下证治三法与方药。

益气固表法的应用：适用于患儿平素怕冷恶风，肤色欠红润，四肢欠温，多汗，脉舌二便如常而无热象者。常用方药以玉屏风散加生龙骨、牡蛎、炒白芍、北五味子。加此4味意在阳在外阴之使，阴在内阳之守，玉屏风散益气固表，龙牡、白芍、五味固精敛阳，相互为用，相得益彰，实为妙用。

健脾燥湿法的应用：适用于脾虚纳少便溏，体质瘦弱的患儿。健脾不用四君子汤呆补，重于运脾燥湿消痰，在临证习用张景岳的六安煎加炒莱菔子、厚朴。莱菔子理气消食运脾，与原方中白芥子合用，直消窠臼伏饮；厚朴与原方中杏仁合用，此乃仿仲景桂枝加厚朴杏仁宽膈降气运脾之法。

补肾敛阳法的应用：适用于无明显外邪而骤然易发的患儿，且多发于阴雨冬日夜间，或素有肢冷多汗，屡发屡止，越发越重之顽症。临证固然亦有素体（肾）阴虚的患儿，宜用麦味地黄丸者，不过十之一二；余多为肾阳虚的患儿，即素体脾肾阳虚之体，故以温补肾阳为主，此为根本。从临床实验筛选古方，考究古今药理，习用《幼幼集成》的补肾地黄丸（其中鹿茸昂贵可用鹿角霜加倍剂量取代）加紫河车。何以选用此方？因陈飞霞自谓："哮喘于未发之时，可预防之……

宜补肾地黄丸，多服自愈。"分析其药效，鹿茸温肾力强，内含生长激素，能促进生长发育，提高免疫系统功能。加紫河车意在补肾益精，既补肾阳而又能敛阳，且擅长于抗过敏。在临证应用，虽不能谓百发百中，但如坚持服用二三月，从此根治永不复发者，确非少数。

以上三法，其中补肾敛阳法是本病证治基本方药，若无他疾，或无阴虚征象者，宜应用始终。益气固表、健脾燥痰法用与不用，要视患儿发病起因、症状、素质而定，亦可数法合用，辨证立法是原则，关键在于精选方药，当以前贤经验结合新医药理、个人临床体验加减而定，不断精益求精，以提高临床实效为准则。缓解期治疗常需坚持服药 1~3 个月，汤剂不便坚持，以丸散浸膏或片剂为宜。

洪广祥

治肺不远温

洪广祥（1938~   ），江西中医药大学教授

洪广祥教授通过对慢性咳喘病的深入研究，提出"治肺不远温"的治疗原则。笔者随师侍诊，体会到"治肺不远温"是导师对张仲景"病痰饮者当以温药和之"学说的发展与深化。张仲景在《金匮要略·痰饮咳嗽病脉证并治篇》中指出了痰饮是咳喘病的基本病理因素，痰饮为阴邪，治疗当以温药和之，篇中共有条文 41 条，其中与肺有关的有 18 条，他脏影响肺而引起的咳喘有 9 条，可见痰饮与肺的关系极为密切。导师深刻体会到痰饮是咳喘病的主要病理基础，对于痰饮或痰瘀伏肺者，在用药方面总宜偏温，因为痰瘀为阴邪，慢性咳喘疾患以肺阳虚、痰饮内伏、痰瘀互结为主要病理基础，种种热象多为标证，故临证时，应排除对标象的顾忌，施以温散、温化、温补、温通等治本之方药，其具体运用主要有以下几个方面。

寒饮化热者，以温化寒饮为本

慢性咳喘疾患多以感寒而发，病程日久，虽有咳痰白黄相兼，舌质红暗、苔黄腻等寒郁化热证，但根据"治肺不远温"的原则，采用温化寒饮为主，同时根据痰瘀伏肺为慢性咳喘病的"夙根"，而辅以涤

痰祛瘀、利气平喘的方药治疗，临床用之，每获良效。

黄某 男，74 岁，1990 年 12 月 4 日初诊。

主诉：咳喘反复发作 4 年余。每年冬季易发，在某医院诊断为慢性支气管炎（单纯型）。近 1 周来因受寒后咳喘又作，经用西药抗炎、止咳等对症处理，效果不显。就诊时症见胸闷气逼，动则尤甚，咳嗽痰多，色白黄相兼，且白多于黄，不易咳出，咽痒，口干不苦，大便正常，舌质红暗、苔黄腻，脉弦滑。辨证：寒饮化热。治法：温化寒饮，佐以涤痰祛瘀，利气平喘。

生麻黄 10g　细辛 3g　干姜 6g　紫菀 10g　款冬花 10g　法夏 10g　五味子 10g　葶苈子 15g　青陈皮各 10g　牡荆子 15g　卫矛 15g　生甘草 6g

服药 7 剂，咳喘明显减轻，诸症悉减。再以原方出入 7 剂，咳嗽已愈，气喘减轻，后以温补阳气、益气养阴等法调服。

阳虚痰瘀化热者，以温补阳气、涤痰祛瘀为主。

慢性咳喘疾患缓解期多以阳气虚弱、痰瘀伏肺证并见，属中医"虚喘"范围，虚中夹实，故治以温补阳气以散痰瘀，虚实同治，待阳气渐复，痰瘀症状改善，继以温补肺肾之阳为主，缓收其功。阳虚之因，除与先天禀赋不足有关外，还与痰瘀伏肺伤及阳气和咳喘反复发作重伤阳气有关。阳气不足，无力温散痰瘀，痰瘀不去，重伤阳气，形成恶性循环。临床呈现阳虚证与痰瘀化热证并见时，而阳虚为其根本，故在温补阳气的基础上以散痰瘀，即收效甚捷。

喻某 男，63 岁，1990 年 12 月 11 日初诊。

主诉：反复咳喘 10 余年。患者缘于 10 年前无明显诱因出现咳嗽、咳痰，后受寒易发，冬季较甚。近 2 年来咳嗽明显加重，伴有气逼。在某医院诊断为慢性支气管炎（喘息型）。4 天前，因气候骤变寒冷，咳嗽夜间加重，痰白而黏稠，气喘，气短，在厂医务所诊治，给予乙酰螺旋霉素、盐酸溴己新片、氨茶碱等药口服，症状稍减。就诊时，咳喘仍存，且背部怯寒，唇暗，口干不苦，二便正常，舌红暗、苔黄腻，脉弦滑数。辨证：阳气虚弱，痰瘀化热。治法：温补阳气，涤痰祛瘀，佐以宣畅肺气。

生黄芪 15g　熟附子 10g　葶苈子 15g　小青皮 15g　广陈皮 10g　牡荆子 15g　生麻黄 10g　南杏仁 10g　紫菀 10g　款冬花 10g

7 剂。水煎服，每日 1 剂。

二诊：咳嗽、气喘减轻，痰量明显减少，但仍感背部怯寒，肢冷，舌偏红暗、苔薄黄，脉弦滑。续用上法加强温补阳气之品。

生黄芪 15g　熟附子 10g　桂枝 10g　茯苓 15g　白术 10g　炙甘草 6g　紫菀 10g　款冬花 10g　法夏 10g　陈皮 10g　葶苈子 15g　牡荆子 15g

7 剂。

三诊：咳喘控制，背怯寒减轻，肢末转温。此乃阳气渐复之象，续服上方 20 余剂，阳虚症状明显改善，仅活动后感气短，后续以温补阳气治之，配合复方参蛤片，每次 5 片。1 日 2 次，巩固疗效，咳喘年余未发。

时热证寒者，治寒不远温

所谓"时热证寒者"是指慢性咳喘患者夏季受寒而发病。此时气候虽属高温酷暑，导师仍严格遵循辨证论治的原则，凡是肺阳虚衰咳喘痰白者，虽病发于夏季，仍主张坚持"治肺不远温"的治则施以温散方药。

裘某　女，23 岁，1991 年 7 月 23 日初诊。

患哮喘 1 年余，每遇气候突变或感冒后易诱发，发作时氨茶碱、泼尼松等药可收暂时之效。近 1 个月前因外感又诱发哮喘，经西药治疗症状稍有缓解，但每天晚上均有发作。就诊时症见：阵发性呛咳，咽痒即咳，吐白黏痰，咳甚则喘，夜间尤甚，不能平卧，平素易感冒，口唇暗，二便正常，舌质红暗、苔薄黄腻，脉弦滑数。两肺听诊哮鸣音（+），诊断为支气管哮喘。辨证：寒饮伏肺，郁而化热。时虽盛暑，古人认为治热远热，导师认为本病的本质是寒，故治以温肺散寒。

生麻黄 10g　干姜 10g　细辛 3g　紫菀 10g　款冬花 10g　法夏 10g　葶苈子 15g　青陈皮各 10g　牡荆子 15g

每日 1 剂，水煎服。

二诊：药后第 1 剂咳喘明显减轻，且停服西药，次日哮喘未发，服药 7 剂，咳喘基本控制，能平卧，舌脉同前，两肺听诊哮鸣音（−）。效不更方，原方再进 7 剂。

三诊：咳喘控制，服药期间曾患感冒 1 次，哮喘有轻度发作，服上方约半小时缓解。现鼻塞，鼻痒，喷嚏频作，背冷，后以宣通鼻窍、温补阳气之剂，服药 40 余剂，感冒次数明显减少，哮喘近年余未发。

（赵凤达　蔡灿林　整理）

洪广祥

痰瘀伏肺哮喘夙根，治气为先蠲哮截喘

洪广祥（1938~　），江西中医药大学教授

一、痰瘀伏肺为哮喘的"夙根"

后世对哮证"夙根"的认识，多推崇朱丹溪"哮喘……专主于痰"之说，在治法上主张"专以祛痰为先"。个人认为，痰饮内伏并不是孤立存在的，它与气郁、血瘀往往互为因果，关系非常密切。因为宿痰伏肺，气机郁滞，升降失常，不仅会导致津液凝聚生痰，同时又因气郁痰滞，影响血液运行，出现痰瘀胶结不解的复杂局面。从痰与瘀的关系来说，痰可酿瘀，痰为瘀的基础，而瘀亦能变生痰水，形成因果循环。痰夹瘀血，结成窠臼，潜伏于肺，遂成哮证的"夙根"。如遇气候突变、饮食不当、情志失调及劳累等多种诱因，均可导致肺气宣降失常而引起哮证发作。临床呈现痰鸣如吼，气息喘促，甚则颜面、口唇、肢末青紫等痰瘀气阻见证。若哮证持续不解，呼吸加快，痰液变稠，又易形成"痰栓"，从而进一步加重痰瘀气阻的病理变化，出现以肺气上逆为标，痰瘀胶结为本的证候特点。经验证明，在利气祛痰之品中，加用活血化瘀药，常可提高平喘效果。这是因为活血药可助利气祛痰药以达气血畅行、肺络宣通的目的。

此外，痰瘀伏肺不仅是哮证反复发作的"夙根"，而且也是哮证迁

延不愈继发肺气肿，甚至是肺心病的重要病理基础。因此，确立痰瘀伏肺为哮证"夙根"的观点，对提高哮证的治疗效果，很有临床意义。

二、发作期治法及方药

余认为，哮证发作时，一般多表现为肺实证。反复发作，迁延日久，正气受伤后，常表现为邪实正虚证。但在发作期仍以肺实为主要矛盾，因此主张发作期重在治痰治瘀以平哮。个人经验，治痰治瘀要以治气为先，因为气顺痰易消，气行血亦活，从而达到痰消瘀散的目的。在方药组合上，根据《内经》"肺苦气上逆，急食苦以泻之"的理论，制"蠲哮汤"一方，具有较好的治疗效果。该方组成：

葶苈子 10g　青皮 10g　陈皮 10g　槟榔 10g　大黄 10g　生姜 10g
牡荆子 15g　鬼箭羽 15g

幼儿剂量酌减。水煎服，每日 1 剂，每剂煎 3 次，分上、下午及临睡前服用，连服 7 天。重证哮喘或哮喘持续状态，且体质尚好者，可日服 2 剂，水煎分 4 次服。哮喘基本缓解后，改为常规服药法。药后 1~3 日内，若解痰涎状黏液便，为疗效最佳的标志。哮喘症状完全缓解后，大便自然恢复常态。此方在一般情况下不必加减，如他症明显，可根据辨证酌情加药，如寒痰哮可加干姜、细辛；兼表寒加生麻黄、苏叶；热痰哮加黄芩、鱼腥草；有过敏性鼻炎或其他过敏症状者，加蝉蜕、辛夷或白鲜皮、地肤子；大便不畅者，大黄宜生用后下；稀溏者，大黄宜熟用同煎，剂量不减。

个人经验，哮证发作期即使有虚象，亦不宜急加参、芪或熟地之类补益药，谨防气机壅塞，使哮喘证候加重。此方适用于支气管哮喘急性发作或哮喘持续状态，亦可用于喘息型支气管炎急性发作期。凡哮喘痰鸣辘辘，或喘咳胸满，痰多不利等肺气壅实为主要表现者，均可适用。全方着眼于疏利气机，故用葶苈子、青皮、陈皮、槟榔、牡荆子泻肺除壅，俾气顺则痰降，气行则痰消。肺与大肠相表里，哮证病作，多因肺气壅滞而致腑气不通，以致浊气不降而上逆，又加重肺气之壅滞，而使哮喘难以缓解，故方中伍大黄以通腑气，腑气通则肺气自降。鬼箭羽活血祛瘀，且具抗过敏作用，与逐瘀除壅之大黄相配，更能增强行瘀之力。哮证之作，多为外感诱发，伍生姜既可外散表寒，又可内散水饮，且能防葶苈子、大黄苦寒伤胃之弊。全方合用，共奏泻肺除壅、涤痰祛瘀、利气平喘之功。

三、缓解期治法与方药

哮证初发，以脾弱者多见，少年儿童及病后续发者尤为突出。因此，哮证扶正应以扶脾为先，脾气健则肺气充，卫气固则抗御外邪能力增强；脾主运化，脾虚则湿从内生，聚为痰浊，上渍于肺，故实脾又是杜绝生痰之源的关键。哮证未发时强调扶脾，当然不排斥补肾的重要作用，如哮证患者肾虚证候明显，在治疗上又应注意补肾，通过补肾以实脾益肺。哮证肾虚以久哮不愈，反复发作或合并肺气肿者居多。其缓解期亦多为虚中有实，则既有肾失摄纳，又痰瘀伏肺等肾虚肺实证候。因此，在扶正过程中，要注意补虚不忘实，扶正不碍邪。力求补而不壅，滋而不腻，寒温适当，药源方便，易于坚持。在反复实践的基础上，制定出"食疗"与"药疗"并重的方法，运用于哮证缓解期的扶正固本，取得了较好的远期疗效。

1. 截哮蛋

制法：备瓦罐或瓷盆一个，留置健康人或患者自身的 24 小时尿液，取新鲜鸡蛋 7~10 枚，先在蛋壳上按顺序编号，然后浸入盛有尿液的容器内，尿液应高出蛋面约半寸左右，每天换新鲜尿液 1 次，连浸 3~5 天（夏季 3 天，冬季 5 天）即可食用。截哮蛋无特殊异味，患者乐于接受。

用法：每天早晨按编号顺序，依次取出截哮蛋 1~2 枚，洗净连壳煮熟，然后去壳空腹食用。每次取出鸡蛋后，应及时补充，并与原序号的尾数相连接。1 个月为 1 个疗程，连食 3 个疗程。

适应范围：用于哮证服蠲哮汤缓解后的患者。食蛋期间如遇哮证发作，可同时配合蠲哮汤治疗，毋须停食截哮蛋。平时对蛋类有过敏者忌服。

明·龚廷贤《万病回春·哮吼》记载："用鸡子（即鸡蛋）一个，略敲碎损，膜不损，浸尿缸内三四日，夜取出煮熟，食之神效。"余认为，鸡蛋经尿液浸泡后，不仅能扶正补益，且有活血祛瘀，治嗽疗喘之功能，实属哮证扶正固本的妙方。经临床验证，对青少年哮喘患者的远期疗效较好。

2. 截哮汤方药组成

生黄芪 10~15g　白术 6~10g　防风 10~15g　怀山药 15~30g　胡颓子叶 10~15g　牡荆子 10~15g　鬼箭羽 10~15g

水煎服，每日 1 剂。或研末制成蜜丸，每次 10g，日服 3 次。连服 3~6 个月。

一般不作加减，坚持服用全方，必要时可根据辨证酌情加药。如肾气虚者加菟丝子、山萸肉；肾阴虚者加女贞子、胡桃肉；肾阳虚者加巴戟天、补骨脂；瘀血证重者加地鳖虫、丹参。

用于哮证服蠲哮汤缓解后的患者，尤其对中、老年体虚气衰，反复易感者适用。亦可用于喘息型支气管炎缓解期患者。

本方为玉屏风散的变通方剂。针对哮证患者体虚气衰，易感外邪而设。方中用黄芪补气固表，白术健脾，补中焦以助肺气；防风助黄芪益气御风；怀山药益气补中、滋养肺肾，且有定喘宁嗽之功，与白术相配，增强实脾之力。哮证缓解期，虽虚多实少，但毕竟虚中夹实，痰瘀余邪未尽，遇气候骤变，极易引起病情反复。故伍牡荆子、鬼箭羽、胡颓子叶利气祛痰行瘀，补中兼疏，以防气机壅滞，有利于提高扶正固本方药的效果。

吴某 女，6岁，1977年10月26日初诊。

患孩4岁时因外感咳嗽，未彻底治愈而继发哮喘，每遇气候突变、感冒或活动增加均可诱发。发作时以夜间为甚，用氨茶碱、盐酸异丙嗪片之类药可收暂效。近1年来发作更加频繁，每月数次，常持续数天，并须加服泼尼松后方能缓解。本次发作已持续5天，中西药均难奏效。症见哮喘持续不解，胸满气急，昼夜不能平卧，喉中痰鸣辘辘，汗出透衣，颜面及口唇发绀，肢凉，大便不畅且少，不欲饮食，舌质偏暗、舌苔白黄而腻，脉沉细滑数，两肺满布哮鸣音。西医诊断为支气管哮喘急性发作，中医辨证为痰气哮。给予蠲哮汤3剂，每日1剂，水煎服。药后当日哮喘缓解，并解稀便3次，夹有多量痰涎状黏液便。3剂服毕，哮喘未作，听诊两肺哮鸣音消失，大便日解3次，色黄，未见痰状黏液便。继服蠲哮汤3剂。然后每天早晨空腹食截哮蛋2枚，连续食用3个月，其间每月加服蠲哮汤3剂，并嘱注意适寒温及饮食调理。经追踪观察10年，疗效巩固，发育如常。

洪广祥

肺胀重痰瘀

洪广祥（1938~ ），江西中医药大学教授

肺（卫）阳虚是发病基础

人体依靠肺阳产生肺功能，吸进清气，并与脾胃的水谷精微化合成宗气。宗气一经形成又是肺司呼吸的物质基础，肺阳虚则宗气不足，宗气不足则肺之物质基础匮乏。肺阳主治节，肺为相辅之官。人之气贯全身，呼吸平稳，水津布散与代谢，以及助心行血，溉养脏腑百骸，全赖肺阳之功用。肺卫之阳主卫外，抗御外邪侵袭人体。

肺（卫）阳虚则抗邪无力，易致外邪侵袭。外感风寒之邪，束缚卫阳，使肺阳不能向外宣发，易出现形寒怕冷。寒邪从寒化重伤肺阳，使肺阳益虚，则肺不能行使正常主气之功能。寒邪从热化，伤及肺阴，肺之物质基础受到克伐，阴损及阳，再伤及肺阳。外感风热，伤及肺卫，肺之气阳受到损伤，肺不主气则呼吸喘促。肺阳不足则斡旋乏力而气滞，不能升津散液，则津液停聚，凝而为痰，痰阻气机，气滞血瘀，痰瘀互结。

肺主一身之气，心主一身之血，久病肺阳受损，不能助心血，则心用不及，出现瘀血征象，因之谓肺（卫）阳虚是肺的发病基础。

痰瘀伏肺是肺胀的"夙根"

肺卫阳虚则外邪容易侵袭，引起肺功能失常，肺主气功能受到干扰，肺之气机逆乱影响肺津的正常输布。肺不布津则津液停滞，郁积成痰，痰浊壅肺，肺气受阻，气机不畅影响血液的运行，造成血瘀，痰瘀互结，形成因果恶性循环。正如《丹溪心法·咳嗽》篇说："肺胀而嗽，或左或右不得眠，瘀血碍气而病。"

慢性咳喘，久病肺虚，肺主气及升津布津功能受到干扰，水液调节紊乱，出现咳喘、咯痰、全身浮肿。肺病及脾，脾失健运，不能运化水谷精微，停津为痰，痰浊上渍于肺则为喘咳。脾为生痰之源，肺为贮痰之器，痰浊阻碍气机，肺气壅塞，气滞血瘀，同样形成痰瘀互结。

痰瘀"夙根"久伏于肺，平时只是伏而不动，影响肺主气及升津布液之作用。遇到外邪侵袭，"夙根"作祟，加之素体肺（卫）阳虚，则内外合邪，正虚邪恋，导致肺胀反复发作不易治愈。

心肾阳衰是心悸水肿的主要病因

肺部慢性疾患导致肺主气功能低下，难以吸清呼浊。久病及脾，健运无权，气血生化乏源，宗气不足。宗气不足，心之贯心脉而行气血功能减退，心主营运过劳，导致心悸。心阳不足，心失所养，心脏功能低下，水液不得下行，停于心下，水液上逆，亦致心悸。阳虚水泛，则出现颜面甚或全身浮肿。心阳不足，鼓动血脉无力，瘀阻血脉，"血不利则为水"，水饮泛滥肌肤亦致水肿。肺胀证发作期所致水肿，是在心肾阳衰的基础上感受外邪痰浊夹瘀壅肺，肺失通调水道之故。肾阳为全身阳气之根本，肾阳虚，同时还有肺阳、脾阳，甚至肝阳虚，心阳虚衰，心力不济，肾阳虚衰不能化气行水，出现全身浮肿。洪师认为心肾阳虚是心悸水肿的主要病因。

治疗总则：祛除外邪，截断病势；涤痰化瘀，去其"夙根"，断其再发；温补肺肾，扶助正气，防止复发。

洪教授治疗肺胀证分发作期和缓解期。

发 作 期

主要疏散外邪，祛除痰瘀，截断病势。

风寒外束，痰瘀伏肺：恶寒发热，鼻塞流清涕，咳嗽，咳多量白泡痰或白黏痰，气喘厉害，难以平卧，唇周及颜面发绀，心慌心跳，依靠输氧维持呼吸，脉浮弦滑数，舌质淡暗、苔白或白腻。治则：温肺散寒，涤痰祛瘀，宣肺平喘。

射干 15g　麻黄 10g　细辛 3g　干姜 10g　法夏 10g　紫菀 10g　苏叶 10g　杏仁 10g　葶苈子 15g　青陈皮各 15g　牡荆子 15g　甘草 6g　卫矛 10g　水蛭胶囊 6 个

痰热夹瘀壅肺，肺失宣肃：咳嗽痰黏黄，量多不易咯出，时或身热，喘急胸膨满，口干心烦，动则气促，面色晦滞，或面目浮肿，大便偏结，舌质红暗、苔黄或黄厚腻，脉弦滑或脉弦滑数。治则：宣肺泄热，降气平喘，涤痰化瘀。

生麻黄 10g　苦杏仁 10g　生石膏 30g　生甘草 6g　葶苈子 15g　青陈皮各 15g　卫矛 10g　金荞麦根 10g　生大黄 10g　天葵 20g　青礞石 20g　海蛤粉 20g　水蛭胶囊 6 个

阳虚水停，痰瘀伏肺：咳嗽气喘严重，不能平卧，需依赖输氧维持呼吸，形寒背冷，肢末发绀冰冷，咳多量白痰，胸闷心慌心跳，颜面甚或全身浮肿，尿短少，口唇暗紫，两胁胀痛。或伴有神识昏蒙，汗出肢冷。脉沉细或细涩，舌质淡暗或暗紫、苔薄白或白腻。治则：温阳化瘀，涤痰泄肺，利气平喘。

红参 10g　制附子 15g　茯苓 20g　白术 10g　炙草 10g　干姜 6g　葶苈子 15g　皂角 6g　法夏 10g　红花 10g　桃仁 10g

若神识昏蒙加菖蒲 15g、郁金 10g。

缓 解 期

主要是培补正气，涤痰化瘀，防其再发。

肺肾阴虚，兼夹痰热：咳嗽气喘，喘息张口抬肩，活动加剧，干咳或痰黏不易咯出，口干咽燥，颜面或颧部时有泛红，脉细数或细滑数，舌质偏红暗或深红、少津、苔薄黄或无苔。治则：滋补肺肾，兼清痰热。

熟地 15g　山萸肉 10g　种参 6g　麦冬 10g　五味子 6g　紫河车 10g　枸杞 15g　茯苓 20g　黄芩 6g　法夏 10g　枳实 10g　竹茹 10g

肺肾阳虚，痰瘀内伏：语声低微，气短难续，甚或张口抬肩，形寒背冷，肢冷汗出，胸闷心慌，脉沉细无力或细涩，或有结代，舌质淡暗或暗紫、苔薄白。治则：温补肺肾，兼祛痰瘀。

生黄芪 20g　制附子 10g　山萸肉 15g　仙灵脾 10g　仙茅 10g　菟丝子 20g　沉香末冲服, 3g　葶苈子 15g　椒目 6g　小牙皂 6g　鹅管石 20g　青礞石 20g

方中黄芪、附片合用，温补肺阳，广泛用于临床，效如桴鼓。

上述两型可同时配合使用洪师独创系列中药平喘固本冲剂，水蛭胶囊 3 个，2 次 / 日，以化瘀结、除痰瘀"夙根"；咳喘固本冲剂，1 包，2 次 / 日，补益肺脾；复方参蛤片 5 片，2 次 / 日，以纳气平喘。

肺胀是一种常见而又难治的病证，本病病位初期在肺，久而累及脾、肾、心诸脏。治疗重点应抓住一个"痰"字，肺部顽痰老痰不易去除，痰浊久羁气道，郁而化热而成痰热壅肺。痰浊停留气道，一遇患者抵抗力下降，则易滋生感染，且使用抗生素效果不佳。洪教授常喜用麻杏石甘汤加金荞麦根、天葵子、鱼腥草、七叶一枝花治疗肺部感染，疗效显著。若外感风寒引动痰瘀"夙根"，治用温肺散寒，常选用射干麻黄汤去五味子。急则治其标，缓则治其本，随时注意祛除痰瘀"夙根"，做到祛邪不伤正，扶正不碍邪。

（蔡灿林　整理）

胡翘武

痰气壅闭，峻猛蠲涤

胡翘武（1915~2002），安徽中医药大学附属医院主任医师

小儿支气管哮喘（以下简称"支哮"）多发病急，病情重笃，如痰涎壅塞过甚，呼吸急迫，每有气憋息止之虑。胡翘武主任于内伤杂病以平淡制胜著称，但遇危急之小儿"支哮"证，大胆择用峻猛蠲涤之品，参于升降气机、启闭壅遏方中，常收一剂知，再剂已之效。

诚如《证治汇补·哮病》所云："哮即痰喘之久而常发者，因内有壅塞之气，外有非时之感，膈有胶固之痰，三者相合，闭拒气道，搏击有声，发为哮病。"然其中"内有壅塞之气"，"膈有胶固之痰"为其主要发病机制。

升降蠲涤是消除气闭痰壅之大法

小儿之体，稚阴弱阳，染病之后，易虚易实，如若迁延日久，或治不如法，非阴阳日益亏耗，即痰浊壅遏更甚，虚实两极分化，故速启闭壅塞肺气，蠲涤胶固之痰，刻不容缓。方拟杨栗山《伤寒温疫条辨》之升降散化裁，去姜黄代以枇杷叶或金沸草。考蝉蜕轻升开肺，枇杷叶（或金沸草）肃肺宽胸，大黄通幽安里，僵蚕散结解痉，熔升降通散于一炉，使其斡旋上下，升降气机，壅塞之气可通，郁遏肺气

也即开达矣。且蝉蜕、僵蚕皆性平无毒，更具解痉缓急之用，于"支哮"百利而无一害。蠲涤胶固之痰，非王道难取近功，二陈、导痰、涤痰等方皆难奏捷，故径取性猛力专之猪牙皂、葶苈子、芫花、商陆、泽漆、白芥子等，配伍升降通散气机方，痰祛气畅相辅相成。

痰有寒热之殊，治有温凉之异

小儿"支哮"常随患儿禀赋之不同，寒热转化各异，痰热胶固者，当以苦寒之品泻涤，如李某即为痰热壅盛，葶苈子辛苦性寒，泽漆苦寒，为祛痰行水、泻热决壅之上品，为此证理想之药；桑白皮、鱼腥草、薏苡仁、黄芩等皆为清化痰热之剂，佐使上药协同取效。寒痰胶固者，则应辛热蠲逐，周某即为其代表证型，药取性温味辛之猪牙皂、白芥子以温肺豁痰、攻坚散结，当为首选之品，他如细辛、姜半夏等也有散寒化痰之用，而相辅为助。再如饮邪浸渍、贮蓄不化者，上药不中与之也，可予芫花、商陆涤蠲之。芫花秉花性而体轻扬，善逐上焦之水邪，故《本经》谓其主治"咳逆上气，喉鸣喘，咽肿短气"。商陆逐水消肿，善治胸胁积饮之患，二药合用，蠲饮力专，于小儿"支哮"之为饮邪久渍者其效甚宏。然此又当与温阳化饮之干姜、细辛、五味子、附片等为伍，方不失蠲饮涤痰、通阳化饮之旨，张某即为此种证型。故用药应视寒热而异，方能恰合病机，竣猛之品尤应如斯。

峻药缓投，中病即止

小儿"支哮"蠲饮涤痰均择性猛力专之品，且惟恐轻不济急，药量相对来说要重一点，稚阴弱阳之体，施以峻猛量重之剂，实乃"无粮之师利于速战"也。然煎服之时,定要嘱其家长分次缓投,1日2煎分为4~5次服用。一旦病情缓解,咳哮衰其大半者,上述之品或药味减半,剂量减半,或撤换他品,无使药过病所,戕害稚弱之正气。

如斯驾驭,虽峻猛之商陆、牙皂、芫花也变为缓投之品,量重之细辛、葶苈、泽漆也成为轻投之方,绝无流弊,是故孟浪之品不可孟浪服用也。

李某 男,5岁,1990年6月10日初诊。

其母代诉:1周前感寒,当夜即咳喘痰鸣,经治未控,症状日甚,第3日起气息急迫,呼多吸少,喉间痰声辘辘,满肺哮鸣音,"三凹"征明显,面颊潮红,口唇紫暗,额汗淋漓,口干喜饮,纳少便结,小便黄少,舌红、苔黄腻,两脉浮滑数。证属痰热壅盛,肺气郁闭。亟宜升降气机,清涤痰热。

葶苈子布包,10g 泽漆10g 大黄6g 蝉蜕6g 僵蚕10g 桑白皮10g 鱼腥草15g 薏苡仁20g 黄芩10g 枇杷叶10g

3剂。

二诊:药后腑气通畅,咳哮几无,痰鸣之声只于夜间可闻,口干,舌淡红,黄腻之苔渐化,脉浮细滑数。上方去大黄、泽漆,加芦根20g、南沙参20g。5剂告愈。

周某 女,4岁。1991年4月16日初诊。

其母代诉:"支哮"2年,冬春好发,此发2周,经治乏效。面色虚浮青晦,喉间痰鸣且痒,胸膈憋闷,抬肩撷肚,呼吸急迫,满肺哮鸣音,大便2日一行,小便清,舌淡暗润、苔白滑,脉浮弦数。此乃寒痰凝滞,气道闭阻。治宜升降气机,温蠲寒痰。

猪牙皂2g 白芥子6g 苏子10g 酒制大黄4g 蝉蜕6g 僵蚕10g 细辛6g 姜半夏10g 金沸草10g

二诊:服药1剂后即咳吐盈碗清爽,随之咳哮大减,尽剂基本向愈。继予上方去猪牙皂、酒制大黄、细辛，加白术 10g、橘红 6g、干姜 3g，白芥子减为 3g，3 剂，以健脾化痰善后。

张某 女，10 岁。1988 年 12 月 14 日初诊。

咳哮气急，胸憋痰鸣 1 周。患"支哮"6 载，每年数发，以冬季为甚，虽用抗过敏、解痉、消炎、镇咳药无显效，脱敏治疗也告失败。发辄迁延匝月不已，刻下正值症状严重阶段。患儿面目微肿，口唇青紫，汗出发湿，胸膈憋闷莫可名状，痰鸣之声可闻户外，咳逆甚时呼吸停止。纳差，口不干，夜不成寐，畏寒肢冷，溲少色清，舌淡润、苔白薄滑，脉弦滑数。证属阳虚之体，胸阳不振，痰饮溃肺阻络。亟宜蠲饮涤痰，升降通阳。

芫花 2g　商陆 3g　大黄 3g　金沸草 10g　蝉蜕 10g　僵蚕 10g　射干 10g　麻黄 3g　干姜 3g　细辛 4g　五味子 3g　生姜 5 片

3 剂。

二诊：药后二便通利，咳哮锐减，痰鸣声细，气息均匀，汗出止，肿消唇红。上方去商陆、大黄、麻黄，加桂枝 10g、茯苓 20g、附子 3g，以增通阳化饮之效，5 剂。

（胡国俊　整理）

王正公

汗吐下法治疗青少年哮喘

王正公（1912~1991），上海名医

著名老中医王正公老师，晚年专攻青少年哮喘，疗效卓著，尤以善用张子和汗吐下三法治喘著称，今掇其医绪，以窥一隅。

首重汗法

老师强调风为百病之长，首创"寒乃六淫之首"，更重"肺喜温而恶寒"之论。他说：哮喘病人体质多系过敏，气道呈高反应性，然在诸多致敏因子中，以对寒冷之过敏为最甚，故治疗哮喘首宜散寒解表、宣肺达邪，张子和所谓"凡解表者，皆汗法也"。此即顺其生机，祛邪外达，切忌寒凉止遏。他最反对一见咳嗽便用板蓝根、竹沥、猴枣、蛇胆、川贝之类，认为使寒邪遏伏于里，不能透达，是"舍本逐末，损脏腑之功能，逆固有之生机，即使伤风咳嗽小恙，每致迁延日久，成为慢性咳喘。外感失治、误治易成为内伤痼疾之理即在此"。并质疑喻嘉言轻改《内经》的"秋伤于湿，冬生咳嗽"为"秋伤于燥，冬生咳嗽"，以致"肺喜润而恶燥"的观点盛行。王老认为这个观点在肺痨家尚可适用，而对咳喘病人则非其所宜。即使是"秋凉外感，亦宜辛温宣透入手，切勿早用清燥润肺之品，以致留邪赌患"。其临床用药，常用三味辛散药（干姜、细辛、薄荷）、三拗汤、二虫止嗽散（王老自拟方：僵蚕、蝉蜕、荆防风、陈皮、紫菀、百部、白前、桔梗、甘草）及三子养亲汤（偏寒用白芥子，偏热改为大力子）。王老说：麻黄乃发汗大将、平喘圣药，合二虫有解痉平喘抗过敏之作用。他认为小儿之过敏乃"因病致虚，因虚致敏"，只要病邪祛除，生机恢复，过敏自愈。

蒋某　12岁，男。门诊号16173。1986年10月7日初诊。

患者有哮喘史8年，每逢秋冬及气候变化时发作。1周来哮喘发作较甚，服氨茶碱、气喘片未能控制。鼻塞流涕，喷嚏，咳嗽气急，胸闷，咯痰不畅，难以平卧，苔薄白而滑，脉浮细而数。风寒外束，痰饮内伏，肺失宣降。治拟疏风散寒，宣肺化痰平喘。

麻黄6g　杏仁9g　甘草5g　荆芥9g　防风9g　僵蚕9g　蝉蜕4g　炙苏子9g　莱菔子9g　白芥子4g　紫菀9g　百部9g　细辛2g

3剂后咳减喘平，再予原方去白芥子、细辛、防风，加白前9g、前胡9g、桔梗4.5g。连服14剂，哮喘完全平复。

活 用 吐 法

王老认为，咳嗽排痰乃是机体固有之防御功能，应该顺其生机，因势利导，要用排痰透达之法。他认为张子和的吐法是祛痰达邪的很好方法。他说张子和的吐法不仅是狭义的催吐，而是包括了"引涎、漉涎、喷气、追泪，凡上行者，皆吐法也"。王老喜用生莱菔子、桔梗、白前等药，视作吐法祛痰药。他引《本草纲目》李时珍语曰："莱菔子之功，长于利气。生能升，熟能降。生则吐风痰，熟则消积食。"桔梗亦有排痰催吐作用，只是力量较弱，桔梗、芦头则涌吐风痰之力更强。白前多用亦令人恶心。他发表"鸡羽探吐法治小儿痰喘"一文，介绍以鸡羽在患儿喉部卷动，促其呕恶，配合药物治疗，用治疗急性痰壅喘急而体质较强之患儿。一般来说，能吐出白稠黏痰，气急即能平缓。

童某 女，31岁。

有哮喘史20余年，每年春秋气候交变时发作，近几年日趋严重，四季发作，曾服用泼尼松较长时期，因担忧副作用而不敢续用。亦曾服用中药，未能控制发作。1990年11月就诊于笔者，曾给予小青龙汤、射干麻黄汤、麻杏石甘汤、定喘汤、麻附细辛汤及其他验方，几乎是每周换一方，皆不应。于1991年1月8日请教于王老：咳少而不扬，咯痰难出，胸闷气急，喉间痰鸣，头晕乏力，夜不安枕，纳谷不馨，苔薄滑腻，脉细弦略数。寒邪留恋肺卫，伏痰胶着胸膈，肺失宣肃之职。治以宣肺散寒，平喘化痰。

麻黄9g　杏仁9g　甘草5g　细辛3g　干姜5g　五味子4.5g　僵蚕9g　蝉蜕4g　炙苏子9g　莱菔子9g　白芥子4g　荆芥9g　桔梗4.5g　白前9g　紫菀9g

7剂。另生莱菔子30g捣烂，开水冲泡，温服，服后10~15分钟，以手指挖舌根助吐，过1小时再服上药。吐后痰涎较多而能出，药后当夜即能安卧，咳痰爽利，气急明显好转，第2天神清气爽，哮喘随之缓解。

善用下法

王老认为，从生理上讲，肺为水之上源，能通调水道，又与大肠相表里，两者关系极为密切。大肠责司传导，需依赖肺气之下降而排泻通畅。从病理上讲，大肠积滞不通也能影响肺气之肃降。当肺部有疾患时，调节水液平衡的功能就会失控，表现在咳喘患者出汗特别多，耗损大量体液；哮喘发作时，呼吸道内分泌的痰涎增多，呼吸加快，通过肺部蒸发消耗的水分要比平时大大增加。此外哮喘患者有不少服用氨茶碱，它的利尿作用，使小便增多，从而使肠中津液减少，而出现大便干结。且今独生子女大多偏食，蔬菜吃得少，由于纤维素的缺乏而影响肠管蠕动，也助长了大便的秘结，大便的秘结会影响肺气的清肃功能而导致哮喘症状的加剧。诚如《素问·五脏生成》所曰："咳嗽上气，厥在胸中，过在手阳明太阴。"这是老师善用下法的理论上的认识，也与老师深受张子和"凡积聚陈菀于中，留结寒热在内，都应逐去，宜用下法"之影响有关。据笔者初步统计，小儿哮喘患者大便干结者约占60%。老师早年用桃仁、郁李仁、麻仁、生首乌、生芝麻等润肠之品，而晚年则善用生军，并认为大黄本身有治喘作用。如《金匮要略》之厚朴大黄汤治支饮胸满，己椒苈黄丸治痰饮水走肠间，皆为治喘方；又如《千金要方·咳嗽》紫菀汤、五味子汤，这些治咳喘之方皆用大黄。故大黄治喘本是经典之法。王老亦很赏识《伤寒温疫条辨》中之升降散（僵蚕、蝉蜕、姜黄、大黄四味研末吞服），认为是一张有效而值得推广之好方。王老认为只要咳喘而痰稠之患者见有：①汗多，大便干；②舌尖红，口干；③脉数，大便干，即使患者每日有大便亦可用大黄，不必待便秘才用。他说大黄有消炎消积、清肠豁痰、凉血祛风、祛瘀通络等功用，不能把大黄单纯看成泻药，张子和的下法必须从广义角度去理解。

邓某　男，6岁。1991年4月7日来诊。

有哮喘史1年，前日食海鲜及西瓜，咳喘突作，来势急骤，急诊处理后稍见缓解，今日仍喘咳不止，大便如常，咯痰不畅，两肺听诊闻散在哮鸣音，舌红苔根白腻，脉细。

炙麻黄 5g　杏仁 9g　生甘草 4g　荆芥 5g　僵蚕 9g　蝉蜕 4g　大力子 6g　前胡 9g　桔梗 3g　莱菔子 9g　紫菀 9g　百部 9g　枳实 9g　生军

后下，6g

7剂。药后大便稍糊，哮喘控制。

王老说张子和的"良工之治病，先治其实，后治其虚，亦有不治其虚时"，对青少年哮喘来说是适用的，因为青少年毕竟体质较好，抗病力较强，恢复亦快。但对老年哮喘伴肺气肿、老慢支、肺心及体质虚弱者，应用攻法亦宜谨慎。急则主攻，中病即止，此即顺其生机，因势利导。缓则治本，宜邪正兼顾，不可纯补，以其内有伏饮，膈有胶固之痰，胸有壅滞之气。然反复发作肺气已虚，久病之人必累及脾肾，故当培本以复生机，亦不可不知。

（张家骏　王瑞春　整理）

王正公

因势利导制源畅流，防渐于微病求逆转

王正公（1912~1991），上海第二人民医院主任医师，上海名医

控制并逆转"慢支"和"支哮"向肺心病发展，可从以下几点入手。

治病必求其本

治病必求其本，是中医辨证论治的基本准则。治疗"慢支"和哮喘，是医也谈止咳、化痰、平喘，但采用的方法，不是就事论事地见咳止咳，见痰化痰，见喘平喘，而是"追本求原，审因论治"。中医在长期的临床实践中，进一步认识到抑止咳嗽的效果不好，相反会导致咳嗽迁延不愈，成为喘咳、喘肿之渐。所以先辈有云"咳无止法"。引起咳嗽的原因固然很多，但以外感为主，"老慢支"一般冬季发作，夏令小康；小儿哮喘发病多在气候寒暖交替以及突然受凉时。气管和支气管黏膜受风、寒、湿三气的刺激后，黏膜肥厚，痰涎分泌增多，引起咳嗽气急；暑、燥、火三气则可引起气管黏膜干燥，"慢支"在冬季发病的道理就在于此。掌握这些规律，对慢性呼吸道疾病的防治，有一定的意义。

关于治痰问题。中医把痰分得很细，有寒痰、热痰、燥痰、湿痰等。中医所谓"化痰"是从滋生痰涎的因素，辨别痰的性质，采取"因

势利导""制源畅流"的方法。"制源"就是减少痰液的来源，例如，由伤风感冒引起的痰多，给予疏表剂；由脾胃湿盛而痰聚者，给予健脾化湿剂。"畅流"就是对已经分泌的痰涎，加强气管黏膜的祛痰功能，使分泌物减少，咯吐爽利，气急胸闷就会缓解。同时继发感染也会因之而减少。

关于治喘问题，喘有虚实之分。实喘以祛邪为主，从痰论治，透其邪祛其痰，则喘咳自平；虚喘从心肾气血之亏论治。但亦可以见于感邪夹痰之证，乃本虚标实，宜标本兼顾，从先后论治，这些都属于治病求本之道。

顺其生机，因势利导

万物都有生机，以树木而言，顺其生机则茂，逆其生机则萎。人体的生机亦然。在正常情况下要"阴平阳秘，精神乃治"，"气血冲和，循行无间"。一旦罹病，生机受到破坏，医者要从整体入手，寻求并掌握脏腑、经络、气血各个系统之间的功能失调的因素，或祛邪，或扶正，顺其生机，以复常度。例如：从消化道而言，以下降为顺，上逆为逆（胃以降则和）。从呼吸道而言，以清肃为顺，壅阻为逆（肺主肃降）。一旦肠胃受病，或下痢腹痛，或便秘腹胀，治则以疏化通导，是顺应肠胃的生理机制以祛病邪；肺经受病而咳嗽痰壅，治宜宣肺祛痰，这是顺应呼吸道的生理功能。反之皆为逆，逆则病不愈。遗憾的是今人治咳，习用抑止，病虽不瘥，不以为害，无怪患"慢支"和哮喘者日多。不过问题不能一概而论，在咳喘急性发作时，适当止咳平喘以救急，亦未尝不可；如长期依赖扩张气管以平喘，麻痹神经以止咳，欲取得病情的逆转，往往事与愿违。

"因势利导"是中医学最根本的治则之一。八法中汗、吐、下三法是直接因势利导、祛病达邪的方法，邪祛则正安；和、温、清、消、补五法，则间接地调其偏胜以奏祛病达邪之效。实践证明，疏导的方法比抑止的方法要好，以呼吸系统疾病来说，透了邪则咳自止，豁了痰则喘自平。

上工治未病

《素问》云："圣人不治已病治未病，不治已乱治未乱。"降低呼吸系统慢性疾病的发病率，只有在其未形成喘咳、喘肿之前，特别在急性期邪气初感、正气未伤的时候，及早地透邪于外，方能事半功倍。

在治疗小儿呼吸道感冒时，如见咳嗽痰多，鼻塞流涕，常用《医学心悟》方"止嗽散"加僵蚕、蝉蜕，取名为"二虫止嗽散"。方中荆芥解表祛风，百部、紫菀理肺治咳；白前、陈皮利气化痰；甘草、桔梗开上宣肺，加僵蚕、蝉蜕以疏风解痉，化痰散结，共奏清轻宣透之功。咳而喘者加麻黄、杏仁；伴发热者加前胡、牛蒡子；有食滞者加莱菔子、山楂。如风寒见证较重者，加防风、紫苏；痰湿甚者加半夏、茯苓。总之，小儿用药要轻灵平稳，祛邪不伤正，取"轻可去实"之意。已成哮喘系由感冒诱发者，亦可用此方加减，如能及时宣透，哮喘症状每得以缓解。

此外，慢性呼吸系统疾病容易继发感染，须引起重视。症状为吐脓状痰，伴发热气急咳嗽，属于"风温"范畴，治宜辛凉解表、清肺祛痰。轻证用银翘散加前胡、桑叶、桑白皮、黄芩、蒲公英、鱼腥草、莱菔子等；重证用麻杏石甘汤加牛蒡子、前胡、银花、连翘、芦根、僵蚕以控制感染，待症状缓解后，再与清肺祛痰之法。

无论"慢支"与哮喘，在缓解期都要及时扶正培本，增强体力，以减少其发作。在缓解期，宜选用丸剂为治，药效稳定，又便于服用。冬令则用膏剂，以巩固疗效。

寒喘损及心肺

蒋某 女，70岁，1981年7月29日初诊。

患者于1950年秋起伤风感冒，过早应用寒凉润肺之剂，邪未透达，咳嗽迁延不止，逐步形成慢性支气管炎、肺气肿、肺源性心脏病。平时咳嗽咯痰不利，行动气急，每交暑令则喘咳大发。今年7月中旬发作，较去年提前3天。

诊脉沉细数，舌质淡，口唇色褐，咳嗽汗多，通宵端坐，痰多白沫，或如鱼冻，口淡不渴。证系久咳损肺，肺损累及心肾，心气虚则血行凝涩，肾阳衰则水饮不化，上射于肺，阻肺气之下降，是以喘闭不通。证情危笃，亟予益气温阳，以化寒饮，豁痰解痉，以平喘急。

熟附块9g　党参15g　桂枝9g　细辛5g　僵蚕9g　茯苓9g　甘草4g　麦冬9g　干姜3g　五味子4g　半夏9g　磁石20g

上方连服21剂，证情好转。前方增用熟地、丹参、当归、黄芪、淮小麦、玉竹，气血并调；去细辛、干姜，熟附块改为5g，继续调治，交冬令则进服膏滋。翌年夏令喘咳虽有小发，其势大减，随访3年，病情缓解，能从事家务劳动。

哮喘肺气虚风热

朱某 男，7岁，1983年2月15日初诊。

患儿在出生4个月时患肺炎，后在半年中连续发生肺炎4次，即成哮喘。每年在劳动节和国庆节前后发作，在周岁前因哮喘性肺炎住院达12次。小时乳癣多，平时鼻塞多涕，多嚏，鼻翼肥大湿润，面色少华，舌质红、苔薄白，脉细小数，病由客邪犯肺，失于宣达，邪郁化热渐至肺卫不固，一遇新感即引动宿恙复发。肺为娇脏，不耐邪侵。拟先宣肺透邪，佐以益气化痰之治。

南北沙参各 6g　炙麻黄 5g　杏仁 9g　甘草 3g　桔梗 3g　牛蒡子 9g　前胡 9g　僵蚕 9g　蝉蜕 3g　白前 9g　百部 9g　桑叶 6g　芦根 1 支　枇杷叶 6g

服上方 7 剂后哮喘即控制，连服上方 30 余剂，哮喘未发，仍有鼻塞多涕善嚏，脉细小，舌净质红，原方除牛蒡子、前胡，加辛夷，继续调治。当年"五一"节前后，哮喘未发。于前方中加入党参 10g、白术 10g、黄芪 10g、当归 6g、白芍 6g、麦冬 6g、五味子 4g 等益气养血、补肺培本之品，改为丸剂，以巩固疗效，随访 2 年，哮喘未发。

肺阴虚痰热壅阻

刘某　女，13 岁，1981 年 4 月 2 日初诊。

患者 2 年来因连续感冒咳嗽而哮喘，每于气候变化时发作，发作时先鼻塞打嚏，后咳嗽气急，喉间有哮鸣音，今已发作半月，夜间为甚，咳痰色黄，有腥味，气急不能平卧，口唇热疮，苔薄黄、舌质红尖刺，脉小数。禀赋肺胃火旺，风邪外侵，失于宣达，郁而化热，夹痰浊阻于肺络，呼吸升降不利。先拟宣肺透邪，豁痰定喘。

南沙参 10g　牛蒡子 10g　前胡 10g　僵蚕 10g　蝉蜕 4g　桑叶皮各 6g　百部 10g　紫菀 10g　杏仁 10g　甘草 4g　桔梗 4g　干芦根 15g

3 剂。

药后气急较平，胸闷得舒，咳嗽咯痰较利，痰色转白，苔化，舌质仍红，脉数减。原方加北沙参 10g、象贝 6g，续服 5 剂。随后原方加减调治，随访 2 年哮喘不发，体健，夏令参加游泳，亦未见异常。

以上 2 例，起病都在儿童时期，前者发病于肺部反复感染之后，辨证为肺阳虚而内有伏热；后者则发病于连续感冒之后，辨证为肺阴虚而内有痰热，皆由于客邪侵肺，早失宣透，邪郁肺系，逢气候交替，由新感而诱发，见证都属本虚标实，治则采取先治标后治本。总之对于这一类型哮喘的治疗，大致可归纳为三个步骤：一是宣肺以透邪，二是祛痰以平喘，三是扶正以培本。但邪正虚实之辨，缓急先后之治，须因人而异，不可执一不变。

（张家骏　王瑞寿　整理）

徐辉光

标本病证每同治，平喘尚需用达药

徐辉光（1921~ ），上海中医药大学教授

治标与治本相结合

徐师认为，哮喘的发病与持续时间的长短，与患者的体质虚弱密切相关。正气不足，抗邪力弱，是易感受外邪、诱发哮喘的原因；正气亏损，祛邪力弱，则哮喘持续发作的时间延长。这说明正气的盛衰，与哮喘的发作和发作时间的长短密切相关，而哮喘持续发作的患者都不同程度地显现出虚实夹杂的证候：既有痰涎壅肺，气道不利而致胸闷、咳喘的实证，又有脾失健运，胃纳不佳，饮食不能化为精微，反而留湿生痰，阻塞气道的虚实夹杂证，还有肾气不足、摄纳无权、气喘不平的虚象。对其治疗，如仅用祛邪宣肺、止咳平喘之品，只泻其实，不补其虚，则喘咳乏力，往往不易平复。而对邪实壅肺之证，也不宜只补不泻，如在祛邪宣肺、化痰平喘药中酌加补虚扶正药，补泻并用，标本兼顾，则哮喘易于平定，体力也易于恢复。因此，对哮喘持续发作的治疗，徐师尤其重视扶正补虚药的应用，以此来改善患者的体质，提高和增强机体的抗邪、祛邪能力。常用的补气药如黄芪、党参，补阳药如补骨脂、仙灵脾，补血药如当归、地黄，

补阴药如黄精、枸杞子等。这些药物经临床应用和动物实验，表明能明显改善机体的功能，控制或减轻哮喘的发作，缩短哮喘发作的时间。治标与治本相结合，是徐师治疗哮喘持续发作的一大特色。

辨证用药与辨病用药相结合

徐师强调辨证在哮喘用药上的重要性，认为哮喘主要与肺脾肾三脏的亏损、功能失调密切相关，而哮喘的发作必与外邪的侵袭有关。由于病人的体质各异，侵袭人体的外邪不一，故而常表现出寒热交错，虚实兼杂。因此，在选方用药时，就应根据辨证，既注重祛邪与固本结合，也须辨别外邪的性质，正虚的本质。

徐师对哮喘持续发作的治疗在十分强调辨证用药的同时，也非常注重结合辨病用药。西医学重视过敏因素在哮喘发病中的作用，因而在治疗上抗过敏、消除过敏原是一个重要而有效的手段。据此，徐师在辨证用药的同时，对一些表现出过敏症状的患者，选用一些已经现代药理研究证实的具有抗过敏作用的药物，如辛夷花、苍耳子、黄芩、僵蚕、防风、麻黄等，以改善患者机体的超敏状态和对致敏原的祛除。感染因素是导致发喘和哮喘持续发作的主要原因之一，因此，抗感染是治疗哮喘、消除哮喘持续发作的主要方法之一，贯穿于哮喘治疗的整个过程。徐师认为，哮喘持续发作致痰涎壅肺日久，必定化热，只要见到痰黏稠厚，不易咯出，痰呈黄色或白色，皆为热证，故他相当重视清热解毒药的应用，而且强调不但要用量大，而且要数味药联合使用，始能提高清肺泻热之效，但在具体药物的选用上，还应视病证的不同而有所区别。如咽痛、大便干结，常用大力子、蒲公英、山海螺等；大便溏软或稀薄，常用银花藤、条黄芩等。

辨证用药与对症用药相结合

徐师主张辨证用药与对症用药相结合，以提高疗效。引起哮喘的原因很多，但最终环节必须是各种因素引起痰阻气道，肺失宣降而致喘。哮喘持续时间的长短，与气道的通利、肺气的宣畅情况紧密相关。所以不管引起哮喘的原因是什么，化痰利气、宣肺平喘始终是治疗哮喘的一个必不可少的手段。因此，徐师在坚持辨证用药的同时，结合平喘专药的应用。常用的平喘专药有：麻黄、黄金子（黄荆子）、桑白皮、葶苈子、旋覆梗、紫苏叶等，视患者的病情和具体症状而选用。

徐师认为，麻黄，《神农本草经》即载是一味久经考验的平喘专药，平喘作用较强，对一般的哮喘都可应用，用量不必太大，成人不宜超过9g，而对心律不齐、高血压、冠心病等患者不宜用。黄金子的平喘作用不如麻黄，但也有良好的平喘作用，且无明显的副作用，可以代替麻黄，用量宜大，一般在15~18g之间。黄金子与麻黄配合应用，平喘作用明显增强，适用于哮喘发作较剧而持续时间长者。对一些不宜用麻黄的哮喘者，可以用紫苏叶代替。葶苈子泻肺平喘、利水消肿，对哮喘持续发作，喘促气急，痰涎壅盛，喉间痰鸣，大便干结的患者适用，但不宜过量久用，以免引起大便溏泻。桑白皮功同葶苈子，但作用缓和。他还常常酌用一些化痰药，如陈皮、半夏、茯苓、前胡等。对于热喘患者，徐师有时也选用地龙，但由于该药含异性蛋白，对有些过敏性哮喘患者会加重过敏反应，所以并不常用，即使用也不作为主药。在徐师治疗哮喘持续发作的处方中，通常有一味或两味以上的平喘专药，常以炙麻黄或黄金子为主药，或两药合用，再视病情选用一些其他平喘药。现代药理研究证实，上述平喘专药都有不同程度的抗过敏和松弛气管平滑肌的作用。

施某 男，29岁。1988年3月4日初诊。

咳喘余年，咳喘频繁，呈持续性发作，时轻时重，常送急诊。每天服用茶碱类、激素类药物。1周前咳喘剧烈发作，胸闷，气急，喘息，痰液黏稠，咯吐不畅，服用氨茶碱、激素、先锋6号，哮喘仍作，口干，乏力，纳减，二便尚调，苔薄、质红，脉细。证属痰热壅肺，气阴两虚。治以宣肺泄热、化痰止咳，佐以扶正固本、纳气平喘。

黄金子18g　炙麻黄6g　广地龙9g　云茯苓12g　鱼腥草30g　山海螺30g　条黄芩12g　南沙参15g　肥玉竹15g　全当归12g　大生地15g　生黄芪15g　熟女贞15g　生谷芽15g　生甘草6g

7剂。

复诊：药后喘即平，晨起胸闷不适，不服西药即可自愈，不咳，无痰，纳渐佳，二便正常，苔薄、质红，脉细。

继服前方。

患者以上方为基本方连续服用半年，哮喘基本控制，且停服所有西药。偶感冒，发热，喘也未发。随访3年，患者已能每天上班。

姚某 女，40岁。1987年11月19日初诊。

自幼即有哮喘，每值秋季则发病，近几年来病情加剧，喘无定时，每次发喘须用气喘片控制。平素常鼻痒，鼻塞，流涕，打喷嚏。本次作喘已10余天，入夜喘甚，早晚服用气喘片2片，伴咳嗽，咯痰，痰色白、质黏稠，胃纳欠佳，二便正常，苔薄白、质淡，脉沉细。证属虚实寒热夹杂。治以标本兼顾。

黄金子18g　炙麻黄6g　平地木9g　辛夷花5g　苍耳子6g　鱼腥草30g　银花藤30g　山海螺30g　条黄芩12g　制半夏15g　广陈皮9g　生黄芪15g　全当归9g　大生地12g　补骨脂9g　谷麦芽各15g　生甘草6g

14剂。连续服药2周，咳喘平复未发，鼻塞等症已除，停服所有西药。患者坚持门诊1年多，以上方为基本方，随访4年，哮喘未发，能正常工作。

综观以上两例，均以黄金子、麻黄为主药，结合化痰、清热、扶正药。但第 1 例患者无明显的过敏史和过敏症状，而有气阴两虚的表现，故用地龙配合黄金子、麻黄平喘，用生黄芪、南沙参、大生地、熟女贞、肥玉竹等益气养阴。第 2 例患者表现出明显的过敏症状，并有肾亏之象，故用补骨脂配合黄金子、麻黄平喘，用苍耳子、辛夷花等抗过敏。虽然两例的治疗大法基本相同，但在具体药物的选择上仍视患者的临床表现而有所差别。

（杨柏灿　整理）

李寿山

肺肾同调，虚喘大法

李寿山（1922~2013），大连市中医院主任医师

昔有"喘分虚实，哮辨寒热"之说，意指喘证重在治气。气有虚实，虚则不纳，实则气逆，皆能作喘，故宣肺降气即能平喘。哮证则不然，病根为痰，寒痰束肺，气逆不畅，热痰壅肺，痰随气升，皆能使气促痰升而哮喘，故治哮辨寒热，施以温清二法以治痰则哮可平。但临床上喘或哮均以呼吸困难为主症，皆有虚实之分，故常以哮喘并称，应以虚实辨治为法。

实证哮喘，其病在肺，宣肺、化痰、降逆最易平息，虚证喘哮，则病久及肾，且痰饮内伏而宿根难除，治疗颇为棘手。盖久病喘哮，本虚标实，虚者肺肾俱虚，实者夹痰伏饮，因而缠绵难已。

前人据"呼出心与肺，吸入肾与肝"之说。对呼气困难者重点治肺，吸气困难者重点治肾。治肺常用生脉散或五味子汤，治肾则用都气汤之类。验之临床有显效者，亦有不效者。体会此因纯虚者极少，且呼与吸皆困难者为肺肾同病。肺与肾为金水之脏，病则可互为因果，肺失宣降则气逆痰涌，肾不纳气则水泛为痰为饮，久之必肺肾俱病。

近年来西医倡用激素之类平喘，初则效如桴鼓，久则失效，且依赖激素而难以停药。激素类药久用莫不伤肾，病人常有背寒畏冷、面

目虚浮等特征，给治疗带来一定困难。因此治虚证喘哮，必须标本兼顾，肺肾同治。以五味子汤、都气汤、参赭培气汤化裁，拟方为固本平喘汤。

党参　五味子　熟地　山药　杏仁　生赭石　生龙牡

有寒饮者加细辛、干姜；有热痰者加鱼腥草、桑白皮；痰盛者加半夏、葶苈子。常有较好疗效，对激素依赖之患者尤效。

苏某　35 岁，1985 年 7 月 7 日诊。

患哮喘 10 余年，发病不分季节，经中西医药治疗初则皆有效，久则失效。每发病必用激素类药方能缓解。年复一年，病情愈来愈重，激素用量逐年增加，尚需配伍氨茶碱、肾上腺素吸雾剂、海珠喘息定等维持。近日因外感暑热而发病，用前药及抗生素仍不能缓解。诊见病人端坐呼吸，气短喘促，伴有微咳，痰黏色白难出。虽在炎夏季节病人仍感背恶寒怕风，不欲饮食，面部虚浮如满月，六脉沉细而数，两尺微弱。此肺肾俱虚，伏饮由外感而诱发。施以肺肾同治、标本兼顾之法。

太子参 20g　熟地 25g　五味子 7.5g　制杏仁 15g　葶苈子 15g　枸杞子 15g　青蒿 10g　生赭石 15g　生龙牡各 25g

水煎服。并停用西药。服药 2 剂，喘哮已缓，咯痰略畅，继进 6 剂喘哮大减，咯痰通畅，已能平卧。原方增减服至 20 余剂，喘咳已平，虚肿全消，饮食日增，诸症消失，嘱服丸剂以善后。

西洋参 50g　蛤蚧 2 对　紫河车粉 50g　生赭石 50g

为细末，炼蜜为丸。早、午、晚各服 3g，连服 3 个月，随访 1 年未见复发。

钟一棠

哮喘效方支哮膏

钟一棠（1915~？），宁波市中医院主任医师

钟一棠老师治疗支气管哮喘，从呼吸道、肠胃道或皮肤过敏而分别处方，效果亦佳，尤有一经验膏方患者缓解期或未发作期服用往往能减少哮喘发作或获根除。支哮膏方药组成：

党参 250g　百合 150g　当归 200g　紫菀 200g　冬花 100g　地龙 50g　甜苁蓉 200g　补骨脂 150g　鹅管石 150g　浮海石 150g　甘草 20g　陈皮 30g

煎制方法：将药物浸入约 3~3.5kg 水中过一宿后用猛火煎，沸后约半小时将药汁倒出，再加水 1.5~2kg 煎，约沸后半小时止，把前后两次药汁相和，用双层纱布过滤，再煎至极沸，另外用猪肺 1 只洗净后浓汁和入，待再沸加入冰糖 0.75kg，边加边搅以免沉淀，2 小时即可浓缩成膏。

每日 3 餐后，开水送服 1 匙。

董漱六

哮喘三方，截哮定喘

董漱六（1916~ ），上海市第二人民医院主任医师

一、加味紫金丹

加味紫金丹药物组成：

白信　白矾　杏仁　蝉蜕　陈皮　马兜铃　甘草　沉香　银杏肉

制服法：上药共研细末，用桑白皮煎汤，水泛为丸，如芝麻大。食后温开水送服。

适应证：本丹（丸）适用于支气管哮喘、喘息性支气管炎及慢性支气管炎急性发作之属于寒哮实证。

本方为1956年上海市第二人民医院开设哮喘专科门诊、病房时自制备用之品。系在南宋许叔微《普济本事方》所载"紫金丹"基础上增加清肺化痰、降气定喘类药物，可减轻白信的毒性而不损其平喘之功。原方由生白砒、淡豆豉组成，系治疗寒哮之良方，为历代医家所喜用。然白砒（白信）为大热大毒之品，内服有劫痰定喘之功，对寒实哮喘急性发作确有显效，用之得当，力专效宏。《本草纲目》载："凡痰疟及齁喘用此，真有劫病立地之效……寒痰湿痰被其劫而怫郁顿开。"然而，若超量误服，则危殆立至，因此，必须严格掌握剂量，不宜久服。久服在血液中有毒性积累作用。

本丹（丸）对热哮、虚哮必须根据临床辨证，适当配用汤剂。对严重肺气肿及活动性肺结核者禁用。本院曾用于门诊病人 80 余例，住院病人 30 例，疗效显著，无 1 例出现副作用。

闵某 女，27 岁，1956 年 10 月 3 日入院。

患者幼年有奶癣史，平素经常感冒，咳嗽反复发作，日久而成哮喘，已 20 余年。近年来病势加剧，哮喘发作不分季节，入秋为甚。常服氨茶碱、泼尼松及抗生素类药物，均难以控制，近因感受风寒引动宿疾。症见咳逆倚息不得卧，胸满气窒，痰呈白沫，咯吐不利，额汗面㿠，舌苔白腻而滑，脉形濡滑而数，证由寒邪外侵，痰湿内蕴，痹阻气道，肺失宣降。亟宜宣肺达邪、化痰定喘，治拟加味紫金丹、射干麻黄汤合苏苈丸加减。

处方：净麻黄、射干、杏仁、白芥子、苏子、葶苈子、厚朴、半夏、干姜、五味子、枳实、制南星、鹅管石。另紫金丹吞服。药后哮喘即平，咯痰爽利，胸闷得宽，脘腹痞胀减轻，肠鸣音亢进，矢气频作，大便日行一次，先坚后溏，夹有黏液，夜寐得以安枕。药已奏效，即制其小剂续服 5 剂而愈。继以益气健脾、和胃化痰之剂调治，以巩固疗效。

二、导痰定喘汤

导痰定喘汤药物组成：

麻黄　射干　杏仁　厚朴　苏子　葶苈子　制半夏　陈皮　茯苓　甘草　枳实　胆星　鹅管石

制服法：上药用水浸泡 30 分钟，煎沸后约 10 分钟加入麻黄再煎 5~8 分钟，过滤取汁约 200ml，加水适量煎第 2 次，取汁 150ml 左右。每日 1 剂，分 2 次于饭后温服。

适应证：外感风寒、内有痰湿之咳喘证。

本方由射干麻黄汤合导痰汤加减化裁而成。全方既能宣肺达邪、下气定喘，又可理气宽胸、化痰导滞，具有宣上导下之功。患者药后每获咳畅痰利，大便畅行伴有黏痰俱下，随之胸宇得宽，哮喘自平，腹胀渐消，纳谷渐思之效。若症见心烦口渴、痰黄者，去厚朴，加生石膏、桑白皮；若痰白呈泡沫状，去茯苓、甘草，加干姜、细辛；若咳甚胁痛，去葶苈子、厚朴，加白芥子、橘络。

徐某 男，30岁。1986年12月4日初诊。

哮喘10余年，每逢秋冬之交必发，近感外寒引动宿恙，症见发热咳嗽，痰鸣辘辘，咯吐不利，痰白呈泡沫状，面色白，口黏乏味，纳呆便艰，舌苔白腻，脉濡细滑。证系外感风寒夹痰湿阻于肺胃，肺气壅滞，升降失司，治拟宣肺散寒、导痰定喘。

处方：麻黄、射干、杏仁、厚朴、苏子、白芥子、干姜、细辛、枳实、胆星、半夏、陈皮、鹅管石。2剂后哮喘即平，咳痰较利，纳谷渐思，大便先坚后溏，夜寐安枕，苔腻初化，脉象濡滑，再拟上方出入调治1周，诸恙均平。

三、参蛤麻杏膏

参蛤麻杏膏药物组成：生晒参（或党参），蛤蚧，麻黄（去节），杏仁，炙甘草，生姜，红枣，银杏肉。

制服法：生晒参另煎，收膏时冲入；蛤蚧去头足研末，冲入收膏；余药加水浸泡一宿，浓煎3次，去渣，滤取3次清汁再浓缩，加入冰糖500g收膏，瓶装备用。每日早晚各1食匙，开水冲服。不分男女老幼，常年均可服用。服药期间，切忌烟、酒、红茶、萝卜、鱼腥一切过敏食物、辛辣之品、生冷瓜果。若伤风积食，暂缓数日再服。

适应证：支气管哮喘缓解期，慢性气管炎伴有肺气肿者的调理期。

本膏由参蛤散、三拗汤加银杏肉、姜、枣组成。蛤蚧补肺气、益精血、定喘止嗽，合人参、银杏肉则定喘之功尤著。三拗汤宣肺平喘，以清余邪。姜、枣和中。全方益气固本，平喘止嗽，扶正祛邪，标本兼顾，寓治于补，以冀根治宿疾。

倪某 女，16岁。1977年10月31日初诊。

哮喘得自幼年，反复发作，久治不已达10余年。形体羸弱，面㿠少华，自汗恶风，神倦乏力，白带绵绵，月事不调。今值气候突变，哮喘复发，咯痰不利，胸闷气窒，端坐喘息，不得安枕，舌质淡、苔薄白，脉濡滑。急性发作期以宣肺化痰平喘为主。喘平后以参蛤麻杏膏调治，服膏两料，哮喘从此未发，面色红润，月事已调，白带减少，体健神旺，俟后考上大学，随访观察近10年，疗效巩固。

（王瑞春　张家骏　整理）

徐仲才

攻邪治标别寒热，妙在化裁小青龙

徐仲才（1911~1991），上海中医药大学附属龙华医院教授

对于哮喘一证，发病时应当辨明寒热，祛邪为先，久延体虚，也要注意扶正。明张景岳对此有较好的发挥，如提出"未发时以扶正气为主，既发时以攻邪为主"，在处理扶正与攻邪两者的关系上，主张攻补兼施。徐氏指出哮喘发久，"气无不虚，故于消散中宜酌加温补，或于温补中宜量加消散"。又反复强调扶正固本的重要性，指出"此等证候，当倦倦以元气为念，必使元气渐充，庶可望其渐愈"。显而易见，徐氏对于哮喘一类疾病，主张标本并治，强调治本为主。而所谓标本与脏腑虚实相联系，以哮喘言，客邪是标，脾肺肾三脏之虚为本；从脏腑言，其标在肺，其本在脾肾，这里所谓"其标在肺"，实际为"邪客于肺"。在治疗哮喘时，往往看到合并感冒，用祛风散寒、宣肺解表法，这是治肺之实，为治标；如见有明显体弱，加用补肺益气法，这又是治肺之虚，为治本。一般来说，在发病时，要辨明寒热，攻邪治标为主；缓解时，要审察何脏之虚，扶正治本为主。因此，对于哮喘一证来说，寒热不可不辨，虚实也不可不究。

寒喘往往比热喘为多见，而寒喘兼阳虚者又常见于反复发作的顽固病例。

在临证中所见到寒喘病例，或名冷哮。发病时喘促气急，喉有水

鸡声，痰色白而清稀，胸膈胀闷，面色晦滞，口不渴，舌苔薄白或白腻，舌面滑润，水分多，脉弦滑或浮紧，此属寒实之证。治宜温肺化饮，如射干麻黄汤、小青龙汤二方在临床上用得较为广泛。一般用治寒喘，往往可取得较好的疗效。以小青龙汤为例，其具有温肺平喘、镇咳化痰的功效。徐氏体会：

（1）方中麻黄是宣肺平喘主药，不要拘于"麻不过钱"（约等于3g）的说法，适当增加剂量，力克病邪。麻黄有生炙两种：生者发散力较大，宜先煎去沫。水炙则表散力缓，若不须表散，则用蜜炙。对于成人哮喘，生麻黄一般用6~9g，炙麻黄一般用9g左右，个别酌情增加剂量。按一般常规，小儿剂量应根据成人剂量酌减。小儿哮喘病变较为迅速，兼之体质多见虚弱，"无粮之师，利在速战"，故应根据病情需要，不失时机地运用麻黄以宣肺平喘，但要参照成人的常用剂量，即使个别顽固病例需加大剂量，也只能在取得疗效的基础上逐步增加。

（2）本方以麻黄、干姜、细辛、五味子、半夏、甘草6味为常用之药。在有表热的情况下加用桂枝、芍药，但喘而无热者可不用。

（3）方中细辛可散寒镇咳，一般用量3g，有人认为细辛过量服用时神经系统可有先兴奋后麻痹的副作用。细辛又是一味引经药，与附子等药同用，可引他药至少阴肾经。如太阳病兼有少阴病症状，发热恶寒，脉反细虚无力，用麻黄附子细辛汤，既取麻黄以解表，又取附子以温经强心。临证每以麻黄附子并用治哮喘。

（4）本方组成特点，既开且敛，有张有弛，共奏平喘之功。

（5）如痰浊壅盛、咯吐不爽者，可减去五味子之收涩，加用三子汤，即苏子、白芥子、莱菔子以降气豁痰。有的人不喜用白芥子，因为气味辛辣，有刺激性，但其豁痰作用较好，多数病人还是可以接受的。莱菔子有异味，一般常不用，但本药还具有消导食积、通利大便之作用，为其长处，应当酌情选用。

（6）哮喘病人常伴有气管炎，经常咳嗽痰多，如辨证属寒痰者，应用本方尤为相宜。

先生认为，小青龙汤中干姜、五味子用以除咳，但在有外感新邪时，应先用干姜以散寒温肺蠲饮，待外邪除去后，再用五味子敛肺气止咳，否则会咳痰不爽。东垣曰："治嗽必用五味子为君，然有外邪者骤用之，恐闭住其邪气，必先发散之而后用之可也。"在临床上如此应用多能收效。

先生认为，熟附片有扶阳散寒的功能，因此，在小青龙汤中加入熟附片以治疗哮喘（寒喘）和慢性支气管炎。此类患者往往脾肾不足、阳虚失运而致痰湿内盛。如遇外邪，引动痰浊，便阻遏肺气。本病标在肺，本在脾肾。尤其是高龄患者，肾阳亏损明显，肾气失纳，气不归元，病情日趋严重。此时，若在小青龙汤中加入熟附片这味温肾扶阳之药，可振奋一身之阳，增强机体的活动能力和抗病能力。

诚所谓"附子，以其禀雄壮之资，而有斩关夺将之势，能引人参辈并行于十二经，以追复其失散之元阳，又能引麻黄、防风、杏仁辈发表开腠理，以驱散其表之风寒"。

二陈汤，是健脾燥化湿痰的良方。苏子、白芥子和莱菔子组成三子养亲汤，功用降气化痰，特别是白芥子豁痰作用强。

小青龙汤与之配伍用于寒痰壅滞、咳痰不畅的患者，每每收效。但是苏子、莱菔子均有润肠作用，故大便溏薄者不宜应用。如患者脘闷苔腻，痰湿内蕴，则在小青龙汤温化痰饮的基础上配用平胃散，以苍术燥湿健脾，川朴散满除胀，并加强燥湿化痰之功。

哮喘和慢性支气管炎病程长，反复发作，很难根除。先生认为，一般来说，发作期以攻邪治标为主，缓解期以扶正固本为主，常用党参、白术益气健脾，熟附片、仙灵脾、补骨脂等温肾纳气。患者如能坚持服药，定能收到好的效果。

于某 女，34岁。1983年12月初诊。

自幼哮喘，每于春秋发作。发作时大汗淋漓，不能平卧，咳嗽剧，白痰多。病情严重时，静脉注射氨茶碱、地塞米松也无疗效。本次遇冷后大发作，西药无效。症见面色㿠白，口唇青紫，舌淡胖、苔薄白润，脉细数。治拟温肺化饮平喘。

生麻黄 9g　白芍 12g　干姜 4g　细辛 3g　半夏 9g　陈皮 6g　白芥子 12g　苏子 9g　川椒目 9g　熟附片先煎，12g　甘草 6g

3剂后复诊，咳喘明显减轻，汗亦减少。又服7剂，症状基本控制。缓则治其本，又治疗数月，嗣后再没有大发作。

程某 女，31岁。1980年4月初诊。

自幼哮喘，一年四季均发作，常服氨茶碱、泼尼松，不能工作。满月脸，舌淡胖，脉细。拟小青龙汤加减。随病情缓解，渐增补脾肾之药。

生麻黄 6g　干姜 3g　细辛 3g　半夏 9g　陈皮 6g　茯苓 12g　五味子 4g　熟附片先煎，12~24g　仙灵脾 9g　补骨脂 12g　党参 12g　白术 12g　甘草 3g

经治疗3年后，不仅复工，还参加业余夜校学习。每有发作先兆，服氨茶碱即能缓解。

徐师在总结徐小圃、祝味菊两位中医前辈治喘经验的基础上，多次指出："小儿和成人哮喘的共同特点均以内因（体质因素）为主，与肺脾肾三脏虚弱有关，尤以肾阳亏损占有重要地位"，"小儿哮喘患者于发育后往往向愈，与肾气充盛有关；中年以后，肾气日衰，气不归元，多不易根治。"基于以上论点，徐师对治小儿哮喘重视整体观念，见微知著。一旦遇有阳虚征兆，即相机应用温阳益肾之品，旨在振奋全身各脏器的功能，增强机体的活力和抗病能力。

徐师治疗小儿哮喘擅用仲景方，当发病之时，首辨寒热，消息治之。偏寒多用小青龙汤、射干麻黄汤；偏热多用麻杏石甘汤等。以小青龙为例，首载于《伤寒论》《金匮要略》，历来视为治疗寒喘名方。徐师临证中屡屡用之，但师其意，不泥其迹。徐师处方中用熟附子，每嘱病家先煎 15~20 分钟，可使毒性大大减少，有效成分仍然保存。一般小儿剂量在 6~9g 左右。为增强温肾纳气的功效，常在上述方剂中加用局方黑锡丹 6~9g 包煎。该丹成分除黑铅、硫黄外，尚有附子、肉桂、胡芦巴等温肾药物共 12 味方书载称可医治"真阳暴脱，阴火冲逆，痰喘昏迷，四肢厥冷"等危症。

　　方中麻黄、干姜、细辛、五味子、半夏、甘草六味为常用之药，具有温肺镇咳、化饮止呕、纳气和中的功效。只在有表热情况下加用桂枝、白芍，对汗多患者去桂留芍。六味药中又以麻黄为平喘首选药物，但不袭蹈前人"麻不过钱"（约等于 3g）之说。徐师临证经验是，小儿哮喘病变较为迅速，兼之体质多见虚弱，"无粮之师，利在速战"，根据病情需要，应不失时宜地重用、多用麻黄，以宣肺平喘。但要参照成人常用剂量（4.5~9g），对小儿个别顽固病例，可在取得疗效的基础上逐步增加剂量。哮喘患者常伴有支气管炎，经常咳嗽痰多，如辨证属寒痰型，应用本方尤为相宜。曾于乙卯夏治一六龄女孩，襁褓中患有乳癖，出生七八个月后即发哮喘。每年除夏季外，每月均有 2 周发病。就诊当年哮喘发作频繁。虽届夏令，未见缓解。望其面色苍白，胃纳不佳，脉濡细，舌质灰暗。

　　带节麻黄 4.5g　干姜 2.1g　紫菀 9g　炙细辛 2.4g　白芥子 9g　五味子 3g　姜半夏 9g　陈皮 4.5g　炙甘草 6g　熟附片先煎，9g　局方黑锡丹包煎，9g

　　连服 13 剂后，咳喘明显减轻，以至基本控制。停药 20 天后因感冒咳痰又起，低热舌红，按肺热论治，予麻杏石甘汤加味，10 剂痊愈。随访两年余，未见复发。

根据徐师多年临证体会，附子也是治疗哮喘的温阳要药，与温肺化饮法配伍应用，发中有补，常获良效。附子气味辛甘，性温大热。自秦汉以下医家采用附子组成方剂的不乏其例，大致取其回阳救逆、温阳行水、温中散寒、温经止痛等功效，但可一言以蔽之，温肾阳而去沉寒，其中附子仅占 0.6g，尚难担当扶阳大任。对于寒喘兼阳虚者，附子与局方黑锡丹同用，则温阳纳气之力益强，平喘的效果明显。至于小青龙汤加附子，徐师在临证时指出，其中含有《伤寒论》麻黄附子细辛汤方意，既取麻黄以解表宣肺平喘，又取附子以温经强心，而细辛不仅散寒镇咳，且可引他药至少阴肾经。此亦治喘一途，务须留心探究。

热喘可出现阴虚内热，热喘也可兼见阳虚证候，也有属于寒热错杂，不一定纯寒纯热，病情容易演变。

临床上所见热喘或称热哮，常有胸闷息粗，咳呛阵作，痰黄稠厚，难以排出，口干口苦喜饮水，或欲饮冷水，身热多汗等症。舌质较红，苔黄腻，一般苔多，舌光红者亦可见，脉象滑数。临证常用麻杏石甘汤，可再加清化热痰药物如胆星、瓜蒌、黄芩、鱼腥草等。其中生石膏剂量应不少于 30g，需包先煎，否则汤药腻口难吃。

定喘方一般用治热喘，确切地说是治哮喘寒热错杂之证。本方的配伍有温有清，有散有敛，如麻黄、杏仁、甘草性味甘，可宣肺散寒，白果（或称银杏）以收涩定喘，桑白皮、黄芩以泻肺清热，并用款冬花、苏子以温润降气，半夏燥湿除痰。处方立意较为周匝，临床应用也往往收效。

女孩 6 岁。

婴幼时即发哮喘，几个月来咳喘痰多而稠，夜间喉有哮鸣声。舌红苔黄腻，脉滑数。

麻黄 4.5g　杏仁 9g　生甘草 4.5g　生石膏 另包先煎，30g　苏子 9g

黄芩 9g　鱼腥草 30g

服药 10 余剂后，症状明显好转。对于上述病例，如兼见面色苍白，精神疲软，肢欠温和，脉濡细者，则辨为热；喘兼有肾阳亏损，肾气不纳，常用清上温下法，除上方外，并加附子、局方黑锡丹以温阳纳气。从上下兼治，寒温并行而取效。

在治疗哮喘时，对于寒喘兼见阳虚的病例，尤宜用大量温阳药物，对于热喘兼见阳虚的病例，也常加适量的温阳药物于清泻肺热之剂中。对热喘出现虚热者，亦不主张固定一方一法，应当根据病情不同，权衡为治。

（陆鸿元　郭天玲　整理）

刘民叔

峻利毒剂量逾恒，哮喘痼疾痰可平

刘民叔（1887~1960），沪上名医

先生名復，字民叔，近代著名中医。幼承庭训，从曾祖怀公、外祖康朝庆公研医不辍。著有《古医汤液丛书》《蜀医丛书》《鲁楼医学丛书》，考次《伊尹汤液经》《伤寒论霍乱训解》《素问痿论释难》等，议论文采，心裁别出。刘师用药既简且贱，亦奇亦正，疑难大病多投峻利毒药，且剂量逾恒，如附子、砒霜、木鳖、巴豆、乌头、甘遂、大戟、䗪虫、水蛭之属，是以声誉卓然，求诊者甚众。

本人有幸侍诊于刘老 7 年，现将其医案整理于次，以窥一斑。

梁某 患者自幼哮喘，发则咳嗽喘逆倚息，岌岌乎不可终日，胸凸背驼，虽年届弱冠犹状如孩童。虑其久而夭折不寿，乃求治于先生，先生为之三次平旦诊脉，皆沉细欲绝，为处上下两信丸与服，方用红砒、白砒为主，顿时震动全市医药各界，蔡同德、达仁堂两药店拼凑为之配全，朝夕服之，一年病情控制，二年三年逐渐发育长大，俨然伟岸一丈夫也，后娶妻生子一如常人。

上下两信丸：治哮喘痼疾，喉中有呀呷音，虽胸凸背驼亦良验。服至病愈不发为止。

上方：白砒 15g（煅至无烟为止，不可久煅）、西藏青果 300g、甘草 200g。上三味共研极细末，用薄米糊为丸，如芥子大、瓷瓶密藏，勿令泄气。每日上午九时服 10 丸，凉开水送下，未满六岁者服六丸，未满两岁者服两丸。

下方：红砒 15g（煅至无烟为止，不可久煅）、杭州白芍 300g、甘草 200g。上三味共研极细末、用薄米糊为丸，如芥子大，瓷瓶密藏，勿令泄气。每日下午三时服 10 丸，凉开水送下。未满 6 岁者服 9 丸，未满 2 岁者服 2 丸。

上下方：夜晚 9 时取上下方各五丸，凉开水送下。幼孩服如前法。以上 3 次服药后宜高枕仰卧，勿多言语。

先生曰：砒石大辛大热大毒，专能燥痰，治寒痰坚结不解之哮喘夙疾，以及疟痢诸症。用之得当，真有劫病却痰之效，内服只可极少量合入丹丸，取其久而收功之效也。故刘师常用砒石治中风痰闭证屡验，以哮喘既可用砒以逐痰，而中风痰闭亦可以砒以逐痰，痰去则窍开，神明得复，方出《太平惠民和剂局方》。

沈男 45 岁。

患喘咳已久，寒痰留滞上焦、气道壅窒，咳逆喘促倚息不得卧，诊得阳脉浮紧，阴脉弦涩，法当先攻其表，开发上焦。

西麻黄 30g　石硫黄 6g　北细辛 15g　桂枝尖 30g　光杏仁 15g　姜半夏 12g　五味子 30g　生甘草 9g

服药 1 剂喘咳减轻，原方去硫黄、杏仁、姜夏，加生半夏 15g、白附块 15g、干姜 15g。服后咯出浊痰甚多，胸膈豁然得开，病势已减其半，遂专以小青龙加射干、杏仁、茯苓等味以助其温宣淡渗，喘逆痰嗽逐渐平复，续与甘药调治，以资益养。

先生曰：此寒痰胶结之证也，元阳既亏，复感外邪，势难骤解，今用麻桂等开发上焦，复以硫黄温摄下元，是则以缓喘息而免暴脱之虞，故必须坚持标本兼治，亦整体与局部并顾之法也。

（卞嵩京　整理）

顾丕荣

化湿泄毒治哮喘

顾丕荣（1912~2009），上海第四医院主任医师，临床家

顾丕荣主任医师积 60 年临证经验，揣摩出过敏性哮喘其标是痰气，其本是肾虚。而其最根本之病因，乃是湿毒。所谓湿毒，有先天后天之分。先天大多发自孩提乳癣之时，后天大多得之麻疹、百日咳等病之后。因为顾师在长期临床观察过程中发现，过敏性哮喘患者多伴皮肤湿疹或鼻、耳、眼等官窍作痒。询之大多幼有胎癣，且其发作与居处潮湿及嗜食肥甘时鲜，或接触霾雾之气有关。患者大多脉濡、苔腻，为湿毒之明证。

顾老治疗本证，发作时辨证治其标。因其为外受非时之邪或鼻吸异气而引动膈间胶固之痰发病，当宣肺化痰、疏肝达郁。

炙麻黄　杏仁　五味子　黄芩　制半夏　麦门冬　干姜　炒苏子　炒葶苈　柴胡　射干　生甘草　生石膏

缓解期则补肾固本。常用方：

补骨脂　胡桃肉　钟乳石　熟地　五味子　巴戟天　淡附片　肉桂

与此同时，以自拟"化哮八宝丹"化湿泄毒，并贯穿始终。方用：

琥珀 2g　珍珠 2g　朱砂 2g　钟乳石 8g　冰片 1g　羊胆 6g　蜂胶 12g　乌贼炭 12g

研极细末，蜂胶糊丸如绿豆大，每服 1g，日服 3 次，每次以土茯苓 30g 煎汤送下。本方脱胎于《外科正宗》及《景岳全书》的五宝丹（八宝丹前五味药）。五宝丹中琥珀气平味甘，能疗蛊毒；珍珠擅长清热解毒；朱砂能除毒气，解胎毒痘毒；钟乳石辛温味甘，温肾纳气，主治咳逆上气。五宝丹原主治杨梅结毒及湿毒疮疡，顾老常用以治小儿胎毒奶癣，内服外搽，均有卓效。在临证中顾老发现：①许多胎毒幼儿每易病发哮喘；②经服五宝丹的乳癣胎毒患儿，同时哮喘也获痊愈。于是引申用于属湿毒致哮的成年患者，均获佳效。程老又于方中加入羊胆，《本草纲目》云："善治远年咳喘"；蜂胶现代药理认为有良好的抗过敏作用；乌贼骨炭来自一民间单方，功用化湿敛疮，对远年哮喘长服有著效。再以健脾胃、祛湿毒之土茯苓 30g 煎汤代茶送服化哮八宝丹，效果更著。

周女 29 岁，海门德胜乡农民。1989 年 10 月 2 日初诊。

哮喘起于产后，感冒久而得喘，历时 6 年，发作无常。由于外邪引动膈间胶固之痰，无形之邪与有形之痰交搏上焦，上壅气道，呀呷有声，胸胁郁闷，舌质淡红、苔薄腻，脉弦细，治当宣肺化痰，佐之疏肝达郁。

炙麻黄 6g　生石膏 12g　制半夏 10g　五味子 6g　干姜 3g　炒苏子 15g　炒葶苈 12g　柴胡 6g　射干 12g　当归 15g　炒白芍 12g　炙甘草 6g　地龙干 15g

另以钟乳石 9g、琥珀末 6g、朱砂 6g、珍珠粉 6g、冰片 3g、乌贼骨 60g、河车粉 60g，共研细末，每服 4g，日服 2 次，每次以土茯苓 50g 煎汤送下。

二诊：1989 年 10 月 13 日。上方连服 10 剂，哮喘已缓但易受外邪，鼻痒善嚏，因肺虚，卫外不固，再以前法佐之益肺固表。

炙黄芪 30g　焦白术 15g　防风 10g　炙麻黄 6g　制半夏 10g　炙桑

皮 12g　黄芩 12g　银杏肉 15g　炒苏子 15g　柴胡 6g　当归 12g　炒白芍 15g　射干 12g　凤凰衣 15g　地龙干 12g　生甘草 6g

8 剂连服。另以钟乳石 12g、琥珀 6g、珍珠 3g、合成犀黄 3g、朱砂 6g、冰片 3g、土茯苓末 120g。共研细末，每服 5g，日服 2 次，2 料。

三诊：1989 年 11 月 12 日。哮喘已平，但仍易罹外邪，因卫外失固，未发时以补肾为主，参合益肺固表，佐之化痰以芟其根。

炙黄芪 30g　焦白术 15g　防风 12g　熟地 20g　山药 15g　山萸肉 6g　云苓 15g　补骨脂 12g　制半夏 10g　炒苏子 15g　射干 12g　柴胡 6g　炒白芍 15g　炙甘草 5g

以哮喘丸（化哮八宝丹）6g，日服 2 次，连服 2 周。

哮喘之证，发时以攻邪为主，宣肺化痰。患者胸胁郁闷，郁不离肝，因肝郁犯肺，以致肺气膹郁，佐之柴胡、白芍、当归疏肝以达郁，肝郁既解，则肺郁亦舒。三诊时哮喘平息，治疗改以补肾固本，参合益肺，俾得精气足则邪不可干。景岳谓"哮有夙根，宜丸以缓图"，最后以哮喘丸化湿泄毒，以芟其根，则远年哮喘，终获根治。

（汤叔梁　程建英　整理）

王季儒

哮喘虚实寒热辨

王季儒（1910~1991），天津长征医院主任医师

凡久喘之证，未发以扶正为主，已发以攻邪为主。此仅言其常，但病情变化多端，已发时亦有以扶正为主者，主要还在于辨证施治，分清虚实。

一、实喘

实为邪气实，凡肺窍壅塞，呼气不利，气盛脉实，脉滑数有力，皆实候也。实喘病在肺而有寒热之别：如风寒外袭，肺主皮毛，皮毛受寒必然内侵于肺而为寒喘；火热上蒸，肺失清肃，火灼肺金而为热喘。病因不同，而治疗亦异。

1. 寒喘

呼吸急促，喉有痰鸣者，咳痰清稀而少，色白呈黏沫状，胸膈满闷，憋气，面色晦滞带青，口不渴，或渴喜热饮。舌苔白滑，脉浮紧，或有恶寒发热头痛等表证。治以温肺散寒，豁痰定喘。小青龙汤、射干麻黄汤均可选用。

小青龙汤

麻黄 3g　桂枝 3g　杏仁 9g　甘草 3g　干姜 3g　清半夏 9g　细辛 3g　五味子 5g

痰不易排出，加桔梗 5g、瓜蒌仁 12g；胸闷或不能平卧，加甜葶苈子 12g、瓜蒌 20g；烦躁脉数加生石膏 20g。

射干麻黄汤

射干 5g　麻黄 3g　细辛 3g　款冬花 12g　紫菀 9g　五味子 5g　清半夏 9g　生姜 3g　大枣 3枚

2. 热喘

呼吸急促，喉有哮鸣音，胸高气粗，痰稠黄胶黏，排出不利，胸中烦闷不安，面赤自汗，口渴喜凉饮，舌质红、苔黄腻，脉滑数。治以清热化痰，宣肺定喘。麻杏甘石汤加减：

生石膏 30g　麻黄 2g　细辛 2g　杏仁 9g　甜葶苈 12g　黛蛤粉 30g　旋覆花 9g　赭石 9g　甘草 3g

石膏、麻黄、细辛、杏仁清热散邪、宣肺定喘，旋覆花、赭石降逆平喘。如痰不易排出，加桔梗、瓜蒌仁。

二、虚喘

虚为正气虚。如吸气促而有音，劳动则剧，气弱，脉微，或浮大而弦，沉取如无，外无客邪，内无实热，皆虚候也。虚喘病在肾，而有阴虚阳虚之异。其症状凡呼吸短促，气不得续，动则心慌，喘息更甚，为肾阴虚和肾阳虚共有之症。其不同者：肾阳虚，汗出肢冷，面色青暗，舌质淡，脉沉细，肾阴虚，咽干口燥，面白足冷，舌红少苔，脉细数或虚数。

偏阳虚者为相火衰微，不能温肾化气而出现汗出肢冷，脉沉细，治宜温肾纳气，桂附八味丸加减。偏阴虚者，为阴不潜阳，气不摄纳，故出现面赤足冷、口干咽燥、脉细数，治宜麦味地黄丸加减。

加减桂附八味丸

熟地 30g　吴茱萸 12g　山药 12g　茯苓 12g　附子 5g　肉桂 5g　补

骨脂 12g　带皮核桃微烧，1 枚　五味子 5g　磁石 12g　黑锡丹分 2 次吞，3g

加减麦味地黄丸

生熟地各 15g　山茱萸 12g　山药 12g　麦冬 12g　五味子 5g　西洋参 6g　蛤蚧去头足焙黄研细分冲，1 对　磁石 12g　川牛膝 9g

此方主要功能是温肾纳气，俾阳归于阴，肾气得以固藏，则哮喘自止。至于肾阴虚者，于上方去桂附、黑锡丹之辛热，加麦冬、西洋参之益阴和阳，蛤蚧之纳气定喘。但阴虚和阳虚，实证和虚证，有时不能截然划分。在临床常见有阴阳俱虚，或虚实兼见，因此必须随证变法，灵活运用，方能恰中病情。

刘某　男，24 岁。1977 年 8 月 16 日初诊。

患者哮喘史，已 6 年之久，时有发作，10 天前曾患感冒，咳嗽流涕，周身无力，不发热。近 3 天哮喘不能平卧，曾用西药多种均无效，收入内科住院。查体：急性病容，端坐呼吸，口唇发绀，胸部前后径大于左右径，呼吸急促，大汗淋漓，双肺喘鸣音，心率 124 次 / 分。诊断：支气管哮喘、肺气肿。入院后氧气吸入又给喘定、红霉素、氢化可的松等，病情不减。于 8 月 28 日上午 10 时，因大便用力，喘息加重，突然发生抽颤，全身发绀，意识不清，瞳孔散大，反射消失，心跳呼吸均停止，予胸外心脏按压及人工呼吸，约 3 分钟，心跳恢复，呼吸及瞳孔亦逐渐恢复，应邀会诊。诊见：呼吸困难，喘息不能平卧，大汗淋漓，咽有痰声，不易排出，口唇青紫，脉数而无力。哮喘多年，痰壅于肺，肺失降下之令，则上逆而喘。大汗淋漓者是肺气闭阻导致气虚不能出外也。痰郁化热，病久体虚，故脉来数而无力。证属正虚邪盛，治宜泻肺定喘、补正纳气。

生石膏 18g　党参 12g　甜葶苈 18g　五味子 6g　细辛 3g　清半夏 9g　九节菖蒲 9g　广皮 6g　瓜蒌 30g　旋覆花 9g　赭石 9g　磁石

12g　竹沥水 30g

进药 1 剂，哮喘大减，2 剂后，停止氧气吸入，脉转滑数，心率 104 次 / 分，两肺干鸣音明显好转。原方加黛蛤粉（布包），每日 1 剂。

9 月 4 日，哮喘缓解，已能平卧，两肺哮鸣音明显减少。仅左下肺可闻及干鸣音，饮食好，大便不畅，原方加瓜蒌 20g。此方每日 1 剂，至 9 月 19 日，一般情况好，缓解出院。

刘某　男，64 岁，住院号 66–2464，1977 年 9 月 8 日初诊。

患者有慢性气管炎及支气管哮喘史，已 10 余年，每于冬季或天气改变时易于发病。近 3 个月来气喘日渐加重，下肢浮肿，胃纳减退，嗜睡，曾来院内科门诊，未能缓解。入院前 1 天精神恍惚，痰黏，不易吐出，恶心，呕吐咖啡样物 3~4 次，于今晨急诊入院。神智尚清，能回答问题，嗜睡状态，唇绀，颈静脉怒张，舌暗紫色、薄白苔，咽充血，扁桃体不大，两侧瞳孔等大，球结膜稍呈水肿状，胸部稍凸，轻度桶状胸，两肺湿啰音散在（中上肺野），心律齐。肝平脐，遍身浮肿，下肢肿尤甚。西医诊断：慢性气管炎、肺气肿、肺心病、心脏功能衰竭。给以消炎、兴奋呼吸、祛痰等药物，至 9 月 16 日病情不减，应邀会诊。会诊所见，患者咳喘痰多，遍身浮肿，尿少，面色黧黑，舌质紫暗，脉象沉小。证属肺肾两虚，不能化气行水，水邪犯肺则咳喘，外溢则浮肿。治以补肾纳气以定喘，健脾化湿以消肿。

黄芪 30g　党参 18g　熟地 30g　山茱萸 12g　云茯苓 12g　补骨脂 12g 核桃仁 12g　丹皮 9g　阿胶珠 9g　麦冬 12g　五味子 5g　黑锡丹分吞，6g

9 月 19 日，咳喘轻，仍浮肿，原方继服。

9 月 30 日，仍喘，痰不易上，头晕肢凉，下肢浮肿，腹水，舌质嫩有溃疡，脉缓。肺气不足，肾阳虚损，再以温肾纳气、行水定喘。

黄芪 30g　党参 18g　熟地 30g　山茱萸 9g　附子 5g　肉桂 5g　云

茯苓 12g　磁石 12g　补骨脂 9g　核桃仁 9g　款冬花 12g　甘草 3g　川贝母 9g　鹿角胶 9g

10 月 4 日，肿消，喘止，原方继服以资巩固。

附：治哮喘单方

（1）西洋参 100g、蛤蚧（去头足焙黄）4 对，二味同研细，每次服 1.5g，每日 2~3 次。平时服用可以预防发作。

（2）五味子 250g、白水 3500g，煮半小时，然后倒于瓷盆内，待凉放入新鲜鸡蛋 20 个，在水面上放玻璃一块，压在鸡蛋上，以避免不能完全浸泡，浸泡 7 天后；鸡蛋皮变软如胶皮样，此时即可服用。每天早晚各服 1 个，吃时从盆里取出鸡蛋，在热水内浸 5 分钟，然后去壳喝下，20 个吃完后，原汤再泡 20 个。五味子汤泡 40 个鸡蛋后，再换新汤。如遇感冒则暂忌服。

黄文东

表散祛痰发时法，培补脾肾缓后方

黄文东（1903~1980），上海中医药大学教授

哮喘自幼即发者，多与先天不足、肾气虚衰有关；寒哮宿疾，多为突受寒冷或暴雨侵袭，寒邪从肺俞而入，阳气被遏，寒饮内停，肺气失于宣通，痰不得出，气不得降，以致发生咳喘；热哮多为偏嗜酸咸之味，或恣食肥甘之物，积痰生热，风寒犯肺，气郁痰壅而发为外寒内热之热哮。

哮喘之治疗必须抓住虚实两纲。大凡在肺为实，在肾为虚；新病多实，久病多虚；发时多实，不发时多虚；有邪者多实，无邪者多虚；外感诱发者多实，内伤诱发者多虚。原则上治实以祛邪为主，疏散风寒、清热豁痰、消食下气诸法。治虚以扶正为主，如健脾益气、补肾纳气。

哮喘患者往往本虚而标实。本虚是指脾肾两虚，标实为内蕴痰饮或痰热。外感风寒或风热，能使肺气失宣，诱发哮喘，或使哮喘发作加重。故在哮喘发作时，应以治标为主，用表法或攻法。在发作间歇时，则以治本为主，用培补脾肾法，即"未发以扶正气为主，既发以攻邪气为当"。

一、表法

表散风邪。因哮喘患者多为体虚，表卫不固，故很易受风寒或风

热之邪侵袭而发病。此时当以祛邪为主。属风寒者用小青龙汤治疗，本方既能表散风寒，又能化饮平喘。方中干姜散寒化痰之力较强，干姜、五味子，一散一敛，配伍甚妙。有人主张五味子量应偏重，亦有见解。偏于风热者，以小青龙汤加生石膏、黄芩，干姜可改用生姜。若伴有咽痛者加射干，或用射干麻黄汤去大枣，效也较著。

二、攻法

温化痰饮或清化痰热。哮喘患者多有痰饮宿疾或外受风寒而痰饮内生；亦可有痰热内结，复受外邪，以致气郁痰壅而发。因此在治疗时，除用表散之药外，尚需攻其有形之痰。如属痰饮者，则根据《金匮要略》"痰饮之病，当以温药和之"之意，以小青龙汤为主，或以苓桂术甘汤为基本方，加入苏子、杏仁、陈皮、半夏、紫菀、当归之类，研极细末，水泛为丸，吞服。如属痰热内结者，则以定喘汤清化痰热为主。当痰浊壅肺，咳喘较剧，它方治疗效果不显时，用导痰汤合三子养亲汤，可收到一定效果。

三、补法

温补脾肾，以培其本。哮喘既有偏阳虚者，也有偏阴虚者。在临床上必须根据不同情况，加以处理。偏阳虚者，用苓桂术甘汤、肾气丸等；偏阴虚者，用生脉散、七味都气丸等。此外如紫菀、款冬、远志、金沸草、鹅管石、蛤壳等顺气化痰降逆之品，在治虚方中亦可选用。

哮喘平定之后，更注意治本，培补体质，以防止复发，这往往比治标定喘更为重要。在补肾的同时，还要处处照顾到脾胃。健脾和胃与补肾往往有着同样重要的意义，因脾胃为后天之本，气血生化之源，脾胃得健，则正气旺盛，而邪不可犯；同时培土又有资助肾脏元气的作用，故在补肾的同时，必须兼顾到脾胃。

杨某 女，24 岁。

1956 年开始哮喘，1962 年曾反复发作六七次，每次要持续半月方能平息。1962 年 10 月来诊，当时气喘不能平卧，咳嗽胸闷，平时咽干而痛，舌质红，脉细数。体质偏于阴虚有热，故治疗方法为：发作时用射干麻黄汤合泻白散，有寒热时加桑叶、菊花、前胡等；平稳时用泻白散合生脉散；平时调理则以党参、胡桃肉、河车粉等为主。经治疗，效果较好。1963 年发作大减，1964 年上半年仅小发作数次，以后随访 1 年多，未见再发作。

患者 哮喘发作甚频。经治疗，在发作间歇时，给予补益脾肾为主的散剂，方用：移山参、鹿角（阴虚者去鹿角加沙参）、海蛤壳、陈皮、甘草、紫河车、地龙各等份研末。每服 8 分，每日 2 次，连服数日，随访 1 年多，未见发作。

在调理脾肾的同时，用地龙片（用单味地龙研粉制成）3g，早晚各服 1 次。如哮喘发作而见便秘者，方内兼用通腑之药，或用少量风化硝冲服，确能使哮喘获得暂时缓解。另外在滋阴时应避免过腻，化痰时应避免过燥。至于燥火犯肺引起之气喘，一般咳痰甚少，口干升火，脉数，舌红、少津，治宜清火润燥以平喘，可用清燥救肺汤加减，加黄芩、地骨皮、生地之类以清火养阴。

（马贵同　整理）

邵长荣

辨寒热以治标，补肾元以培本

邵长荣（1925~2013），上海中医药大学附属龙华医院主任医师

辨寒热以治标

哮喘急性发作时，当务之急是控制发作。最常用的药物是氨茶碱和沙丁胺醇，很多病人可即刻控制发作。但长期使用，往往使哮喘病人对该药的敏感性降低。为了增强平喘的疗效和减少西药的副作用，邵师常采取中西药同用的方法。在加入中药之初，给予口服氨茶碱0.1g，每日2~3次。病情较重者，加用氨茶碱针剂0.25g缓慢静脉注射。对于用氨茶碱无效者，则用沙丁胺醇（0.25%~0.5%羟甲异丁肾）喷雾吸入，每次400~2000μg，每日3~4次。以后，根据病情缓解的程度逐渐撤除西药。中药则首辨寒热而治之。

寒喘以胸膈满闷，痰液稀薄，畏寒流涕，口不干或口干喜热饮，苔薄白，脉浮紧，为辨证要点。邵师喜用小青龙汤加减。

炙麻黄 9g　大白芍 15g　细辛 4.5g　五味子 4.5g　炙款冬 12g　鹅管石 18g

寒象较著者，加用川桂枝 4.5~6g，以增强温肺散寒的力量。

热喘以呼吸急促，胸膈烦闷，咯痰黄稠不畅，口干喜冷饮，苔黄

质红，脉滑数或兼有其他热象，为辨证要点。邵师喜用定喘汤加减。

炙麻黄 9g　黄芩 15g　桑白皮 9g　蝉蜕 4.5g　炙款冬 12g

其中麻黄一味，是中医治喘的要药，邵师尤善应用。汗出较著者改用麻黄根。热喘用麻黄必须配用黄芩、桑白皮、射干等药清肺利咽平喘，以制麻黄燥热之性。至于高血压病人或体弱不宜用麻黄者，可加入黄荆子 12g。黄荆子是马鞭草科黄荆的果实，性温，味辛苦，功能行气祛风、除痰止痛。用之平喘，往往可替代麻黄，而无麻黄之副作用。

病人咽痒打嚏、鼻流清涕严重者，在用酮替芬每日 200mg 口服的基础上，加辛夷 4.5g、苍耳子 9g，往往可提高抗过敏及解痉作用。止咳化痰加前胡 9g、紫菀 9g 或桔梗 4.5g，清化热痰用瓜蒌 12g 或竹茹 4.5g。

病人咳嗽频频，是气道平滑肌张力增高的表现。一般西药用止咳药等，往往效果不显。加入胡颓叶 9~15g，敛肺止咳效果较佳。

病人痰涎壅盛，不易咯出，往往造成气道壅塞、胸闷不畅、呼吸不利。此时，邵师常用利水平喘法，以车前草利水祛痰而平喘，也可用车前子包煎。若配用防己 9g、陈葫芦 30g，则利水祛痰之力更强。倚息咳嗽者，加用葶苈子 15g 泻肺利水而平喘。

哮喘病人在发作基本控制后，可在原来逐渐减少西药用量的基础上，停用西药。单独用上述治标中药继续治疗 1~2 周，即可转入缓解期治疗。

任某　男，18 岁。

有哮喘史 10 年，秋季必发。近两年病情加重，四季均有发作，一般每隔 10 天左右发作 1 次，且体质较弱，易感冒。就诊时，哮喘仍未控制，且一旦停用氨茶碱，即致哮喘大发作。症见胸闷喘息，咽痒咳嗽，咯痰色白，怕冷，苔薄白、舌质略红，脉小滑。证属旧疾复发，肺气失宣。治拟温肺祛寒，宣肺平喘。

炙麻黄 6g　细辛 4.5g　川桂枝 6g　大白芍 18g　炙款冬 12g　防风 9g　嫩射干 12g　炙枇杷叶 9g　辛夷 4.5g　苍耳子 12g　蝉蜕 3g　杜仲 9g　胡颓叶 12g　玄参 12g

病人服 7 剂后，哮喘即控制不发，且停用氨茶碱。续服达 100 余剂，哮喘未再发作。随访近 1 年，情况良好。

补肾元以培本

哮喘在缓解期时，大多数病人的气道仍处于高反应状态。1 秒钟用力呼气容积下降 20% 的组织胺激发剂量在 0.125~4mg/ml 之间，其反应性约为健康人的 10~10000 倍。这种处于高反应状态的病人，随时都有哮喘复发的危险。

邵师把哮喘病人气道反应性异常归之于肾亏。"补肾培本"改善病人的素质，降低其气道反应性是治疗哮喘缓解期病人的重要法则。

缓解期治疗以中药为主，常用药：

补骨脂 15g　杜仲 15g　桑寄生 15g　桑椹子 15g　杞子 12g　女贞子 12g　狗脊 12g　川断 12g

阳虚畏寒者，加熟附块 9g；体虚少力者，加黄精 9g、黄芪 12g、太子参 12g。邵师常用的经验方三桑肾气汤，把补肾中药与平喘止咳化痰的药物结合起来，加工成糖浆，便于病人服用。其药物组成是：

桑椹子 12g　桑白皮 9g　桑寄生 12g　五味子 4.5g　黄精 12g　补骨脂 12g　平地木 12g　功劳叶 9g　鹅管石 12g　老苏梗 9g　防己 9g　昆布 9g

余某　男，14 岁。

哮喘史 10 年，每年春秋二季必有发作。有乳癣史，曾经敷贴、针灸治疗，效果不显。近年来，发作频率增加，需长期服用氨茶碱。发作时胸闷气促，喘鸣，不得平卧，甚是痛苦。在用药控制该患儿基本无哮喘较大发作时，邵师即采用补肾法治疗。

桑白皮 9g　嫩射干 9g　杜仲 12g　补骨脂 15g　女贞子 12g　川断 12g　牛膝 12g　狗脊 15g　太子参 18g　胡颓叶 12g　脱力草 30g　平地木 30g

坚持服药 1 年，停用任何西药，哮喘仅偶有几次轻度发作。

三、创新法以求功

中医治疗哮喘，大多从肺脾肾论治。邵师在临证中，对于一些哮喘经常发作，常规药物难以控制的病例，使用疏肝法。认为喘总不离乎气，而肝是通调全身气机的枢纽。通过疏肝，使一身之气机调畅，有利于整个机体功能的恢复。

喘息反复发作，胸闷胁胀，情绪不畅，脉弦为运用疏肝法的辨证要点。以柴胡、白蒺藜、平地木、川楝子等为常用药物。

用通腑泻热治疗哮喘，又是邵师的一个经验，应用于一些顽固难愈病例。哮喘发作时，胸膈烦热、苔黄舌红者，在治标方药中加入生大黄 3~9g，对于平喘往往有一定的效果。邵师有时亦加用芦荟同煎，泻热通便之力更为峻烈，剂量可用到 3g。但需注意，有些病人可能出现腹痛，当减轻剂量。

另外，值得一提的是运用茵陈、藿香二味药来防治哮喘。茵陈苦平疏利，藿香芳香悦脾，二者同用有宣畅中气的作用。无论是哮喘发作期或缓解期的患者，在辨证用药的基础上，加茵陈 9g、藿香 9g，对于减轻哮喘的发作和预防复发有一定效果。胸膈烦闷不畅、食欲欠振者，尤为适用。

房某　男，34 岁。

哮喘 30 余年，每年秋季必有较大发作。平时稍闻及刺激气味，即会诱发。曾经中西药物反复治疗，少效。邵师根据其顽固发作，且有胸胁满闷、脉弦的特点，以疏肝法为主治疗。

柴胡 9g　白蒺藜 9g　川桂枝 6g　大白芍 9g　嫩射干 12g　宣木瓜 12g　茵陈 9g　藿香 9g　辛夷 4.5g　野菊花 9g　苏子、梗各 9g　全瓜蒌 12g

该病人坚持就诊 1 年余，临床观察哮喘发作基本控制。

刘韵远

发时祛邪重痰瘀，缓时扶正培肾脾

刘韵远（1917~　），北京儿童医院主任医师

哮喘发作期

以实证为主。因感受外邪引动伏痰，痰阻气道而诱发。

实证有寒喘、热喘之分，根据"急则治标"的原则，以控制哮喘的发作为当务之急。为了便于随证加减，临床多采用汤剂治疗。

1. 寒喘

多见于阳气衰弱之患儿，常发于寒冬季节，尤以夜晚发作较重，由于患儿阳气衰弱脏腑功能减弱，脾肾阳虚，不能运化精微，温养脏腑，因而卫气不固，易感外邪。临床表现为体弱消瘦，面色苍白，形寒肢冷，痰多稀白，舌质淡红、舌苔薄白，脉缓无力等。治宜辛温散寒、宣肺平喘为主。常用自拟人参定喘汤加减。基本方：

炙麻黄　杏仁　银杏　炙甘草　干姜　太子参

喘重选加诃子、川椒，或沉香面（冲服）以宣降肺气而平喘。咳重选加桃仁、紫菀、冬花以止咳化痰而平喘；痰多稀白选加肉桂、茯苓、白芥子以温化痰饮而平喘。

2. 热喘

外感发热哮喘：症见发热，咳喘，痰少而黏，舌质偏红、苔黄白欠津，脉数有力。治宜辛凉透表，宣肺平喘。常用麻杏石甘汤加味。基本方：

炙麻黄　杏仁　生石膏　炙甘草　黄芩　地龙

咳重选加桃仁、前胡、白前，以清热宣肺活血止咳；喘重选加僵蚕、赭石，以肃肺平肝、降逆平喘；若伴发热、无汗，选加苏梗、柴胡，或重用石膏，以解表理气、清泻肺热而平喘。

阴虚内热咳喘：此多在夏季炎热季节发作。由于素体阴虚加之炎热气候的熏蒸更易伤阴耗液，临床表现有潮热汗出，五心烦热，颧红，唇干，舌质嫩红、苔少，脉细数无力等。治宜养阴清热，益气平喘。常用沙参麦门冬汤合竹叶石膏汤加减。基本方：

沙参　麦冬　五味子　花粉　百部　银杏

咳重选加知母、贝母、化橘红，喘重选加太子参、礞石、川贝等以养阴清热、生津益气平喘。

哮喘缓解期

发作期经过治疗后，邪势虽去，哮喘暂时缓解，而正虚未复。治以扶正补虚为主。辨其偏气虚，偏阳虚或偏阴虚分别施治。为了方便患儿服药，制成成药（如丸、散、膏、片剂），按年龄大小服用。偏气虚者，用自制"补气片"（黄芪、煅牡蛎、五味子、茯苓、黄精等）以健脾益气；偏阳虚者，用自制"喘宁片"（砒霜、枯矾、淡豆豉、银杏、五味子、甘草等）以温肾扶阳；若偏阴虚者，用自制"滋阴片"（沙参、麦冬、黄精、五味子、紫菀、冬花等）以滋阴补肾。

药物配伍与给药方法

1. 生麻黄与炙麻黄

生麻黄为辛温发汗、止咳平喘药，取其发汗常与桂枝配伍，以增强其发汗作用。小儿哮喘多是卫气不固，自汗盗汗，故一般不用生麻黄，而用炙麻黄。炙麻黄经蜜炙后已减轻其发汗之力，与炙甘草相伍，不仅可解麻黄毒，亦可增强其止咳平喘之功。但炙麻黄仍属辛温开肺之品，为治疗哮喘之要药。

2. 炙麻黄与银杏

炙麻黄常与银杏相配伍。银杏具有苦降敛肺平喘之功，为治疗虚喘之要药，与炙麻黄相配，一宣散，一收敛；一开，一合；共奏辛开苦降之功，使肺气宣降得宜，而咳喘自平。此乃标本同治，虚实兼顾，寒热并用，动静结合之法。由于麻黄、银杏及杏仁皆有小毒，用量稍大恐有中毒之弊，并可产生心悸、恶心等症，故将麻黄与甘草经蜜炙后用，既可解三药之毒，又可避免产生心悸，更增强止咳平喘之力。此外，临床用量可适当增大，既提高药效，又无中毒之虞。凡年龄在3~6岁病情较轻者，日用量3~6g；6~9岁日用量6~9g；10岁以上用量9~12g。但炙甘草用量常与炙麻黄相同，不得低于炙麻黄。银杏日用量可大于炙麻黄1~2倍，经历年临床应用疗效显著，无副作用。

3. 银杏与白果

同属一物，连皮壳者为银杏，去皮壳者为白果仁。用银杏即连皮壳同打入药。其皮壳可解白果毒，虽用量稍大，亦不易中毒，故常用银杏而不用白果仁。

根据临床观察银杏日用量5~7岁日15~20g疗效明显，无副作用。超过30g者始有恶心、心悸等轻度反应，使之饮糖水后休息2~3小时后症状可消失。

4. 杏仁与桃仁

咳喘重者临床常配伍应用。杏仁入气分，以肃肺降气止咳；桃仁入血分，活血理气止咳；根据"气虚（滞）则血瘀"的理论，二药合用，一理气一活血，气血畅则咳喘自平，临床应用效果良好。

根据本病反复发作、病程较长的特点，要有一套施治方案坚持执行，方可收到事半功倍之效。

（1）在哮喘发作期：以祛邪平喘为主。由于病情变化较多，常伴有兼证，故以汤剂为主，便于随证加减。一般给药 3~6 天，哮喘可基本缓解。

（2）在哮喘缓解期：以扶正补虚为主，便于服用，改服中成药，根据年龄大小分服。偏气虚者给自制"补气片"（按年龄递加 1 片），日服 2 次，以益气健脾。偏阳虚者，给自制"喘宁片"。3 岁内服 2 片，每增 3 岁加 1 片，以温肾扶阳。偏阴虚者，给自制"滋阴片"，3 岁内服 2 片，每增岁需加 1 片。上药每 3 个月为一疗程。根据病情轻重，在第 1 年坚持服药，1~2 个疗程停药追踪观察。为了巩固疗效，在第 2 年好发季节前再加一个疗程；根据病情需要，必要时在第 3 年好发季节前，再加服 1~3 个月后停药追踪观察，定期复查。5 年不复发者为治愈。根据北京儿童医院中西医结合气管炎科研门诊，应用中医中药治疗为主，西医诊断为辅，十多年来随访治疗大量哮喘患儿，均采用"标本兼治法"，分三个阶段治疗。

第一阶段：1970~1971 年，应用喘宁片为主，治疗小儿哮喘 506 例（包括"喘支"），追踪观察 1 年，近期治愈率为 51.2%，显效为 26.5%，好转为 19%，无效为 3.3%，说明中医药对治疗小儿哮喘是有疗效的。

第二阶段：在第一阶段基础上，为了进一步了解其远期疗效，至 1977 年连续观察追访 5 年以上，能坚持按疗程服药的 84 例。其中治愈 70 例占 83.3%，显效 6 例占 7.1%，好转及无效各 4 例占 4.8%，总有效率为 95.2%，证明中医药对小儿哮喘的疗效是肯定的。

第三阶段：1978~1981 年，进一步提高病例选择标准又系统观察 61 例，总有效率上升为 98.3%，无效病例下降到 1.7%，说明坚持服药时间越长，疗效越高。

王 烈

三期分治，活血化瘀

王烈（1928~　），长春中医药大学教授

小儿哮喘，是以哮吼为特征的疾病，包括西医学所称的支气管哮喘、哮喘性支气管炎，以及急性毛细支气管炎、喘息型肺炎等病。临床调查1000例小儿哮喘，认为小儿哮喘的发病与气虚、血瘀、痰积有关。先天不足、后天失养的小儿，形体胖而不坚，素有佝偻，面色㿠白者，多属气虚，1000例中具有气虚征象者占85%。临床体验无哮补虚可防哮，哮后气虚宜治虚以防哮喘再发，可见气虚为哮喘之发病与发作的病理基础。血瘀形成为哮喘发作的主要病理机制。气虚易罹外感，受邪后肺气失调，血行不畅而瘀于肺，导致痰积，形成气血痰壅塞肺窍，肺主气，司呼吸，肺气不宣，肺失升降，哮喘遂成。故哮喘发作之治重在活血化瘀，理气除痰。

哮喘有发作、缓解、恢复等不同期，各期又有不同特点。发作时哮吼为著，以气壅血瘀痰阻为主要病理改变。因此，止哮平喘为古今论治之大法。实践体会，重用活血化瘀、理气除痰，其效颇佳。发作期常用自拟方药"小儿止哮汤"。

地龙 15g　露蜂房 10g　川芎 15g　侧柏叶 15g　白鲜皮 15g　僵蚕 10g　射干 10g　黄芩 15g　苏子 15g　刘寄奴 10g

本方具有活血化瘀、理气除痰作用。临证所治甚多，其中统计

200例幼儿哮喘（哮喘性支气管炎），于发作时服用小儿止哮汤为主，多数病例于服药4日缓解，8日稳定。比古时习用之定喘之剂，如《摄生众妙方》的定喘汤为优，本方平喘止哮效果好。方中药物均有不同程度的活血化瘀作用，攻瘀散血的有地龙、露蜂房，破结祛瘀的有刘寄奴、射干，其余药物亦有祛瘀生新之作用。上述药物重在活血化瘀，同时还兼有理气除痰之效，如苏子、僵蚕等。诸药配合共奏畅旺血行、消散瘀滞之效，使血运通畅，从而消除血瘀气壅痰阻的病理改变。根据现代的认识，小儿哮喘与感染、过敏有关，发作时气管处于痉挛状态，一般治用抗炎、抗敏、抗痉法。查本方所用药物，如白鲜皮、黄芩、射干抗感染及脱敏，地龙、侧柏叶、露蜂房等减缓气管痉挛。哮喘发作时气喘痰壅，故治之以苏子、僵蚕等，益增其效。

哮喘发作之后，多进入缓解期，此时虽然不喘，但痰多未消除，以沙参、川芎、胆星、侧柏叶、桔梗、苏子、莱菔子、旋覆花、甘草等活血化瘀较柔和，而重在除痰之剂为主要治疗方剂。多数病例服用1~2周解除症状。

后期治疗以防哮为主。哮喘乃顽疾，不仅病程迁延，而且常有反复。因此，此期哮喘虽获愈，血瘀气壅痰塞的病理改变亦有改善，但实邪去而虚邪尚存。患儿多呈气虚改变。此种气虚乃在血瘀后形成，临证虽然平和如常，但易在感寒伤热等多种因素影响下使哮喘复发，故重视恢复期治疗，认为其调理时间不同于前两期的治疗时间，以防哮喘复发。治以活血化瘀、益气之法。用自拟防哮汤。

黄芪 熟地 当归 人参 女贞子 补骨脂 薏苡仁 玉竹 五味子 山药 牡蛎

其中人参一味，可以太子参取代，补养气血，稍事化瘀。多数病儿服用4周，不仅减少发作，而且外感机会亦少，有此病例，虽罹外感，其哮亦未见发作。《直指方》云："气有一息之不通，则血有一息

217

之不行。"临床经验，辨哮喘之血瘀，应以瘀血之改变为依据。对哮喘应用活血化瘀法的辨证指征，归纳为：发作时见有哮吼之症，面色青，尤其是口唇色暗、鼻孔气热，舌尖暗赤，脉数而沉。小儿哮喘气血失和之征象，不同于血流脉外而瘀之见痛、见块、见斑、见热等瘀血征象，而是脏腑功能失调，尤其肺的气血失和所形成的病变。此种改变，于哮喘发作、缓解等不同阶段，其程度亦有区别。

哮喘之用药，应详辨其活血化瘀的功能、性味、特点，以及其兼有作用。如地龙活血化瘀、解痉；黄芩、白鲜皮活血化瘀、清热解毒等。发作时所用活血化瘀之剂应偏清，缓解之后的活血化瘀则应偏补，从而使哮喘的证治效果不断提高。

患儿 男，7 岁。病志号：哮喘专病 761 号，1983 年 11 月 4 日就诊。

该患幼时罹哮，至今 5 年。历年皆犯，发则需月余方解。近 2 年来，每年约发作 2~3 次。此次乃于受凉后起病，当时症见哮吼，日夜不宁，尤以活动后气喘为甚，病后不发热，但伴有咳嗽，痰多。饮食尚可，夜卧不实，大便软，小便黄。检查所见：神疲，面色红，口唇青，舌尖暗红。心音钝，肺部布满哮鸣音，腹软，脉沉数。X 线胸透示肺透光度较强。白细胞 9×10^9/L，中性粒细胞 0.51，淋巴细胞 0.47，嗜酸性粒细胞 0.02。诊断：哮喘。治用活血化瘀，理气除痰。

地龙 10g　露蜂房 10g　川芎 10g　侧柏叶 10g　白鲜皮 10g　僵蚕 10g　射干 10g　黄芩 10g　苏子 10g　刘寄奴 10g

经治 4 日哮喘缓解，咳嗽减少，有痰，继服 2 剂完全缓解。改服下方：

沙参 10g　川芎 10g　胆星 5g　侧柏叶 10g　桔梗 10g　苏子 10g　莱菔子 10g　旋覆花 10g　甘草 5g

连服 8 日诸症悉除。更用防哮汤，方药为：

　　黄芪 10g　太子参 10g　当归 5g　薏苡仁 10g　女贞子 5g　补骨脂 5g　玉竹 10g　五味子 10g　山药 10g　牡蛎 15g

　　连服 6 周，患儿状态好，体力增强，虽有外感，其哮未作。连续 2 年未见发病，其中发热 2 次，症情较轻，尽管有咳，但未见哮。

肖正安

涤痰麻杏石甘方，培元金水六君煎

肖正安（1928~　），成都中医药大学教授

哮喘之治，分临时控制和根治两端。

临时控制，依据发病诱因，进行审因求治。小儿哮喘，以风热证为多见，如诊得流涕，唇色红、苔薄白等例是。以辛凉宣肺、祛痰降逆法治之，用麻杏石甘汤加减。运用本方之效与不效，全在麻黄、石膏两味的轻重配伍。一般石膏4倍于麻黄，如5g麻黄，当配20g石膏。表重热轻则相对重用麻黄，表轻热重则相对重用石膏；鼻流清涕加苏叶；流浊涕加薄荷；痰多舌苔白厚加半夏；舌苔白薄者加京半夏、瓜蒌；苔少津乏、有痰，加麦冬、海浮石或海蛤粉；哮甚加苏子；喘甚加葶苈；咽喉赤肿加牛蒡子、射干；大便秘结、舌苔黄，是属痰火，改用仲阳葶苈丸（防己、杏仁、黑丑、葶苈）。其次是湿热哮喘，如诊得唇红、舌红、舌苔黄厚腻者便是。本证当用清热渗湿、化痰降逆，用千金苇茎汤加黄芩、滑石、杏仁、陈皮、半夏。如鼻流浊涕加淡豆豉；另喉赤肿加射干；喘甚加葶苈子；哮甚痰多，重用冬瓜仁，加苏子、胆星。再次是痰湿哮喘，如诊得唇舌正红，舌苔厚而略腻者便是。本证当用化痰祛湿，用六安煎合三子养亲汤，如喘甚加桑皮、冬花；痰甚气逆加瓜蒌、前胡。凡诊得干哕、唇燥、少苔或无苔便是肺燥阴虚，当以润肺清燥化痰法治之，用清燥救肺汤。如痰多者

去阿胶，加瓜蒌、贝母，或加青黛、蛤粉。另有肺热夹痰，即定喘汤证，此证必是唇红舌红、舌苔白、无流涕喷嚏之类证方可用之。因哮喘宜宣宜降，白果具有收敛作用，故痰多兼有表证者不宜。如因误食禽类、水族动物肉食而诱发者，当用麻黄、细辛以开滞涩之肺窍，石膏以清壅肺之热痰，杏仁、苏子以降上逆之肺气。

控制哮喘易而根治哮喘难。本病是由久病而致肺、脾、肾三脏之虚，根治本病，亦当从此三脏着手，应用肺、脾、肾三脏同治之法，以景岳金水六君煎加减。哮喘缓解，某脏偏虚之证不明显，故只用一方统治，不必细加辨别。本方以法夏、陈皮、茯苓、当归、熟地、甘草为主，再加沙参、白术、女贞、菟丝子、故纸、胡桃肉、土茯苓、龙骨。

共为细末，压片，每片 0.3g。每日早晚各服 1 次，每次按年龄大小，每岁 1 片。1 个月 1 个疗程，共服 3 个月，可望根治。本方亦可作煎剂，每 2 日服 1 剂。

根治本病的关键在于两个坚持，一个加强。即第一坚持服药 3 个月，第二坚持忌口（禁例食物）；加强护理，预防感冒。

黎炳南

攻补兼施治疗哮喘

黎炳南（1916~2012），广州中医药大学教授

攻邪不忘补虚

攻邪虽为大法，却非惟一治法，攻邪之中辅以扶正，亦常为必不可少之法，此则易为人所忽视。盖哮喘之发病虽因宿痰而起，溯本追源，痰实为津液所生，而津液生于水谷，赖脾气敷布而上输于肺，脾虚不运反积湿成痰，上贮于肺，此所谓脾为生痰之源，肺为贮痰之器。肺主表卫外，肺为痰困则卫外不固，外邪乘虚而袭，此乃本病易为外邪感触而起之根源。黎氏治疗本病一方面宣肺化痰，降气定喘；另一方面益气健脾以绝生痰之源，扶元固本而令邪不可干。祛邪为主兼以扶正则外邪痰浊去而正自安；正气复而外邪痰浊毋能再犯，如此则顽疴亦可期渐愈。若专于攻邪治标，则痰随去而随生，且滥施攻伐，正气内馁，病虽暂愈亦易遇邪而时时触发，故专于攻邪者往往难于奏效，其道理正在于此。

哮喘一证，可长年累月反复发作，在急性发作期临证多表现为本虚标实，患者除气喘痰鸣外常伴面色萎黄，神疲纳呆，自汗盗汗，形寒肢冷，舌淡苔白，脉细无力等脾虚气弱之象。这时一方面宣肺散

寒、化痰定喘加投麻、桂、苏、葶、陈、夏等；另一方面须益气健脾，可重用党参，并酌加术、苓、炙甘草，甚至归、芪之类。此外人参亦为喜用之品，一般认为哮喘为气逆于上，治法以降为顺，参、芪补气升提，常被视为发作期的禁用之品。但黎氏认为一药之性不能代表一方之性，放胆用之则非但无害反而有益，有些屡治不能平喘的病人，有用参芪反而获缓解者。

久病不已，穷则及肾，小儿阴阳稚弱，血气未充，久病常致肾虚。虽其表现往往不如成人明显，但细细辨之亦常可察。肾为水火之脏，其证有阴虚阳虚之别。肾阳虚冷失于温养而致喘者，可伴见面色㿠白无华、目眶黯黑、肢冷、夜尿、脉沉无力等，具此象可酌加补骨脂、益智仁、菟丝子、巴戟天、淫羊藿、鹿茸等扶元固肾之品；寒甚者尚须配附、桂之类以温肾散寒。肾阴亏损，不能上滋于肺，亦能导致肺阴不足而喘者，其症可伴见咽干痰少，心烦不眠，舌光红而干、苔少或无苔，脉细略数。治法除宣肺定喘外，宜配滋肾清肺之品，常合生脉散以及女贞子、首乌、熟地、沙参，肺肾同治亦属"金水相生"之意。肺、脾、肾三脏关系甚为密切，须纵观全局而调之，不可有所偏颇，且攻邪不忘补虚，此为至要。

补虚不忘攻邪

对缓解期的治疗，宗"缓则治其本"之意，当以扶正固本为主。用金水六君煎（二陈汤加熟地、当归）为基础，从肺、脾、肾着眼加减化裁之。本方为张景岳所创，且称之为"治虚痰之喘"的"神剂"，其中二陈理脾，以归、地理肾，此方既除痰去实邪，又扶元固本，治脾肾虚之喘咳，疗效颇佳。偏于肺脾虚者可加参、术之类；偏于肾虚者则加补骨脂、巴戟、鹿茸之属。同时本病以宿痰内伏为病根，哮喘一时平息，而伏痰实未尽去，故在补虚的基础上须继续使用宣肺化痰之品，除二陈之外尚可配加麻、桂之类，以求祛邪务尽，此补虚不忘攻邪之意，这对巩固疗效，争取痊愈有着重要意义。近代研究发现哮喘病人缓解期虽无喘，但支气管仍有炎症和痉挛，故认为扩张支气管药物不宜中断，以求彻底缓解，否定了过去认为哮喘缓解后生理功能即恢复的不恰当看法。

刘某 男，11 岁，1980 年 10 月 22 日诊。

患儿于 1976 年回乡曾得鼻炎，此后常发过敏性鼻炎和哮喘，每年夏天多发。曾在本市某医院住院多次，来诊时症见喘咳痰多，夜间加重，甚则不能平卧，面色萎黄，神疲气短，胃纳素差，盗汗，肢冷，家族无此类病史，舌质淡白、胖、湿润、有齿印，苔白厚，脉细弱。检查：心无特殊，肺可闻哮鸣音，胸透未见异常。此证属寒热壅肺，脾肾阳虚发喘，治以温肺散寒、降气定喘为主。用一方：

麻黄 6g　陈皮 5g　炙甘草 5g　法半夏 8g　当归 8g　五味子 8g　苏子 8g　沉香后下, 3g　磁石 15g　鹅管石 15g　桂枝 15g

进 7 剂后病情好转，下半夜仍有微喘，治法仍以降气定喘为主，加参、术以健脾，佐毛冬青、葶苈子以除痰浊，温清相济，其效更捷。用二方：

麻黄 6g　甘草 6g　桂枝 15g　毛冬青 15g　葶苈子 8g　法半夏 8g　党参 20g　白术 10g　当归 10g　苏子 10g

共服 1 个月后，喘咳已平，胃纳转佳。继后着重温补脾肾。用三方：

熟附子 10g　补骨脂 10g　当归 10g　益智 8g　五味子 8g　炙甘草 8g　干姜 4g　细辛 2g　党参 20g　熟地 20g　桂枝 20g

续服 1 个月。喘咳已除，形体渐丰，后仍守第三方加减间断调服，以巩固疗效。共观察 2 年，在寒冬及夏天游泳后均未复发，病情稳定，疗效良好。

杨某 女，14 岁。于 1980 年 11 月 15 日初诊。

患儿于 1 岁时患支气管炎继后发喘，初每年发几次，近年频发，每逢天气转冷即发，每年以 10 月至翌年 4 月间病情加剧，常需急诊，用泼尼松和息喘灵只能暂稍好转。多次在本市及梧州市医院住院，曾用过埋线、死卡、穴位注射、哮喘疫苗和丙种球蛋白等均未能控制发作。现每夜均发，服用泼尼松及息喘灵亦未能控制。平日纳呆，鼻塞，面色稍白，眼圈发黑，舌质淡、尖红、苔白，脉细无力。心肺无异常，咽不红。此乃脾肾素虚，偶触外邪即发喘，故用攻补兼施之法，宣肺定喘兼补脾肾，先后用下列三方。

一方：

麻黄 8g 葶苈子 6g 鹅管石 15g 当归 10g 苏子 10g 五味子 10g
补骨脂 10g 法半夏 10g 党参 20g 熟地 20g 白蒺藜 20g 炙甘草 5g

二方：

七叶一枝花 10g 补骨脂 10g 五味子 10g 当归 10g 射干 10g 桂枝 30g 豨莶草 15g 麻黄 8g 熟地 20g 党参 25g 炙甘草 5g

三方：

苍耳子 10g 五味子 10g 当归 10g 豨莶草 15g 白蒺藜 20g 麻黄 8g
熟地 25g 首乌 25g 党参 25g 炙甘草 6g

继发以固本为主，方用金水六君煎或六君子汤。但仍酌用麻、桂、苏、葶以宣通肺气、清除顽痰，间歇服用。于 1981 年 11 月又曾发作 1 次，但证情较轻，查患儿面色稍白，眼圈已不黑，但唇暗红，舌质转红，苔白干。考虑为顽痰未净兼气阴两虚，方拟：

党参 25g 五味子 8g 麻黄 6g 白芍 20g 豨莶草 15g 丹参 15g
七叶一枝花 10g 麦冬 10g 甘草 10g 鹅管石 30g

1个月后病情缓解乃转入巩固治疗，嘱常调服人参（吉林参、参须）或鹿茸之类。1983年1月随访，只于1982年11月因过劳曾轻发1次外，病情稳定，未见再发，形神俱佳。

马莲湘

哮喘两效方

马莲湘（1907~1992），浙江中医药大学教授

小儿哮喘与其他呼吸道疾病的区别关键系宿痰内伏，因外邪触动伏痰而发，故发作时多以邪实为主，当祛邪以治其标，缓解时多以正虚为主，当扶正以固其本。根据五十余年经验，总结出两首效方。

一、哮喘 1 号（发作时服）

方剂组成：

炙麻黄 6g　炒杏仁 6g　炒莱菔子 3g　炒葶苈子 6g　五味子 3g　瓜蒌皮 6g　佛耳草 9g　竹沥半夏 6g　化橘红 5g　苦参 6g　地龙 3~5 岁量，下同，6g

功用：宣肺涤痰，降逆平喘。

小儿哮喘发作时往往形成外邪与痰食互结，寒热错杂，升降失司的复杂证候。故本方以麻黄、杏仁宣肺平喘为主药；辅以苏子降气行痰，莱菔子消食化痰，葶苈子泻肺达痰，三者皆治痰之要药，又能于治痰中各逞其能。特别是麻黄与葶苈子相伍，一温一寒，一宣一降，互制相协而益效；五味子酸涩收敛与麻黄辛温发散相佐，一开一合，平喘力彰；并配以瓜蒌皮、佛耳草、竹沥半夏清宣化痰；择加地龙泄

降肺气，活血解痉，使气顺血和而喘自平；小儿哮喘多与体质过敏密切相关，故方中酌加苦参以抗过敏。

二、哮喘 2 号（缓解时服）

方剂组成：

党参 6g　炒白术 6g　茯苓 9g　陈皮 5g　五味子 3g　生黄芪 6g　陈黄肉 6g　姜半夏 6g　佛耳草 9g　紫河车粉分吞，3g　防风 3g

功用：补肺益肾，健脾化痰。

肺脾肾不足为哮喘之本，尤以肾气为根。本方以紫河车粉、五味子、黄肉益肾纳气为主药。肺主气，外合皮毛，肺气不足，卫外失固，感邪而易引发哮喘，故以黄芪、白术、防风、玉屏风散补益肺气以增强卫外之功，脾主运化，为生痰之源，脾气不足，痰随去随生，故以参、苓、陈、夏合佛耳草健脾助运以杜其痰源，诸药合用，肺脾肾健全，扶正以固其本也。

三、运用法度

（1）反复发作，久延不已的哮喘患儿，特别在春秋季节转换，气候骤变时发作频繁，有时发作期和缓解期难以截然区分，临床往往呈现虚实夹杂、寒热交错的复杂证候，只是轻重缓急有别，特别是哮喘初平之时，伏痰尚未尽去，虚实夹杂更为明显，故当标本兼施，扶正达邪并用，视证候之寒热虚实，将以上两方参合加减用之。

（2）麻黄宣肺平喘功效卓著，哮喘为肺气被外邪顽痰所郁闭，非麻黄不足以宣肺开其闭，无论寒证、热证均可配伍应用。风寒表邪重者用生麻黄；表寒里寒配北细辛、姜半夏；表寒里热配炒淡芩、天竺黄；风热表邪用清水麻黄配银翘；无表邪但喘者用蜜炙麻黄。

（3）葶苈子辛苦寒，长于降泄，是降气平喘的有效药物，古人认为乃大泻肺气的峻猛之品，不能轻易运用，或宜少量配大枣用之，临床审慎大胆使用，剂量一般6~9g，从未发生任何不良反应，实践证明麻黄配葶苈子宣肺平喘疗效益彰。

（4）五味子酸敛收涩，哮喘发作期能否作用？此时既有外邪和宿邪之标实，又有肾气不足之本虚，只不过标实表现显著，本虚隐而不现，配以五味子（常用量3~6g）不仅能制麻黄辛温之性，使其散邪而不耗气，且能收敛肺气、助肾纳气，用之有益无弊。

（5）本病与肾虚至关重要，而肾虚证候临床往往易被忽视。凡哮喘而见形体瘦弱，面色㿠白，目眶发暗，头发稀疏，囟门应合未合，齿迟行迟，自行盗汗，鸡胸龟背，肢冷遗尿等均为肾虚之候。补肾之法宜当用之，肾为先天之本，五脏六腑之根，补肾可以改善各脏腑之功能，增强体质。特别是缓解之时，坚持服用补肾之品，可以巩固疗效，减少发作，争取体质根本改善，庶可望其渐愈。故对哮喘反复发作患儿，每于冬令适量服用紫河车粉，或坎炁粉，或新鲜胎盘均有助于次年哮喘缓解或不发。若见舌苔花剥偏于肾气阴不足，可服七味都气丸，每天2次，每次6g，连服1~3个月。

倪某 男，9岁。1982年12月3日初诊。

患支气管哮喘史已5年余。每遇气候变化则感邪而作，曾用抗生素、激素、氨茶碱等可以暂时缓解，也曾注射丙种球蛋白及核酸等未能控制发作。近年来加剧，常在后半夜突然喘促不能平卧而急诊。此次发作已1周，青霉素、泼尼松、氨茶碱等仍在治疗中。查患儿不发热，面色㿠白，目眶灰暗，咳嗽喘促，痰少质稠不易咯出，喉中痰鸣有哮声，听诊两肺满布哮鸣音及干啰音。自汗盗汗，四肢欠温，胃纳不佳，常有遗尿，大便偏干，唇红，舌质偏淡、苔白厚腻带燥，脉细弱而滑。治拟宣肺涤痰、降逆平喘祛邪为先。

炙麻黄6g　杏仁6g　炒苏子6g　炒莱菔子6g　炒葶苈子6g　五味

子 4g　瓜蒌皮 6g　枳壳 4g　竹沥半夏 6g　佛耳草 9g　广地龙 6g　苦参 6g

　　3 剂后白天咳嗽气喘已缓，夜间亦能平卧，但哮鸣音仍较多，后半夜及晨起咳嗽较甚，嘱停西药，继以上方加减服用 14 剂，哮喘已息，胃纳欠振，晨起痰多咳嗽，舌苔白腻，两肺哮鸣音及啰音已消失。治拟扶正为主，哮喘 2 号方连续服用 13 剂后加服紫河车粉 3g，每天 2 次，每次 1.5g。共服半月，证候日趋好转而停药。1984 年 11 月 12 日因腮腺炎来诊，母亲代诉自上次治疗后近两年来哮喘未作，有几次感冒，吃些药马上就好了，去年冬天有 1 次发热咳嗽 1 星期也未发哮喘，平素胃纳旺盛，精力充沛，夜间已无遗尿。

（盛丽先　整理）

郑颉云

治喘大法，温清补固

郑颉云（1905~1983），河南中医药大学主任医师，儿科名医

邪在表，宣散为先

宣法，即宣发肺气、驱除外邪之法。临床多用于初起之证，若为伏邪引动，则兼其内。

风寒外束，腠理壅遏，致肺气郁阻，须宣肺解表，汗而越之，邪从表解。常用宣消散（自拟方）。

薄荷叶 9g　荆芥穗 2.4g　杏仁 9g　苏叶 9g　焦三仙 6g　番泻叶 1.2g　加止嗽散

外寒束表，兼痰盛者，用温肺定喘汤（自拟方）。

干姜 2.4g　细辛 2.4g　薄荷 2.4g　苏叶 3g　五味子 3g　杏仁 6g　麻黄 1.5g

若外感风热或风寒郁而化热，应辛凉宣透，其热重咳喘轻者，用桑菊饮加减；咳喘重热轻者，用麻杏石甘汤加瓜蒌、贝母等。小儿脾常不足，咳中多兼乳食积热，常加大黄、焦三仙、槟榔等为消滞泄热之品，以利肺气宣通。

苏某　男，1.5 岁。1964 年 2 月 19 日初诊。

患儿因发凉引起咳嗽 4 天，痰鸣流涕，发热溲黄，体温 39℃，指纹紫，舌质红、苔白薄。此乃外感风寒，客于肺卫，肺气失宣。治宜宣肺、解表、止咳，方用宣消散 1.5g、紫雪散 1.5g，1 日 3 次分服。翌日复诊，体温正常，咳嗽减轻，痰鸣消失，但仍流涕，溲黄，指纹、舌象同前。又方，宣消散、清热散（自拟方）各 4.5g。清热散组成：

琥珀 15g　钩藤 15g　柿子霜 15g　蔻仁 15g　西滑石 60g　朱砂 24g　薄荷冰 1.5g　粉甘草 45g

二药混匀，每日 3 次冲服，连服 3 日后痊愈。

邪在里，清解为要

清法，旨在清解肺胃大肠之实热。清肺平喘用泻白散喘重兼痰者用定喘汤；肺经郁热，痰壅于肺，咳喘不息，用清热平喘汤（自拟方）。

生石膏 9g　杏仁 6g　麻黄 2.4g　炙甘草 3g　松罗茶 4.5g　大枣 3 枚

热毒内攻，脓浊阻肺，咳吐脓血者，用千金苇茎汤；阳明腑实，大肠不通，热干于肺，发作咳喘，用牛黄散（自拟方）。

大黄　牵牛各等份

若久咳不止，或因跌仆损伤，伤及血络，阻滞气机而致咳喘者，用活血理气止咳法，方用活瘀理气汤（自拟方）。

胡桃捣碎，3 枚　三棱 4.5g　莪术 4.5g

运用清法，依证候变化特点，可兼用他法。与宣法同用，组成清宣之剂；与下法同用，组成清下之剂，随证变通，不可拘泥一端。

刘某　男，7 岁。1964 年 1 月 9 日住院。

患儿 1 周来胁痛乏力，近 3 天出现壮热，咳嗽，体温 39.5℃，经治不效。后经 X 线拍片，诊为右下肺脓疡而入院治疗。证属痰热毒邪壅盛之肺痈证。治宜清热解毒，化瘀理气。方用千金苇茎汤加减。

白芥子 9g　青皮 9g　黄柏 9g　紫草 9g　地丁 9g　炒槟榔 9g　瓜蒌仁 9g　冬瓜仁 9g　广木香 4.5g　苍术 6g　葶苈子 6g　公英 24g　苇茎 15g

水煎服。连服 10 剂，体温复常，咳嗽平息，诸症悉退。

又于上方去黄柏、苍术、蒌仁、槟榔、苇茎、紫草，加紫河车粉 6g、冬虫草 4.5g，再服 10 剂，补肺填精，以善其后。1 月 30 日 X 线复查，病灶吸收，病愈。

虚者补之，审度阴精阳气

咳喘用补，有补阳、补阴、补气之不同。当寒邪袭肺，气逆不降，宜温肺降逆，方用小青龙汤。重用干姜温阳散寒，脾得温而运，使之散精上归于肺，肺能肃降，通调水道，下输膀胱，水液代谢无阻，不使停蓄，此为温脾肺而从其本，阴虚咳喘，虚损痨瘵，伤及肺肾者，当滋阴润肺、止咳定喘。方用滋补定喘汤（自拟方）。

白干参 6g　五味子 6g　麦冬 9g　沙参 9g　枸杞 9g　熟地 9g

若热病后咳，或风燥伤肺，用清燥润肺法，方选沙参麦冬汤、清燥伤肺汤等。咳喘气虚者，调补脾肺，尤重补脾，培土生金，常用四君子汤、参苓白术散；久病气虚，阴损及阳者，用人参蛤蚧散。

李某　女，1.7 岁。1965 年 1 月 5 日就诊。

患儿素患支气管炎，遇冷常发，缠绵难愈，近几日来咳嗽又作，逐渐加重，喉中痰鸣，咳甚呕吐。指纹淡紫，双手不温，舌质淡、苔白腻。证属肺脾二经，气阳不足，寒湿内滞。治宜温中散寒，祛湿止咳。

党参 6g　　白术 6g　　干姜 6g　　吴茱萸 6g　　杏仁 6g　　苏叶 6g　　甘草 6g　半夏 9g　陈皮 9g

红糖为引，2 剂，水煎服。服药后咳吐均愈。

咳喘日久，固敛为本

固法，用于久病无表邪者，寓敛肺和固肾之意。久咳不已，肺气不固，宜敛肺止咳，方用九仙散，取养中有敛；若元气不足，肾气不固，应补肾固本，用固本定喘汤（自拟方）。

白果仁 9g　　细辛 2.4g　　龟甲胶 6g　　五味子 4.5g　　干姜 3g

若兼见真阳亏损之候，常配以紫河车粉服用。

艾某　女，68 岁。1965 年 12 月 9 日初诊。

咳喘多年，每至冬季发作甚剧，今操劳过甚，又感外邪，致咳喘频作，胸闷恶寒，口吐清痰，气短不得卧，动则喘剧，脉浮无力，舌淡苔白。证属肾虚不固，肺气虚弱，兼有风寒。治宜用固肾补肺、兴阳解表定喘法。方用固本定喘汤加减。

白果仁 27g　　干姜 9g　　冬虫草 9g　　五味子 9g　　茯苓 9g　　射干 9g　　细辛 6g　　薄荷 6g　　芥穗 6g　　苏叶 6g　　焦三仙 6g　　麻黄 4g

水煎服。服药 3 剂，咳止喘平，痰消气舒，照上方去麻黄，加紫河车粉 3g，再服 6 剂，诸症悉愈。

宣、清、补、固四法，是郑氏治疗咳喘证的主要法则，咳喘有寒热虚实之分，临证应以辨证论治为准绳，重证重理，用药守法而不泥方，灵活变通，随证化裁，可谓法中有法。

（史纪　周世印　整理）

李介鸣

治喘尤重调气机

李介鸣（1916~1992），北京阜外医院主任医师

急则治标，尤重降逆

《内经》云："诸气膹郁，皆属于肺。"肺主气，司呼吸，喘证乃肺之病变。喻嘉言认为：喘病无不本于肺。实喘乃肺受邪，首先是气壅而不降。张景岳说：肺主皮毛而居上焦，故邪气犯之则上焦气壅而为喘。李师对实喘悉遵"急则治标"之原则，尤重肃降肺之气逆。认为实喘气逆首当其冲，降气逆可以平喘，滋腻壅滞之品在所禁忌，误补升提均可助邪为虐。

急性发作的哮喘，多数乃为感受外邪所致之实喘，然又有寒喘与热喘之别。寒喘因感受风寒，寒邪束肺，或有寒痰交阻，肺气不宣。初起可兼恶寒、头痛、身痛等表证，尤以咳嗽、气喘或喉间有喘鸣声、胸闷、痰多稀薄为主症，舌苔薄白或白腻，脉浮紧。治以宣肺散寒、化痰平喘，常用小青龙汤或射干麻黄汤等。热喘因感受风湿之邪，或痰热壅滞于肺，肺气上逆。初起可有恶寒或寒战，尤见发热，咳嗽胸痛，痰多稠黄，咯吐不爽，苔黄腻，脉浮滑而数。治以清热宣肺、平喘止咳，用麻杏石甘汤、定喘汤等。然而，不论

寒喘与热喘，都有肺失宣肃、气机逆乱之病机。正如近代医家金子久所说："肺气清肃则升降无碍而呼吸自如，一有逆乱，便生乖违。"故在治疗实喘的寒喘及热喘时，除分别予以宣散、清解之外，尤重肃降肺之气逆，选用降气之品配伍应用，往往收到喘平嗽减之效。张景岳亦说：气分受邪，上焦气实作喘，人壮力强胀满脉实者，但破其气而喘自愈。

肺与大肠相表里，喘证肺之升降失司，肺气不降，大肠不通，故喘家往往大便数日不解，或频频登圊而便不干且难下，此亦肺与大肠失降所致，应重视大肠之降浊。程钟龄《医学心悟》说："内热闭结，大便不通，热气上冲，致肺金清肃之令不得下行，因而喘急，此因胃热攻肺，故可下之，俾其热气流通而喘定矣。"李师常用晚蚕沙、皂角子、瓜蒌仁、蒲公英、川军炭等药，清润降浊以通大肠，待大气一转肺降喘平。常用方剂有葶苈大枣泻肺汤、旋覆代赭石汤、三子汤（苏子、白芥子、莱菔子）等，常用降肺逆的药有：葶苈子、旋覆花、代赭石、苏子、莱菔子、白芥子、枳壳、枳实、厚朴、半夏、麻黄、杏仁、射干、前胡、紫菀等。

痰饮为患，调理脾胃

医家有云："见痰休治痰。"哮喘证因寒束、热犯，法当温散肺寒、清热泄降自无疑义。然哮喘挟有痰饮者也不少。痰与饮阻碍气机，升降失其常度，也常加剧哮喘的发作，造成痰因气升，气因痰阻，痰气相结，阻塞气道。正如何梦瑶在《医碥》中所说："痰塞肺窍，久而不开，喘何由除？"哮喘有停痰积饮者，并用治痰饮之药才能取得速效。古方如小青龙汤、射干麻黄汤等方，可见其除用平喘止咳降逆药物外，还用了大量的治痰化饮的药物。

临床上哮喘夹有寒痰者，可用半夏、陈皮、南星、芥子、干姜、茯苓等药物；挟有热痰者，可配伍贝母、竹茹、天花粉、瓜蒌、胆星、天竺黄、郁金、远志等药。由于痰因气升，气因痰阻，所以在治痰药（温寒痰、燥湿痰、清热痰、涤顽痰）中，再伍以降气药，俾使痰开浊降，气道通顺而喘平饮祛矣。只有标本兼治，才能痰饮一去，气机始通，加快平喘疗效。

值得提出的是，李师对于哮喘夹痰饮者，尤重区分虚实之证。实痰攻伐无过，虚痰则须调补。这里所谓的调补，不是蛮补，而是调理脾胃升降之气机。要知道误补、早补、过补、滞补皆可阻碍肺之清肃，反而壅满喘剧。金子久说：呼出之气，心肺主之；吸入之气，肝肾主之；呼吸之中，又主脾胃，盖脾胃位乎中，为呼吸之总持，肺脾清肃健运，则升降无碍而呼吸自如。脾为生痰之源，肺为贮痰之器。故对于虚喘挟痰者，先生巧妙地将祛痰降气与益气运脾药合参于一方中。如在降气平喘方中，加用党参、白术、山药、扁豆、莲米、芡实、薏米、黄精、炙草等药，从而使脾得健运散精归肺，使肺气充而行通降，若雾露之溉，气降逆平。但补气健脾药在具体用药的配伍上应注意小剂量，只求益肺气、运脾气，以防过用升腾，或招致中满肺胀，喘更加剧。

肺胃阴虚之体，或久喘阳损及阴者，每于定喘止咳中加用益阴降胃之品，如荷梗、石斛、玉竹、沙参、麦冬、花粉、生谷芽等，以使阴充胃降津和。

缓则治本，摄纳肾气

哮喘，喘促日久，呼多吸少，动则喘息更甚，形瘦神疲，气不得续，汗出，或肢冷面青，舌淡，脉沉细数，或平素可有腰酸肢软。此久病哮喘，肾气亏乏，摄纳失常。前人的经验证明，喘"在肺为痰，在肾为虚"。故久喘当以补肾纳气为治，可用金匮肾气丸、都气丸、六味地黄丸等治疗。

临床上，偏肾阴虚者，可用熟地、山萸肉、山药、天冬、枸杞、白芍、桑寄生、制首乌、沙苑子、紫河车等以滋肾养阴。偏肾阳虚者，可用附片、肉桂、仙灵脾、仙茅、补骨脂、巴戟天、杜仲、当归、肉苁蓉等以温补肾阳。

李师在治肾精内亏，摄纳无权，气不归根所引起的虚喘时，尤重对纳气之品的应用。如山萸肉、核桃肉、五味子、紫石英、灵磁石、怀牛膝、沉香、蛤蚧等。此外，在纳肾之剂中，也常用有益阴作用的镇潜摄纳药，如龙骨、牡蛎、鳖甲、龟甲等。在益肾纳气定喘中，就是对于偏于肾阳虚者，也必于阴中求阳，常配合育阴之品。对于偏于肾阴不足者，也必阳中求阴，往往在益阴基础上佐以温阳的柔而不燥的药物，以得阴阳相济、纳气归原之效。

在治疗支气管炎哮喘辨证肾虚喘时，李师还经常告诫，必待肺气已降，脾胃升降司运，仍出现肾不纳气时，方可用纳肾定喘，不可操之过急，或过用滋腻，以致喘逆胸满。

当外邪已除，真虚已见，喘仍时发，每以益肾纳气之品渐次投去，以探消息，最后达固本纳肾目的，确为经验之谈。

至于哮喘不发之时，纳肾治本，每可减缓哮喘发作，这已为医家所证实。张景岳认为：喘有夙根，未发时以扶正气为主。哮喘未发时，李师常以扶正的健脾、益肺、固表、纳肾为方做成散剂或丸剂，以事治本。就是发作之时，也常据证情适当灵活配用沉香粉、河车粉、人参蛤蚧粉或黑锡丹、金匮肾气丸、六味地黄丸等服之，起缓则治本、纳肾气、定虚喘的作用。

总之，哮喘"在上治肺胃，在下治脾肾，发时治上，平时治下，此一定章程。若欲除根，必须频年累月，服药不断；倘一曝十寒，终无济于事也"（《环溪草堂医案》）。然而，当哮喘发作之时，就其寒痰热痰诸证，重视气机之宣、降、运、纳是至关重要的。

（戴裕光　整理）

李学耕

逐邪运脾，平喘有方

李学耕（1927~　），福建中医药大学教授

　　小儿哮喘乃儿科常见病，也是一种反复发作、缠绵难愈的疾病。其病变部位主要在于肺，然与脾肾亦密切相关。小儿哮喘的病因，本师认为关键在于痰，谓：无痰不作哮，何也？盖痰为百病之源。惟小儿为稚阴稚阳之体，脏腑娇嫩，卫外不固，屡感风寒，寒邪深伏肺腧；或嗜食生冷，伤及肺气，水津停滞，凝为寒痰，伏于膈上；"小儿脾常不足"，若饮食不节，恣食酸咸，伤及脾肺，痰积气道，郁久化热，痰热互结，阻碍升降，而成哮喘，一遇风寒，诱而发之。李师认为：宿痰胶固，凝成窠囊，深伏肺腧；或感六淫，内外相应，肺失宣肃，升降不利是小儿哮喘的主要病理机制，而窠痰深伏则为发病之关键。哮喘的发生、演变、转归莫不与痰密切相关，盖无痰不作哮，哮专主于痰故也。李师强调：临证必须注意小儿体质的强弱、病程的久暂，区别邪正的缓急，寒热的相兼、转化，了解寒痰化热、寒包热证、热证寒化等情况。在治疗上，李师指出：应始终紧紧地扣住治痰这一环节，方谓得其要法，真知灼见，师云：治哮不治痰非其治，而治痰不治窠囊之痰与不治同也。并谓：痰积胶固，气道因之气不得顺，宜先消其积痰，其气则自顺；若顽痰实阻于肺，以逐痰、豁痰为要，俾窠痰自清其气顺，则哮喘悉平。

240

六淫骤袭，宣肃齐驱

肺司气主呼吸，喜清虚嫌滞浊，五脏之华盖也。缘小儿肺脏柔弱，藩篱疏薄，倘感受风寒或风热，不及表散，郁于肺脏，肺金不宣，气不布津，聚液生痰，化生痰饮，阻于气道，升降失司。临床主要表现：呼吸急促，喉中哮鸣，胸膈满闷，痰白而黏，或清稀多沫，或兼见发热，微恶风寒，头身疼痛，舌苔白滑或厚腻，脉浮紧或浮数，指纹浮现。因此对外邪所致哮喘的治疗，李师认为：宣肺祛邪乃为第一要务。治宜宣肺解表，临床切忌过早投用收敛药，以免闭门留寇，邪无出路，使肺气愈加壅塞，加重哮喘。谓：六淫袭肺，多以风寒束肺、风热犯肺为常见。既为外邪束肺，宣肃失司，故当宣发逐邪于外，肃降使肺气以平。则肺得宣肃，哮喘乃平。

林某 男，6岁，1983年11月14日诊。

哮喘反复发作4年，历经治疗无效。近3日来哮喘复举。诊见：咳嗽流涕，气促痰鸣，声如拉锯，汗多痰黏，食纳欠佳，舌苔厚腻，脉浮滑而数。证属痰气胶结，郁于肺腧，留而不宣，复感新邪，旋即诱发。治宜宣肺祛邪，豁痰定喘。

蜜麻黄 5g　麻黄根 18g　白芍 10g　北细辛 2g　五味子 25g　射干 10g　旋覆花布包, 6g　杏仁 12g　北山楂 15g　枳实 5g　半夏 6g　石胡荽 6g

4剂药后，哮喘已平。再依前方出入，迭进3剂，以图巩固。

痰蟠湿踞，运脾捣窠

《症因脉治》曰："哮喘之因，痰饮内伏，结成窠臼。"朱丹溪亦谓："哮喘必用薄滋味，专主于痰。"盖脾居中宫，职司运化，化生万物，为后天之本，乃生痰之源也。惟小儿脏腑娇嫩，脾常不足。若供食不节，或脾阳不足，运化失职，聚湿生痰，而成哮喘。其临床表现为：哮喘反复发作，痰涎素盛，常因呕出或吐出大量黏痰而症状缓解，胸脘满闷，伴面色少华，食欲不振，畏风倦怠，舌苔白滑或厚腻，脉沉细带滑。窠痰深伏是哮喘发病的主要机制，故李师认为运脾法亦为治哮之大要。盖凡病哮喘者，莫不为痰、为壅、为结，当责其本以疗之，故谓运脾实乃治哮断源之要义。师云："所言运脾者，其义有三：一曰运脾化痰，杜绝病根；二曰斡旋中宫，燮理气机，以利升降；三曰脾气健运，体质强壮，不易受邪，则脾运痰化，气机畅达，升降有度，何哮之有？"总之，无论是哮喘发作，或缓解期的治疗，李师必用此法。首选药：枳实、茯苓、山楂等。

李某 女，4 岁，1987 年 10 月 18 日诊。

哮喘二载，缠绵不已，屡治难应，时起时止。近 10 余天复感咳嗽哮喘，呼吸困难，呕吐涎沫，不思饮食，舌苔厚腻，脉滑稍数。证系痰热气胶结，郁结于肺，留而为患。治当运脾化痰，降逆定喘。

处方：

蜜麻黄 3g　杏仁 5g　北细辛　旋覆花布包, 3g　煮半夏 10g　射干 10g　五味子 5g　茯苓 24g　苏子布包, 10g　莱菔子 10g　枳实 5g　粉甘草 3g

水煎，1 剂分 4 次服。

3 剂药后，喘息显减，诸恙亦瘥；迭服 6 剂，哮喘告平。

定喘降䶎，擅施鹅不食草

在临床用药上，李师治哮，赏用鹅不食草，且甚妙施巧使，尊它为疗哮之要品，无论是寒哮、热哮均常用之，疗效显著。用量：内服 3~12g，外用适量。夫鹅不食草，亦称大救驾，为菊科植物石胡荽之带花全草。《食疗本草》云其："通鼻气，利九窍，吐风痰。"《本草汇言》亦谓："石胡荽利九窍，通鼻气之药也。其味辛烈，其气辛熏，其性升散，……故主齁䶎痰喘。"若寒喘者配麻黄、旋覆花、细辛；热哮者，配葶苈子、海浮石、莱菔子；尤其对西医学中的过敏性哮喘，常与地龙、五味子等配伍，效果颇显。哮喘发作时，可用鲜石胡荽揉碎塞鼻；哮喘甚者则用鲜品适量、加冰片少许，捣烂敷大椎穴或哮喘穴（第5胸椎棘突旁开左右各寸半），能收到一定的疗效。师云：鹅不食草虽俗，入药神妙，定喘降齁，豁痰开窍，功卓效彰，哮家要药，故曰救驾。

王某 女，6岁，1985年12月3日诊。

罹患哮喘，近日复作。诊见：咳嗽阵作，呼吸急促，喉间痰鸣，鼻塞流涕，痰多而稀，胸闷不舒，舌苔薄白带腻，脉浮紧。证属风邪束肺，痰阻气道，升降不利。治宜宣肺达邪，豁痰定喘。

蜜麻黄 3g　杏仁 6g　细辛 2g　石胡荽 9g　旋覆花 6g　紫菀 6g　款冬花 6g　五味子 6g　苏子布包，10g　半夏 6g　炙甘草 3g

另取鲜石胡荽揉碎塞鼻，每天2次。并用鲜品加冰片少许外敷哮喘穴。3剂药后，咳减喘平，喉间痰鸣已除，余症亦减。继服前方，又进3剂，哮喘已愈。

飞针济急，桴鼓相应

对于小儿哮喘的治疗，李师辨证施药的同时，极为崇用飞针术。盖小儿飞针术是李师从民间疗法、家传秘技及自己数十年经验总结的结晶。每见急危重证或疑难病证，李师善用此术，收效甚速。对小儿哮喘发作的患者，李师多先予飞针术，效确神应，甚者随针而解，救急疾于俄顷，俟哮喘稍缓或喘平后，复施汤药。嗟乎！飞针济急，立竿见影，内外兼治，桴鼓相应，其哮焉得不平？

张某 女，7 岁，1987 年 11 月 5 日诊。

哮喘 4 年，经年频发，冬春为甚，屡治罔效。前 10 余日因洗澡不慎受凉，哮喘复作，遂延师求诊。刻下：气促胸满，鼻煽抬肩，连日不止，喉间痰鸣，声如拽锯，夜不能寐，伴不思饮食，痰黏不易咯出，大便干结，二三日一行，舌苔厚腻，脉弦数。李师先予飞针宣其肺气，定其喘逆。取穴：胸区刺激线、背区刺激线、膝外线、手三阴线；手法：轻、快、点。

针后 10 余分钟，喘急减半，痰鸣亦轻，遂投中药 3 剂服用。

处方：

蜜麻黄 20g 苏子布包，10g 杏仁 6g 半夏 6g 海浮石 18g 葶苈子 10g 枳实 6g 石胡荽 6g 茯苓 24g 五味子 6g 炙甘草 3g

3 剂药后，喘息已平，大便畅通，每日一行，夜寐安宁，余恙均除，哮喘霍然。

（赵伟强 整理）

傅再希

开窍排痰乃大法，勿用阴凝远参芪

傅再希（1895~1984），江西中医药大学教授，临床家

哮证感冷而发者谓之冷哮，感热而发者谓之热哮。以余验之，冷哮居多。且无论冷哮、热哮，究其内因，皆宿痰久伏所致，所以丹溪有"专主于痰"之说。由于肺窍中积有顽痰，平时潜伏不动，则举止动作亦无甚异于常人。若感触风寒暑湿，过食油腻生冷，或酸咸失调，触动宿痰，则突然发作。痰鸣气涌，喉中呀呷作声，欲咳不能，头汗如雨，胸中满塞，不能仰卧。这时治疗以开窍涤痰为主。成方如：皂荚丸、千缗汤、小青龙汤、射干麻黄汤等。用药如麻黄、细辛、小牙皂、白芥子等。盖哮证发作，皆由顽痰闭塞所致，可用麻黄、细辛等开通肺窍。又痰涎胶固，不易咳出，可用小牙皂、白芥子等，服后患者咳出一些坚韧黄绿色的脓痰，哮即立止。若只用一般化痰平喘之药，如：

苏子、紫菀、款冬、半夏等，犹如隔靴搔痒，无济于事。余临证遇此，常在以上诸方基础上化裁，自拟一方，每获良效。

麻黄 6g　小牙皂炙，去皮弦，6g　川朴 6g　陈皮 6g　白芥子炒，研，9g　姜半夏 9g　茯苓 9g　细辛 3g　甘草 3g　生姜 3 片　红枣 3 枚

如系热邪诱发，兼见口渴、面赤者，麻黄、细辛、牙皂、白芥子亦可应用（分量不变），只须方中配以石膏 24g、黄芩 9g，切不可全用

寒凉药，这是余治疗哮证的一点经验，仅供参考。

1954 年，余在抚州市中医联合诊所工作时，有一旅客，路过抚州，适逢哮证发作，痰鸣喘息，坐在路旁，不得动，后被过路人搀扶至诊所，余按上述用药，仅 1 剂而哮喘立止，翌日即可启程。而后学者常对麻黄、细辛、牙皂、芥子等，多畏其峻利，不敢轻试。中医治哮，虽亦难断根，但若治疗得法，认真忌口，则近期疗效，仍可保证。

凡哮证发作时，皆不宜用参芪之类补益升提其气，亦不宜用阴药凝固其痰，常见有些不明医理者，见其喘促，惟恐气脱，辄妄用人参、黄芪、枸杞、熟地等，以至偾事者甚多，不可不引以为戒。又一般哮证与肾气失纳之气喘亦不同，亦不可用黑锡丹等以为镇坠。

（傅幼荣　整理）

曹鸣高

哮喘发作别寒热，开闭涤痰总相宜

曹鸣高（1907~1985），南京中医药大学教授

哮喘有宿根，每因寒冷或劳累而诱发。在暴发时，必须发散攻邪为先，宜华盖散加减为主。表邪得解，闭路得开，则痰自利而气自下，肃降复而喘自平。哮喘遇冷即发者有二：一是中外皆寒，即仲景小青龙证是也；二是寒包热，越婢加半夏汤、麻杏石甘汤，寒甚于热者大青龙加减主之；发病时如咽痒阵呛，痰吐黄脓或如粉条，咯吐困难，烦躁自汗，脉弦滑数，舌苔黄边尖红，此属积痰蕴热，肺气上壅，宜麻黄、射干、生石膏、枳壳、桔梗、白杏仁、葶苈、生甘草、莱菔子等，以泄肺化痰、下气清热；如发作次数频繁，日夜数次，能俯不能仰，阵呛痰鸣，痰吐黄稠或如泡沫，胸膈满闷，便秘，脉数大有力，舌质红，口干，究其发作与缓解过程，每与饮食大便有关，如多食则发作更甚，是痰火蕴蒸，上迫肺金，阳明通降失常，急宜滚痰丸、承气法从下夺之，对体实病实者效如桴鼓；哮喘发作，咳窒胸闷，伴以寒热往来，状如发疟，两胁胀满，此属痰火郁结，阳气怫郁以致营卫分争，非疟也，宜木郁达之，火郁发之之法，可用柴胡、射干、枳实、桔梗、茯苓等，得吐大量顽痰，则气血顺而哮喘自平；小儿哮喘，寒包热为多，一般宜射干麻黄汤、葶苈大枣泻肺汤或黄芩半夏汤加减（黄芩、半夏、枳壳、桔梗、麻黄、紫苏、杏仁、生甘草），

慎勿妄用小青龙汤法。

哮喘平时治本，宜温中健运，以绝生痰之源；补肺益元，以增抗病之力。自拟丸方如下：

紫河车 30g　吉林人参 30g　潞党参 30g　炒白术 60g　白茯苓 45g
杜苏子 30g　款冬花 45g　全当归 45g　桂枝 21g　杭白芍 30g　陈皮 20g
法半夏 30g　炙鸡金 30g　焦六曲 30g　金毛脊 30g　鹿角胶 30g

上药共研细末，水泛为丸，丸如绿豆大，每日早晚各服 6g，开水送下。

颜德馨

温阳豁痰平哮喘，麻黄附子细辛汤

颜德馨（1920~2017），上海第十人民医院主任医师、教授，
国医大师

哮喘剧作，多因寒痰胶滞，气失升降，投麻黄附子细辛汤辄有立竿见影之效。附子温肾散寒，麻黄宣肺平喘，相得益彰。麻黄得附子平喘而不伤正，附子又能制麻黄之辛散。余治哮喘之偏于寒胜者，最喜冠此两味，颇为应手。细辛通阳平喘，喘息甚时非此不克，量必重用，一般用 4.5g，喘剧者可用至 9g 以上。临床尝见顽固性哮喘，用大量激素亦不为功，端坐喘息，日以继夜，投麻黄附子细辛汤（每味用量皆为 9g），一剂而安。

哮喘为沉痼之病，缠绵反复，正气溃散，精气内伤，症状错综出现，但毕竟寒痰阴凝于内者居多，用附子麻黄偕细辛，离照当空，阴霾自化，能使喘平痰减。即使舌质稍红，津液不足，但实质寒凝为本，经用麻附后阳气来复，津液上承，舌色反转润泽，故治哮喘时用药不可拘泥。

生半夏化痰之力甚著，治哮喘亦习用之，一般用 9g，加生姜 2 片，无副作用。水蛭粉能改进缺氧现象，每服 1.5g，日 2 次，其效亦著。

哮喘预防，中医学之"冬病夏治"观点颇有临床意义，尝于夏季嘱久喘病人服苓桂术甘汤，日服 1 剂，连续服用 1 个月，即可减少发作或不发作，此法可取。

陈耀堂

病久必虚，标本兼顾

陈耀堂（1897~1980），上海中医药大学龙华医院主任医师

家父陈耀堂教授认为前人对支气管哮喘的治法，大多宗朱丹溪"凡喘未发，以扶正为主，已发以散邪为主"之说。其实不然，因哮喘大多自幼即发，来诊时发作多已几年或数十年，病久必虚，即使外感风寒而发，但"邪之所凑，其气必虚"，其表现可如张景岳形容之实喘象，如"气长而有余，……胸胀气粗，声高息涌，膨膨然若不能容，惟呼出为快也"。也属真虚假实，他认为哮喘发作时，呼长吸短，乃肾气不足，吸入之气不能归肾所致，治宜标本兼顾。有一通用方：

蜜炙麻黄 9g　光杏仁 9g　生熟地各 12g　山萸肉 6g　五味子 3g　干姜 3g　旋覆花包, 9g　生甘草 3g

寒加附片 9g，黑锡丹（包煎）9g；热加黄芩 9g，地龙 9g，桑白皮 9g；阴虚加沙参 9g，麦冬 9g；痰多加白矾 6g，半夏 9g；痰不易咳出加白芥子 6g，炙远志 6g；动则喘甚加补骨脂 9g，核桃肉 9g；湿重加川朴 9g，半夏 9g。

在 20 世纪 50 年代初，他参加了中医学习西医班，认识到哮喘有过敏与感染两种类型，他对由过敏引起者，在处方中常加入凤凰衣 4.5g、蝉蜕 4.5g、露蜂房 6g 等；对感染痰黄者，常加用鱼腥草 30g、四季青 9g、野荞麦根 30g 以控制之，疗效更有提高。

对支气管哮喘久喘不已，纳食衰少，食后作胀而喘更甚者，他认为这是"肺咳不已则胃受之"，在处方中常加橘白4.5g，他说现药店只有橘皮，而不分橘红、橘白，实则这两者作用不同，橘红用作化痰，橘白则以和胃为主，不要混用。

对哮喘的预防，他主张用河车粉长服，因哮喘大多自幼发病，先天不足，如能在儿童期持续服用河车粉3g，日2次，至发育时即可停止发作，若错过这一时期，则哮喘常缠绵难愈。

（陈泽霖　整理）

王文鼎

哮喘发作先逐邪，固肺纳气缓后方

王文鼎（1897~1979），中国中医科学院名中医

哮喘有新、久、虚、实之分。新喘、实喘责之于肺，有邪即为实；久喘、虚喘责之于肾，无邪为虚。初起多系感寒而发，急则当治其标。对脉促数而喘者，轻则半夏厚朴汤加减，重则越婢术夏汤增损（麻黄、生石膏、半夏、炙甘草、白术、生姜、大枣、厚朴、细辛、五味子）；胸腹胀满者，厚朴麻黄汤主之；痰饮较甚，喉间痰鸣如水鸡声者，射干麻黄汤甚佳；寒包火者，径用麻杏石甘汤或白果定喘汤；兼烦躁者，大青龙汤加重石膏；表寒里饮，咳唾白色泡沫状痰，小青龙汤最为合拍。惟以上方剂中，举凡姜（干姜或生姜）、辛（细辛）、味（五味子）配伍并用者，三药一定要等量，倘担心细辛量大，小量投服之，其效立减。要之，所谓"辛不过钱"之说，系指细辛入散剂而言；复方汤剂内每剂酌用细辛 6~9g，煎取日 2~3 次分服，多无大碍，反具顿挫病势之殊功。

及至哮喘中期，有虚有实，即本虚标实，此时三拗汤、大小青龙汤及射干麻黄汤无不相宜，后世人参定喘汤、人参麻黄汤皆标本同治之方，可不受季节气候之影响。但见脉上部浮数，下部两尺沉细，为上盛下虚，以下虚为主，治宜大补肺气，纳气归肾，予全真一气汤衍化方。

人参或潞党参 60~90g，30~60g　熟地 30g　山萸肉 12g　麦冬 15g　五味子 3g　怀牛膝 10g　白芥子 6g　生姜 5 片

临床曾用此方治愈或控制多例此型远年哮喘患者，如例：年仅 20 岁，病程 17 年的女性支气管哮喘患者，经此方治疗月余，竟获近期控制之良好疗效。人参小剂量应用其性上浮，大剂量应用则下沉。半虚半实用人参定喘汤，人参与麻黄同用即此意。

后期痰如泉涌之哮喘，可用桂附地黄汤，以温化痰饮、填补下元。久虚之体，每多中州运化失职，痰涎孳生不已，若不及时采取对应措施，渐至正气虚甚，则肾水上泛，龙雷之火上亢，终至毙命。后期肺脾肾俱虚之哮喘，人参、熟地既治其本，亦为上好之化痰药。久病暴喘，用蛤蚧尾研末顿冲，治喘甚效。平素每日佐食蜜炙核桃 3~5 个，对治疗虚喘颇有助益。病情得以控制后（静止期），先投肾气丸加沉香、五味子以纳气归根；继用脾肾同治法，晨服五味异功散或六君子丸，晚服肾气丸，以扶正培本，巩固疗效。

（李兴培　整理）

程门雪

哮喘治疗的几首效方

程门雪（1902~1972），著名中医学家

哮的特点之一是屡发而顽固，用"喉中水鸡声"形容哮象是最恰当的。《金匮要略》射干麻黄汤是哮证祖方。射干麻黄汤与小青龙汤不同，二方均主麻黄，但前者摒弃辛温解表的桂枝汤不用，而以苦寒清咽的射干与麻黄为配；又取款冬、紫菀的辛润下气以为佐，合辛开、苦泄、酸收为一方，主治显然在肺，应为治哮的专方。

病而为哮，已较支饮进一步，哮证必有顽痰胶固，发时非攻不可，至若不发之时，又非健脾补肾、扶正调养不可。王旭高治小儿哮证，用六君、平胃加川贝、榧子为末，塞入大枣内，葶苈同煎，意甚巧妙，可资取法。曾用外科阳和汤法（熟地 30g，白芥子 3g 炒研，鹿角胶 9g，姜炭、麻黄各 1.5g，肉桂、生甘草各 3g，水酒各半煎，加五味子 1.5g），治一儿童色㿠体弱，阳虚哮证数年，亦获良好效果。

《张氏医通》冷哮丸（麻黄、川乌、细辛、蜀椒、白矾、牙皂、半夏曲、陈胆星、杏仁、甘草、紫菀、款冬）与三建膏贴肺俞穴，及丁氏"哮吼紫金丹（白砒、豆豉）"也是很有效的。

用定喘汤治哮，对阴虚痰热之证，似未尽符合，杏轩《医述》所载哮喘一方，可资参考。

熟地 15g　当归 3g　茯苓 4.5g　半夏 4.5g　橘红 4.5g　金沸草 4.5g　麦

254

冬 4.5g　甘草 1.5g　淡豆豉 3g　黑山栀 3g　海浮石 6g

　　立方以金水六君为主，合滋阴养血以治痰，山栀、豆豉清火，金沸草咸能消痰，海浮石咸以降火，如果合用黛蛤散则更好。

（何时希　程焕章　莫雪琴　整理）

姜春华

哮喘治疗的效方达药

姜春华（1908~1992），著名中医学家

哮喘病人时常发作，有因闻某种气味、食某种食物而发者，有迁居而喘不作者，亦有旅居外地而喘不作，一返故地即发作者。如草木之有宿根，一受雨露即萌芽而发。

哮喘病的治疗，自古以来多沿用《伤寒论》以麻黄为主药的方子。如麻黄汤、小青龙、大青龙、越婢、麻黄附子细辛等汤，依病者的寒热虚实辨证而用。晋唐验方，也都以麻黄为主，但用至30~60g者，疗效仍不理想。中药的有效量和极量至今仍未确定。过去医生们用麻黄只用0.3~1.5g也有作用，同30~50g相比，用量相差悬殊。本人平日习惯用6~9g，不过多也不过少。在农村用二拗（麻黄、甘草）、三拗（麻黄、杏仁、甘草）于儿童，用麻黄汤于成人，效果良好，乡人用药易见效，城市则不然。麻黄平喘之功不可没。

哮喘者，痰多呈泡沫状，舌淡苔白，肢冷畏寒，表现为寒证。痰涎多者以祛痰为要，如三子养亲汤（白芥子、苏子、莱菔子），沙参、桔梗、远志、贝母，均为刺激性排痰药。古用皂角子治喘亦是此意。盖痰祛则气道通，气道通则喘可缓。痰不多者勿用，尤其桔梗可增加咳嗽。如黄痰黏稠用淡竹茹、天竺黄、竹茹可化痰平喘。

由咳引起哮喘者，必先止其咳。痰不太多者，可用一般镇咳药。

如无效加南天竺 3~6g，此药有麻醉作用，常用于痉挛性之阵咳，效果好，但宜慎用，勿过量。有感冒者，须先解外感，各随六气用药，不专以平喘为事。

喘而便秘不通者，先通其便，便通则喘易平。因肺与大肠相表里，腑气得泄，喘亦可平。

止咳，宋代多用御米壳（即罂粟壳），但此药属麻醉性药物，用者宜慎。宋代多以砒为主药来治喘，制法有以砒石嵌鲫鱼，泥包火煅者，有以砒粉拌和瘦肉泥封火煅者，最常用的紫金丹亦是以砒为主的方子。曾仿其制，更名曰砒矾丸，使人闻砒之名而慎用。方为砒 1 份，明矾 3 份，豆豉 10 份，共研粉，糊丸绿豆大，每服 5~6 粒，日 2~3 次，连服 1~2 周。

临床体会，此丸治寒性哮喘疗效较好，有即时和持久疗效，常有服此而多年不发者。所治病人甚多，未发现中毒者，但热性哮喘不适宜。此药用量不可少，少则无效，有一病人服 6 粒无效，倍之则效。此药量又不可久服。有一病人自向病房购药服，药丸大如黄豆，连服 6 个月，致发中毒性肝炎，但千人难得一见，凡肝肾有病者勿用。

热性哮喘或寒热不明显者，常用牛黄解毒片或丸，此药本不治喘，因内有雌黄、雄黄，二药均含砒。砒能治寒喘，不适于热喘，但因其中配以黄芩、犀角、川连可以抵制砒的热性。

曾见喘剧发作欲死，人教以蚰蜒炖蛋，患者迫不及待，活吞数条蚰蜒，其喘遂平，六七年未发。遂以蚰蜒洗净，加贝母捣为丸，每服 9g，有效而不及砒。以其走过之处留下鼻涕样迹，取名玉涎丹，使患者勿嫌秽也。

在多年临床实践中，经不断摸索治喘方药，以所得试之临床，不效弃之；其有效者，一试再试，于近年组成一方，不必辨证，疗效尚佳，方列于下：

佛耳草 15g　旋覆花 9g　全瓜蒌 15g　五味子 9g　碧桃干亦称桃岛，即干在树上的桃子，15g　防风 9g　老鹤草 15g

有时可加合欢皮 15g，野荞麦根 15g。本方具有截喘降逆、止咳化痰、抗菌消炎、抗过敏的作用，对哮喘具有较好的近期疗效。

另有一方对热喘颇为适宜，药用：

百部 9g　开金锁 15g　全瓜蒌 15g　马勃 3g　南天竺 6g　天浆壳 3 只　五味子 9g

水煎服。另炒地龙粉 9g，用糯米管装服，每次 3g，日服 2 次。

方中百部治咳有卓效，不拘新老寒热虚实，皆可配伍用之。开金锁为野荞麦根，能抑菌消炎治咳。马勃治老咳嗽，见《周氏集验方》。南天竺果实与天浆壳（亦名萝摩）配伍，有镇咳平喘作用，但用量不可过大。五味子补肺滋肾，平喘止咳。此方熔温补清消、止咳化痰、祛痰于一炉。对于咳嗽痰喘，不拘寒热虚实，新旧老小皆可服用。

治喘有专病专方，亦有辨证论治，有寒热虚实可辨者，寒者热之，热者寒之，虚者补之，实者泻之，其效明显。同一哮喘病，张某与王某情况不同，处理各异；即使同是一人发病，时间、环境不同情况亦各异，而处理亦各不同。在此举 1 例：一同事之母，冬日自北京南下，旅途感受风寒，抵沪后哮喘大作，诊为寒哮，投以小青龙汤，即解。适春复作，自配前小青龙汤不解，见其目赤唇舌俱红口干，投以桑菊、银翘之类，一服即解。夏秋之交，又以辛劳复发，又自服前方不效，诊之面容萎黄无华，语言无力，动辄喘息，曰：此乃虚喘，宜补中益气之类。前方治温热，当然不适，易方遂解，以后嘱服肾气丸，病不复作。

古人云：发时治标，平时治本。后人以为不可移易。其实标本同治，并不矛盾，惟轻浅者不须治本身。临床体会有喘作，治标无效者，试加治本药，如益气用参芪，敛气用五味，补肾用熟地、菟丝、巴戟，诸症辄能缓解。

久服激素，其副作用为害不小，但又不易撤除，可用补肾法，激素用量，逐渐递减，至停服。方用：

生地 50g　熟地 15g　苁蓉 9g　巴戟 9g　菟丝子 9g　补骨脂 9g　仙灵脾 9g

激素不能一下停止，须候中药力量渐增，而逐渐递减。

在预防上，男孩可常服河车大造丸，女孩常服六味地黄丸，壮年服左归丸、右归丸，老年加服参蛤，亦可服七味都气丸、八味肾气丸，每年国庆节前服用 1 个多月，节后续服一二个月，可使发作减轻，或不发作。

（姜光华　整理）

张海岑

肃肺通腑，擅用紫菀知母
补以固本，当辨肺与脾肾

张海岑（1916~？），河南省中医中药研究院主任医师

哮喘之病位不离肺，因肺与大肠相表里，肺气肃降有度，则大肠传导正常；若肺气不能清肃下行，则逆而为喘为哮，易使肠腑传导失司，大便秘而难行。腑气不通，又可使肺气不利，哮喘更甚，故治疗哮喘必须注意通腑。但哮喘一病，虚者为多，即便实喘，亦有其虚，不可不知。对于此种便秘，若以硝、黄之辈泻下，则愈泻愈虚，必使病情加重。治疗此类便秘，常用紫菀 10g、知母 5g，共研末冲服，或煎汤代茶饮，亦可加入汤药同煎服。此二味通利肺气、润通肠腑而不伤正，屡试屡效。若患者气虚较甚，临厕努挣，汗出短气，可适量加用白芍、黄芪二味，疗效甚佳。

王某 女，工人。53 岁，病历号 16822，1985 年 11 月 20 日就诊。1966 年曾患肺结核，经治疗后基本痊愈。此后每年冬季即发气喘、咳嗽、胸闷，重时不能平卧，咳不得眠。上周因洗澡后汗出当风，遂发气喘、咳嗽、胸闷痛，吐痰黄白而黏，心烦，伴大便秘结，2~3 日一行。X 光胸片检查：两肺钙化点对比无变化，右下肺纹理粗乱。血液检查：白细胞计数 15.3×10^9/L，嗜中性粒细胞 0.83，嗜酸性粒细胞 0.33，淋巴细胞 0.14。体温 38.5℃。西医诊断：慢性支气管炎合并感染。自述

恶风，诊见舌质红、苔薄黄，脉细数。此乃风寒犯肺，郁而化热，火热内迫，气逆于上，故发喘促诸症。治宜清热宣肺平喘，佐以通腑润便。

药用：

麻黄　杏仁　桑白皮　石膏　知母　紫菀　苏子　黄芩　瓜蒌　双花　连翘　炙杷叶　柴胡　葛根

2剂后，热减便通，胸痛基本消失，口干，喘嗽。守原法加北沙参、寸冬，继用3剂。血检：白细胞计数7.4×10^9/L，嗜中性粒细胞0.73，淋巴细胞0.27，症状基本消失，再进补益肺肾，兼以化痰平喘之剂，随证加减诸症悉平。

自汗不止，顾心肺重用酸敛

哮喘患者由于肺卫气虚不能固表，常伴汗出，甚者自汗不止。盖汗为心之液，汗出过多心气随之耗散，患者每每心悸神浮，对此可重用五味子以治之。五味子酸甘，《本草纲目》谓其"入心而补肺"，诚为补肺止汗、安敛心神之佳品。对于哮喘自汗不止者，常加五味子15~20g，每获良效。

李某　男，66岁，干部。病历号17270。

患肺气肿20余年，曾5次住院治疗。近2年来，常发呼吸急促，咳嗽，胸闷。此次感冒后即感喘息，胸闷，身热恶寒，咳嗽。曾用庆大霉素等药治疗，效果不佳，于1985年12月23日来我所就诊。现患者胸闷憋胀，喘急，呼多吸少，咳嗽痰白，并伴大便次数增多，便后不爽。诊其脉浮滑，观其舌淡苔白。此乃外感风寒，痰气壅遏而喘。治宜疏风散寒，宣肺定喘。

药用：

麻黄　桂枝　杏仁　化橘红　姜半夏　苏子　桔梗　故纸　胡桃

肉　甘草　生姜 3 片为引

3 剂后热退喘轻，但动则气喘，常自汗出，神形疲惫，晨起即便。此乃肺肾两虚、肾不纳气之故。

药用：

黄芪　熟地　山萸肉　故纸　云苓　山药　五味子　胡桃肉　附子　紫河车　炙甘草

5 剂后诸症大减，自汗止，后随症加减，治疗 3 个月后基本痊愈，随访至今疗效巩固。

补以治本，当辨肺脾肾而投方

哮证之发，虽诱因较多，但究其根本在于宿痰伏邪为患，故平时应顺时更衣，慎防风寒，调摄情志，尤以顾护肺脾肾三脏为要。肺气虚则补肺固卫，可用玉屏风散加味；脾气虚则健脾化痰，宜用香砂六君子之类；肾虚须补肾调阴阳，偏阳虚选用八味肾气丸之类，偏阴虚投以六味地黄丸之类。

哮证之预后，一般来说，若患者年事渐高，肾气日衰，失于调养，反复发作则不易根除。若患者年幼，随年龄增长而肾气逐渐充盛，再注意避免诱发因素，并详辨肺脾肾何脏不足而施以调理治本之法，则多能痊愈。

高某　女，34 岁，病历号 20352，1985 年 6 月 30 日就诊。

10 多年前患支气管哮喘，感寒则病情加重，呼吸困难，喘息不得平卧，喉中哮鸣有声。近两年来，每遇气候变化即发哮喘。现患者易于感冒，尤畏风寒，气喘咳嗽，痰白，面白无华，常自汗出。舌淡苔薄白，脉细濡。此属哮证反复发作，正气已虚，不能充实腠理，故外邪易侵，每因气候变化而诱发。治宜补肺固卫为主。

药用：

黄芪　党参　白术　防风　代赭石　旋覆花　橘红　半夏　当归　熟地　五味子　川贝母　茯苓　甘草

6剂后，咳喘顿减，夜寐安静，自汗大减。效不更方，继用5剂后，改用玉屏风散和胎盘粉服用而收全功。

钱今阳

哮喘当调肝，法取清疏养

钱今阳（1915~1989），临床家

哮喘乃因肺、脾、肾三脏功能不足，痰伏于内，遇新感引动乃触发，痰随气升，气因痰阻，相互搏结，阻于气道，肺失宣肃，故咳嗽气喘，气之出入引动积痰而作哮鸣。对哮喘的治疗，治标多以宣肺祛痰为主，治本多从肺、脾、肾着手。在诊治本病过程中，还应注意到肝在本病发病中的作用。盖肝属木，肺属金，金本克木，而一旦肺金病变，则又常易受木气反侮，慢性反复的肺病患者，尤其如此。如肝失调达，一身气机升降乖乱，肺失肃降；或木郁化火，火性上炎克伐肺金；或肝阴不足，下吸肾水，子盗母气，肺少清润。故临证每于一般常于治疗哮喘方法基础上，配合以清肝、疏肝、养肝之法，临床应用比较得心应手。

清肝平喘法

用于肝胆火旺，木火刑金，肺失清肃之咳喘证。多见患者体禀木火。或过嗜烟酒肥腻，蕴热化火，导致肝胆相火上扰，木叩金鸣。症见咳嗽气喘或有哮鸣，头胀眩晕，耳鸣耳聋，目赤口苦，舌红苔黄，脉来弦数，治拟肃肝平喘合清肝降火。方药用全瓜蒌、苦杏仁、桑白皮、蜜炙麻黄、蜜炙紫菀等。

陈某 女，31 岁，门诊号 94814。1987 年 4 月 9 日初诊。

痰喘宿疾 20 余年，每于受寒后诱发，反复发作，昨日哮喘发作，胸闷气急，夜难平卧，痰黏色黄，不易咯出，头胀目赤，口苦且干，两胁不舒，舌苔黄腻，脉来弦数。证属肝胆火旺，肺失肃降。治拟宣肺平喘，清肝降火。

处方：

蜜炙麻黄 10g　蜜炙紫菀 10g　大贝母 10g　苦杏仁 10g　前胡 10g　仙半夏 10g　青陈皮各 10g　黑山栀 10g　连翘 10g　枇杷叶包, 10g　广郁金 10g　桑白皮 10g

复诊：服药 14 剂，气喘已平，诸症好转，舌苔亦净，再方调理。

处方：

蜜炙麻黄 10g　蜜炙紫菀 10g　大贝母 10g　苦杏仁 10g　焦楂曲各 10g　鸡内金 10g　桑白皮 10g　广郁金 10g　白术 10g　白芍 10g　党参 15g　玄参 10g

疏肝平喘法

用于肝失条达，气机郁滞，肺失宣降之咳喘证。由于情怀不畅，气机失于条畅，肺气升降逆乱，症见咳喘不已，或者哮鸣，胁肋不舒，胸脘胀闷，纳呆嗳气，苔薄白，脉弦。治拟理肺平喘合疏肝解郁，方药用制香附、广郁金、炙苏子、麸炒枳壳、杭白芍、云茯苓、川楝子、蜜炙麻黄、蜜炙紫菀。

陈某 男，65 岁，门诊号 80662。1986 年 7 月 31 日初诊。

1982 年患结核性胸膜炎后，经常咳嗽气急。今咳喘不已，胸闷脘胀，纳谷不香，胸胁不舒，舌苔薄白，脉弦。病在肝肺，木病则气上，致使肺气不降，发为喘逆，法当疏肝降气平喘。

处方：

蜜炙麻黄10g　蜜炙紫菀10g　大贝母10g　苦杏仁10g　青陈皮各10g　射干4.5g　白前10g　马兜铃10g　葶苈子10g　麸炒枳实10g　广郁金10g

复诊：服药1周，哮喘渐平，胸胁转舒，胃纳增加，再予原方出入为治。

养肝平喘法

由于肝阴不足，燥气上迫，致咳嗽气喘。症见久咳不已，气急哮鸣，或伴咳血，口燥咽干，胸胁不舒，脉细数。治拟润肺平喘合养血柔肝。方药用南沙参、苦杏仁、玄参、地骨皮、女贞子、旱莲草、甘草、蜜炙麻黄、蜜炙紫菀等。

江某　男，68岁，门诊号76410，1986年5月6日初诊。

哮喘史5年，1年来持续发作，西药不能缓解，喘时咳甚，不喘则无咳痰，动辄气促，口燥咽干，胸胁不舒，胃纳尚可，舌质稍红、舌苔薄腻，脉来弦数。证属肝阴不足，木火内燃，肺失肃降。治拟润肺平喘，养血柔肝。

处方：

南沙参10g　玄参10g　大生地15g　蜜炙麻黄10g　蜜炙紫菀10g　大贝母10g　苦杏仁10g　款冬花10g　前胡10g　杭白芍10g　葶苈子10g　莱菔子10g　枇杷叶包,10g

复诊：上药连服20余剂，气喘平，形神朗，药已应证。

宗上法调理而愈。

（徐建玉　整理）

陈苏生

调气重开阖气血，止哮求二麻四仁

陈苏生（1909~1999），中国中医科学院研究员

先生治疗哮喘病，二麻（麻黄、麻黄根）、四仁（杏仁、桃仁、郁李仁、白果仁）同用，是其独创。哮喘重证，病者每多喘且虚汗出。先生用麻黄以平喘，麻黄根以敛汗，一开一阖；杏仁、桃仁，一气一血；郁李仁、白果，一滑一涩。气血同治，滑涩兼施。诸药相配，寓调畅之意于其中，相得益彰。

戚某 女，41岁，店员。1987年初诊。

自24岁时经上海市某医院诊为过敏性哮喘。嗣后稍遇气候失常或饮食不慎即发，并对尘埃异味皆过敏，兼见皮肤斑疹，呼吸困难，喘息不得平卧，汗多淋漓。每须经吸氧、静脉滴注氨茶碱、地塞米松等方能缓解。十数年来，虽经反复治疗，病终未愈，且益趋严重。经人介绍，至先生处求治。刻诊：鼻塞，头痛，形寒，口苦，胸闷，略见喘促。大便不实，皮肤散见红斑，瘙痒，云不治当大发作。先生以"二麻四仁汤"为主方，因其过敏体质且兼表证，故辅以抗过敏及解表药，并兼宣畅气血。

处方：

麻黄 4.5g　麻黄根 9g　杏仁 9g　桃仁 9g　郁李仁 9g　白果仁 9g　土茯苓 9g　忍冬藤 9g　连翘 9g　白薇（后四味为先生治过敏之主

药）9g　苦参9g　荆芥9g　辛夷花9g　苍耳子9g　柴胡9g　苍术9g
牡蛎30g　厚朴6g

服 10 剂。

2 个月后复诊，言药后哮喘未大发作，肤痒，斑疹略存。近日又
有剧作之兆。前方去苦参、荆芥、辛夷花、苍耳子，加黄芩、姜半夏
各 9g。服 10 剂。

半年后，时处长夏，哮喘发作并见瘙痒，续投前方，加车前子、
白芥子、苏子、莱菔子各 9g，服 7 剂。症情得以控制。自服"二麻四
仁汤"始，发则服药，药则喘息平，反复 2 年余，发作渐疏，病势渐
轻。后除遇天寒略有胸闷外，哮喘未再发。

顾兆农

重证热哮举隅

顾兆农（1903~1995），山西医科大学附属医院主任医师

周某 男，13岁，学生。

先天禀赋不足，生后体质瘦弱。3个月时，罹患肺炎，病情危重，经多方抢救，方脱险得生。嗣后，咳喘之疾，动辄即发，年复一年，渐成痼疾。年至8岁时，其病发渐具规律性：冬日惟多感冒，但从不咳喘，生活可如常人。至春草木萌动，气息渐感急促，后随天气转暖，短气逐日加重。夏初之际，或感凉过劳，或气候反常，均可诱使胸闷、咳嗽、气逆、喘促一并突发。如时值酷暑，则病症尤重，以至倚息不得平卧。入秋，天转凉爽，诸症应时遂减，精神亦趋好转。中秋过后，其患则不药而自愈。如是应季犯病，现已历时五载，投医用药，自不待言。半个月前，旧疾再发，虽积极给药抗炎平喘，但病势不见减轻，双亲无奈，改弦寄望于中医。

初诊：1979年7月18日。自述其岁年过十三，但体小如八龄之童，面红目突，呼吸急促，动肩张口，喘鸣不已，胸膈如物支撑，闷窒胀憋难耐，阵发咳嗽，痰黏难出，偶咳宿痰少许，遂觉胸中宽舒，动辄汗出，头颈为甚，烦躁不安，咽干便秘。舌质红、苔黄燥，脉数疾。此乃热邪迫肺，属热哮重证。急投清泄肺热、降气平喘方。

生石膏先煎，30g　白果打碎，6g　厚朴6g　杏仁6g　地龙9g　大黄

6g　黄芩 4.5g　全蝎 6g

二～四诊略。

五诊：1979 年 7 月 30 日。上药服后，疗效颇佳，连续三诊，原方继进。其药服至 6 剂，喘呼息促竟减过半，10 剂尽剂，哮喘咳嗽完全平息。现情绪稳定，胸膈舒畅，进食增多，晚睡自安。但晨起常觉口干，稍动仍多汗出。舌质色淡、舌苔转白，脉象细数。肺热已清，肺气得平，大恙已去，现惟图恢复体质。暂停药治，嘱其忌辛辣，避寒热，安心静养，以观后效。

六诊：1980 年 8 月 3 日。前治时隔一年，精神明显好转，身高猛增，体态渐丰，纳食旺盛，少有病恙。惟平日动辄汗出，汗后时有冷感，冬日仍易冒犯风寒。昨日暑热罩天，气温骤升，入夜院内乘凉，喘、哮之疾乍然再作，以至彻夜未能平卧。家人恐生不测，今从速来诊。舌质微红、舌苔薄黄，脉略弦数。此乃痼疾复发是也。是病何以复作？思其病理，结合现症，拟当责冬日卫气不固耳。急治标，缓图本，施其治药如下：

（1）去岁之方加麦冬 6g、辽沙参 9g，连用 5 剂，病去停药，不愈可继续。

（2）今冬服用下剂：

黄芪 270g　白术 190g　防风 130g

三药共为细末，均分 60 包，每日 1 包，早中晚 3 次分服，连用勿间。

上治后，连续随访 3 年，其患再未发作，生活、学习一如常人。

"哮多兼喘。"本患虽平时或喘不哮，但病之极期则喘哮并作，且因证性属热，故以热哮命其名。

本病特异之处，在于随四季温—热—凉—寒之候转变，呈现其发病—增重—减缓—自平的病程规律。顾老曾谓此"非为无缘之偶合，而系病应天时之自然"。故而探求其内在病机联系，分清其药治之标本缓急，对本案而言，尤具重要意义。

本患首当讨论者，乃案中初诊施剂，此乃顾老一惯用方药，是方用治热性哮喘，其效颇验。论其组方之义：厚朴合杏仁，降逆下气；白果配地龙，止哮定喘；黄芩上清实火，肃肺金以安华盖；大黄下夺大肠，通腑气以泻其热。但据顾老所谈，斯方药治疗关键，乃在石膏与全蝎伍用，石膏长于清热泻火，全蝎功可入络搜邪，肺系留恋之邪热，得全蝎之透发，得石膏之清散，则可一鼓而荡平。但慎应注意者，在于二药之量配，全蝎常宜 6~9g，而石膏量惟当五倍于全蝎，其效方佳。

应当指出的是，上治经岁之后，因病发而曾复用其方，届时，肺为热邪灼燔，已见正伤之兆，方中所以增味麦冬、沙参者，是为顾护其肺阴也。

患童自幼咳喘，肺卫久病必虚，故其平日多汗，冬月易冒风寒。而风寒之邪，乘其正虚，先可犯不固之皮毛，继可入失密之腠理，终可由表而及里，稽留所合之肺系。盖寒邪蓄积久郁，极易转势化热，至春日地气升发之令，其肺系伏藏之邪热，遂应天时而动，天热愈盛，伏邪肆虐亦愈烈，扰迫于肺，金失肃降，气逆冲上，则喘、哮、咳逆诸症即由是而并发。故本患之症见虽重于夏，而其病本却始于冬，是疾之所以缠绵难愈，当责之气虚失职于卫外耳。鉴于是理，为求其病本，故临证特取"夏病冬治"之法，寒月予玉屏风散小量常服，以缓图强卫止汗、补气固表之功。

此即未雨绸缪之所谓也。"正气存内，邪不可干"，岂非指是所言乎！

返顾案文，斯病之药，并非繁杂，但其治程却历两载，嗣后又随访三年，方认其患为愈。所以如是，正像顾老所说："故凡应时而作之患，不得只求刻下啧啧之效，而当驾驭其症情，怀立其远见，应时而审其药之远功也。"

张泽生

哮鸣多寒证，温散小青龙

张泽生（1895~1985），南京中医药大学教授，著名临床家

哮为喉中有水鸡声，痰不易咯出。喘为气息急促，甚至张口抬肩。临床上哮多兼喘，喘未必兼哮。

哮喘颇常见，时时发作者，往往不易根治。有因幼年出麻疹后不避风寒，不忌辛辣甜咸而成。也有起于中年感冒风寒，治不得法，或不慎口腹，风寒或痰热留恋于肺络气道所致。但此病之起常与体质有关，有谓"宿根"，即指容易发病之内因。李用粹《证治汇补》谓："哮喘为痰喘之久而常发者，因而内有壅塞之气，外有非时之感，膈有胶固之痰，三者相合，闭拒气道，搏结有声，发为哮喘。"

临床表现每因气候变化、地区不同而各殊，有的至初冬西北风一起而触发，至翌年春夏，不治而愈，若此者多属寒证。有的至夏天随气候炎热而触发，多属热哮。偶有随地区而触发，如有人在某地常发，到他乡则不发。也有不分季节，四季都发。临床上寒哮最多，寒包热的也不少，纯属热哮较少见。

治疗本病一般应遵循暴发属实，久发属虚；在肺为实，在肾为虚；发时从实治标，平时从虚治本等原则。

凡属寒哮，以小青龙汤为主方，在运用时可加大温药剂量。因宿旧之寒痰，痼结于肺，非大温不化。通过实践，桂枝、麻黄可用

各 9g，细辛亦可增至 4.5g。五味子与干姜同用，一开一合，可防止辛散过甚之弊。轻者可用射干麻黄汤，并配合苏子降气汤或三子养亲汤等。另有冷哮丸，疗效也颇佳，成分为白砒、豆豉，每次用 100~150mg，冷茶汤送服，但白砒炮制要严格，剂量要慎重掌握，密切观察否则会引起中毒。凡属热喘，见有舌苔黄腻等征象，可用雪羹汤（即海蜇、荸荠），另可加蛤粉、蒌皮、竹沥、胆星。亦可用五虎汤治疗（麻黄、石膏、杏仁、枳壳、茶叶）。凡属寒包热的哮喘，可用小青龙加石膏汤或麻杏石甘汤。

还有一类哮喘，属于下虚上实，下元虚惫，痰浊壅肺，可用小青龙汤合黑锡丹或金匮肾气丸治之。

平时，忌食腥膻油腻与生冷之物，少吃荤菜，以免助湿酿热生痰。

另有简易方两则：

一方为白芥子 30g，牙皂 15g，开水泡牙皂取汁，用汁浸白芥子一宿，第二天取出晒干，放在锅中炒香，以患者年龄大小计算，每岁服 1~2 粒，1 日 2 次。经久服用可减轻发作。牙皂祛痰涤垢，白芥子亦为祛痰之品，故此方能化胶结之顽痰。

另方为景瓜 1 个，开个洞，去瓤，灌满饴糖，隔水蒸煮，每次 1 匙，每日 2 次，功能化痰定喘，对久咳亦有一定效果。

周仲瑛

正虚肺心脾肾，邪实痰水瘀血

周仲瑛（1928~　），南京中医药大学教授，国医大师

肺病及心，痰瘀阻碍肺气

病由久咳、久喘，肺气郁滞，不能宣布津液，痰浊潴留，肺失治节，心血营运不畅，血脉瘀阻，而致肺病及心，痰瘀阻碍肺气，瘀滞心肺，肺气痹而不降，心气虚而失用。

临床既见喘咳短气，痰多色白黏腻，舌苔浊腻，脉小滑数等痰浊壅肺证，又见心慌不宁，胸闷，颈脉动甚，面唇、爪甲、舌质暗紫，脉来三五不调等心脉瘀阻之候；或血瘀水停而身肿；或血瘀络损而咯血、吐血。治当化痰行瘀、降气平喘，可予杏苏二陈汤合桃红四物汤加减。

法半夏 10g　杏仁 10g　陈皮 6g　炙甘草 3g　炒苏子 10g　葶苈子 10g　旋覆花包煎，5g　降香 3g　当归 10g　丹参 10g　桃仁 10g　红花 6g

肺痹失降，心脉不利，而致肝气不升，肝血瘀阻，右胁肋痛者，加虎杖、平地木各 15g，莪术 10g；气虚血瘀者加黄芪 15g、党参（或人参）12g 益气以活血；出血者去桃、红，加仙鹤草 10g、茜草根 10g、煅花蕊石 10g、三七粉（分吞）3g 化瘀止血；如属瘀热伤络，可配水

牛角片 10g、赤芍 10g、丹皮 10g、紫珠草 15g。

虚体外感，邪实与正虚互为因果

肺胀的形成与感受外邪，反复发作，迁延积渐加重，至为密切。病久则肺虚，卫外不固邪易乘袭，邪犯于肺则肺气更伤，由于邪实与正虚互为因果，促使病情发展恶化。虽曰发时标实为主，缓解期本虚为主，但从病机演变总的趋势衡量，愈发必致正气愈虚，故老年、久病本虚患者，有时感邪之后，因正气虚衰，无力抗邪，外感寒热表证可不显著，但如近期内喘咳突然加剧，则应注意痰的色、质、量等变化，结合全身情况，综合判断。《诸病源候论》指出：肺胀为肺本虚复为邪所乘，并有"肺虚为微寒所伤，肺虚为微热所客"之不同，示外邪应辨其寒热属性。与此同时，外感势必触动内伏之痰浊，而致内外合邪，同气相召，互为关联影响，如寒痰（饮）蕴肺者易为风寒所乘，热痰郁肺者，易为风热所伤；外寒内热、寒痰化热等错杂演变情况。以邪正的关系而言，寒痰（饮）易伤阳气，痰热易伤阴津；而阳气虚者邪易从寒化；阴虚者外邪易于化热。于此可知，邪实与正虚的因果关系虽是多方面的，而总以内因正虚为主。治疗既应遵守发作期治疗的原则，采用祛邪宣肺法，治标顾本和扶正祛邪的要求。临证表明，邪正合治，有利于提高机体的抗邪能力。具体处理当辨其病性的寒热施治。外寒内饮证，喘咳胸闷，痰多黏白泡沫，恶寒发热，无汗，舌苔白滑或白腻，脉浮紧，可取小青龙汤解表散寒、温肺化饮，复合苏子降气汤温肺化痰、降气平喘。

药如：

炙麻黄 6g　桂枝 6g　法半夏 10g　细辛 3g　苏子 10g　厚朴 5g　杏

仁 10g 橘皮 5g 白前 10g 生姜 3 片

酌配太子参 10g、炒白术 10g、炙甘草 3g、五味子 3g、当归 10g、炒白芍 10g 等补敛肺气。

痰热郁肺，症见喘急胸满气粗，痰质黏稠，色黄或白，心烦口渴，身热微寒，有汗不多，苔黄质红，脉滑数，可取越婢加半夏汤、桑白皮汤清肺。

方药组成：

桑白皮 10g 鱼腥草 15g 葶苈子 10g 竹沥半夏 10g 知母 10g

酌配南北沙参（各）10g、大麦冬 10g、炒玉竹 10g、天花粉 10g 等清养之品。寒邪包热者又当解表清里，按表寒与里热的主次配药。

上盛下虚，痰浊壅肺，肾失摄纳

多因正虚感邪，诱致急生发作，进而促使病情加重，肺虚气不化津而为痰，肾阳虚水泛为痰；或肾阴虚虚火灼津为痰，痰浊上逆壅肺，肾虚不能助肺纳气；甚则上下寒热错杂，肾阳虚于下，痰热壅于上；或肾阴虚于下，痰饮壅于上，表现为肺实肾虚之候。症见咳逆痰多，喉中痰涌有声，胸闷如塞，不能平卧；气短息促，吸气不利，动则喘甚，舌苔腻、质淡或红，脉细滑数。治当化痰降逆，宣泄其上；补肾纳气，培益其下，区别上盛与下虚的主次，针对具体病理表现施治。上盛，因痰气壅结者，降气化痰宣肺；因寒饮伏肺者温肺化饮，因痰热郁肺者清肺化痰。下虚，因肾阳虚者温养下元；因肾阴虚者滋填阴精。方选自制平喘固本汤（党参、冬虫夏草、五味子、胡桃肉、坎炁、沉香、磁石、苏子、款冬、半夏、橘红）、苏子降气汤、金匮肾气丸加减。祛痰利气类药可用苏子、款冬、紫菀、白前、法半夏（各）10g，白芥子、厚朴（各）5g，寒痰配肉桂、干姜、细辛（各）3g，热痰配知母、海浮石（各）10g，鱼腥草15g，另用雪羹汤代水煎药；兼有表证者，参照虚体外感，辨其寒热配药。补肾纳气类药可用山萸肉、熟地、胡桃仁各10g，五味子3g，冬虫夏草5g，坎炁2条。肺肾气虚配党参10~15g，黄芪15g；肾阳虚配制附子5g，鹿角片（胶）、补骨脂、钟乳石（各）10g；肺肾阴虚配沙参、麦冬、玉竹、生地、当归（各）10g；气逆于上，酌加紫石英15g、玄精石10g、磁石25g以镇纳之。若上盛肺实之势缓解，而肺肾两虚，不能主气纳气，喘息持续不已，呼吸浅短难续声低气怯，甚则张口抬肩，舌淡，脉沉细虚数者，则当补肺纳肾、降气平喘，用补肺汤、金匮肾气丸，辨其阴阳化裁，参照下虚证用药组方。

浊邪害清，痰瘀蒙蔽神机

由于痰浊壅塞气道，或肺虚吸清呼浊功能减弱；心脉营运不畅，瘀滞窍络，而致痰瘀阻遏清阳，蒙蔽心脑神机，症见神志恍惚，烦躁，撮空理线，表情由淡漠渐至嗜睡、昏迷，喘促短气，咳痰不爽，苔白腻或淡黄腻，舌质暗红或淡紫，脉细滑数。治当涤痰泄浊，化瘀开窍。可取涤痰汤合加味旋覆花汤增减。

药如：

竹沥半夏10g　陈胆星6g　天竺黄10g　炙远志5g　茯苓10g　橘皮6g　石菖蒲10g　炙甘草3g　旋覆花包,5g　广郁金10g　丹参10g　桃仁10g　泽兰10g

气阴耗伤加太子参、麦冬（各）10g；肝风内动，肢体瞤惕，抽搐者，酌加炙僵蚕10g、广地龙10g、炙全蝎3g、石决明30g，另服羚羊角粉0.3~0.6g，日2次；痰热蕴肺者，另予竹沥水，每服20~30ml，日2~3次；喉中痰涎壅盛，加用猴枣散，每服0.6g，日2~3次；窍闭神昏，属痰热内闭者，可予至宝丹或安宫牛黄丸（或用醒脑静注射液）凉开，每服 1 粒，日 1~2 次；属痰浊内闭者，加用苏合香丸温开，每服 1 粒，日 1~2 次。

肺脾肾交病，水饮泛溢肌表

久病喘咳，肺、脾、肾三脏交亏，阳气虚衰，通调、转输、蒸化失职，气不化津，水饮内生；或因瘀阻血脉，"血不利则为水"，水饮泛溢肌肤，而致面浮，肢体浮肿，脘痞腹满，尿少不利，甚则饮停胸胁，上迫肺气而喘急咳逆；水饮凌心而心慌心悸，面唇青紫，舌胖、质暗、苔白滑，脉象沉细。治当健脾温肾，化饮利水。方选附子理苓汤、新订己椒苈黄汤（黄芪代大黄，易泻为补）。

药如：

制附片 5~10g　桂枝 5~10g　白术 10g　黄芪 15g　猪苓 15g　茯苓 15g　木防己 10g　车前子 10g　川椒目 3g　万年青根 10g　炙蟾皮 3~5g　北五加皮 10g

水在胸胁加白芥子 6g，葶苈子、苏子各 10g；水停大腹另予黑丑粉 1g、沉香粉 0.5g，分匀吞服，日 2 次；瘀阻水停身肿者，加苏木、泽兰、路路通、天仙藤（各）10g，同时并服济生肾气丸 10g，日 2 次，助阳化气行水。

肺气耗散，心肾衰竭，由喘致脱

肺病后期，因肺气虚耗，气阴交亏，累及于肾，而致肺不主气，肾不纳气，命门火衰，君火不用，心肾阳气垂绝，由喘致脱。症见气短息促，呼吸微弱，时停时续，喉中痰声如鼾，心慌动悸，汗出肤凉，四肢厥冷，神志由烦躁不安转为淡漠，甚至昏昧不清，面色暗晦，唇甲青紫，舌质淡紫或舌红少津，脉微细欲绝，或微弱细数，参伍不调。治当补肺纳肾，益气救阴，回阳固脱。用参附龙牡汤合生脉散。

药用：

人参 15g　黄芪 20g　制附子 10g　山萸肉 10~15g　五味子 5g　龙骨　牡蛎各 30g　炙甘草 3g　玉竹 10g

烦热，汗出黏手，口干舌红，人参改用西洋参 10g，加麦冬、北沙参（各）10g，去附子或减其用量；神昧不清，加丹参 10g、炙远志 5g、石菖蒲 10g；呼吸短气乏力，另服蛤蚧粉 2~3g，日 2~3 次；喘急面青，烦躁，足冷，阴火冲逆，真阳暴脱者，另服黑锡丹 3~4.5g，日服 2 次。

上述辨治六要，病机每多演变、转化。证候亦常交叉杂见，临证当联系互参，权衡其主次处理。危重之象缓解后，则当补肺、健脾、养心、益肾，调治培本。

周仲瑛

暴喘证治发微

周仲瑛（1928~　），南京中医药大学教授，国医大师

暴喘是指由于多种原因引起突然急性发作的一类喘证。临床表现呼吸困难，呼吸的频率、深度、节律失常，呼促深快，或变慢变浅，或出现潮式、间歇性不规则呼吸，鼻翼煽动，张口抬肩，摇身撷肚，不能平卧。甚则面青唇紫，汗多，心慌，烦躁不安，神情萎靡，昏昧，痉厥，由喘致脱。杨仁斋《直指方》云："诸有病笃，正气欲时，邪气盛行，多壅逆而为喘。"明确指出多种重病都可因邪盛正绝而出现暴喘危证。

暴喘既属肺系多种急慢性疾病的急重危证，且可因其他脏腑病变影响于肺所致，为此，必须在辨证的同时结合辨病，与有关疾病联系互参，求因治疗，并从各个疾病的特点，掌握其不同的预后转归。

临床辨证当审外感内伤，分清虚实因果主次。治疗则应针对标本缓急，分证处理。同时尤须注意证候之间兼夹、演变关系，掌握以下辨治要领。

热毒闭肺，表邪未解，当解表清里；
脏病传腑，又当清下并施

凡温邪上受，由表入里，卫表之证未罢，里热已盛，喘急息粗，

烦躁，身热汗少，有表闭现象者，当解表与清里并施，在清热宣肺方药中，配合辛散透表之品，使邪热从卫外达，以冀汗出热退喘平。若过用苦寒清泄，而肌肤灼热无汗，则热反郁遏难解，可取三黄石膏汤加减，用麻黄或薄荷与石膏、黄芩相伍。表闭身热汗少、烦躁加栀、豉；咳嗽加前胡、杏仁；口渴加知母、花粉、芦根。

若表热里实，上焦邪热郁闭，中焦燥热内结，喘而身热烦躁，胸膈灼热，口渴唇裂，便秘或便下不爽，又当解表通里，辛开苦泄，清散上焦风热，攻下通腑，泻中焦之燥热，表里分解，以减轻病势，缩短病程，可参照凉膈散意。药如薄荷、连翘、山栀、黄芩、竹叶、大黄、芒硝、甘草等。至于热壅肺气，蒸液成痰，痰热蕴肺，顺传阳明，腑实热结，而致喘促痰涌，腹满便秘者，则应通腑泻热，以下为清，脏病治腑，清泄肺经邪热，使其从腑下泄。取宣白承气汤清泄肺热，通利阳明；陷胸承气汤清热化痰，通腑开郁。药用石膏、黄芩、桑白皮清肺；大黄、芒硝通腑；瓜蒌、杏仁化痰宽胸、平喘止咳。痰多喘急加葶苈子、竹沥、半夏；痰热伤津加南沙参、知母。

近人对急性呼吸窘迫症的研究，认为病由热毒闭肺，腑实热结，热郁血瘀，水湿犯肺所致。主张治以清热解毒，挫其邪热；通腑攻下，减轻腹部胀满之势；活血化瘀，改善肺微循环，增加肺血流量及增强肺泡通气功能；宣肺利水，排除"湿肺"多余的水分，改善肺间质水肿。临床应用确有较好疗效，证明这些见解与暴喘热毒闭肺及热郁血瘀证，肺热腑结证的病机证治密切相关，同时还涉及痰饮犯肺致喘的治疗，为我们对暴喘的辨证，提供了客观依据。

上盛下虚者，当权衡虚实主次，注意寒热错杂

喘证的"上盛下虚"证，是肺实肾虚夹杂并见的证候，因肺虽然

有虚有实，但每以实证为多见，其虚者关系到肾，其机制为肺气根于肾，肾能助肺纳气。

分别而论，病机表现有三：①正虚痰盛：肺肾两虚，肺虚则气不化津而为痰，肾虚则水泛为痰，或脾肾阳气虚衰，而致痰饮（痰浊、寒痰）内生，亦可因肺肾阴虚灼津为痰，逆于肺。②寒热错杂：如肾阳虚于下，痰热阻于上；或肾阴虚于下，痰饮壅于上。③正虚感邪：因正虚卫弱，故极易受邪，引起急性发作或加重，以致盛者愈盛，虚者愈虚，表现为本虚标实之候。

治当化痰降逆，宣泄其上；补肾纳气，培益其下。可用平喘固本汤（验方：党参、冬虫夏草、五味子、胡桃肉、坎炁、沉香、磁石、苏子、款冬、半夏、橘红）为基本方。并应区别上盛与下虚的主次，针对具体病理表现施治。上盛，当用苏子、款冬、紫菀、白前、旋覆花、半夏、陈皮等。因痰气壅结者，降气宣肺化痰，加厚朴、白芥子；因寒饮伏肺者温肺化饮，加肉桂、细辛；因痰热郁肺者清肺化痰，加知母、海浮石、雪羹汤；外邪诱发伴有表证者，又当祛邪宣肺，辨其寒热配药。下虚，当用萸肉、熟地、胡桃肉、坎炁、五味子、冬虫夏草等，因肾阳虚者温养下元加附子、鹿角（胶）、钟乳石、补骨脂；因肾阴虚者，滋填阴精，加生地、麦冬、当归、龟甲（胶）；若见肺肾气虚加党参、黄芪、蛤蚧粉（另吞）；肺肾阴虚者加北沙参、玉竹。治下顾上，金水同调。如肾阳与肺阴交亏，肾阴与肺气交亏者，又须兼顾。

热毒痰瘀阻肺，心脑受邪，当肺心同治

肺与心同居上焦，经脉相通，宗气贯心肺而司呼吸，协助心主以行血脉。肺失治节，如肺病不能治理、调节血脉的运行，日久可以导

致心血瘀阻；而心脏病变亦可导致肺的治节失常，故暴喘重证每见肺心同病之证。

如温邪上受，热毒闭肺，热壅血瘀，肺失治节，喘息气促，面青唇紫者，当在清热宣肺的基础上，酌配赤芍、丹皮、丹参、桃仁、绿茶叶等活血通脉；若热毒内陷，逆传心包，或肺热腑结，腑热上冲，出现神昏谵语变证者，则当在辨证分治的同时，配合清心开窍之品，加用安宫牛黄丸。

内伤久病，咳喘反复发作，积渐加重，猝然突变者，多为痰浊（饮）潴留，肺失治节，心血营运不畅，而致肺病及心，瘀血阻碍肺气，瘀滞心脉，喘而气逆痰涌，面黯，唇甲青紫，舌紫，心慌动悸者，应肺心同治，涤痰泄浊、活血化瘀，用六安煎、加味旋覆花汤。药如苏子、白芥子、葶苈子、半夏、旋覆花、降香、桃仁、红花；若痰瘀蒙蔽神窍，浊邪害清，烦躁昏昧，则当涤痰醒神、化瘀开窍，酌配远志、天竺黄、胆星，或石菖蒲、郁金、丹参。区别痰热、痰浊之异分别加用凉开或温开之品。瘀阻水停身肿，可配苏木、泽兰、路路通、天仙藤、木防己、茯苓、万年青根，同时辨证选用温阳或益气之剂。如心肺阳虚，气不主血，还可骤然出现喘脱危证，喘急气涌，咯吐粉红色泡沫血痰，治应温阳化饮、益气通脉、救逆固脱，用四逆加人参汤、真武汤加减。

焦树德

治喘握两纲，六证三原则

焦树德（1922~2008），北京中日友好医院主任医师

两　　纲

喘证，由于体质、病因、年龄、环境不同，临床表现也有所不同，基本上可归纳为虚、实两大纲。

实喘"邪气盛则实"，实喘的特点为呼吸有力，胸满气粗，声高息涌，膨膨然若不能容，欲长呼以为快，两胁满胀，张口抬肩，摇身撷肚，神情不衰。舌苔厚腻或黄或白，脉数有力。

虚喘"精气夺则虚"，虚喘的特点为呼吸短促难续，气怯声低，慌慌然若气欲断，欲深吸以为快，精神倦怠。舌苔薄白，脉弱或虚大无力。

一般来说，实证较为多见，但虚实可以相互转化或相互兼夹，如老年体虚，又感风寒，表邪束肺，肺实而喘，成为虚证夹实。即《内经》所说："虚而受邪，其病则实"之证。故临证先要从复杂的证候中辨清虚实两纲，然后才参考对症下药。

六 证

1. 寒实证

临床特点是每遇受凉及冬季容易发病，或病情加重，痰白而稀，喜暖喜热饮。舌苔白，脉象滑或迟缓。治宜温宣肃降。方用自订麻杏苏茶汤。

麻黄 3~9g　杏仁 10g　苏子 10g　桔梗 6g　茶叶 6g~10g　干姜 3~5g　诃子 3g　炙甘草 3g

2. 热实证

临床特点是气喘声粗，痰黄，口渴，恶热喜凉，每遇受热或夏季病情加重，舌苔黄，脉数。治宜清宣肺热，降气豁痰。方用新拟麻杏蒌石汤。

麻黄 2~6g　杏仁 10g　桑白皮 10g　槟榔 10g　金沸草 10g　地骨皮 10g　瓜蒌 20~50g　生石膏 20~60g　葶苈子 6~10g　生甘草 3g

兼有表热证者，去金沸草，加薄荷、银花、桑叶；痰热壅盛者，重用瓜蒌，另加竹沥、天竺黄、桔梗；气逆明显者，加生赭石；里热重，咽痛目赤，便秘口臭，痰黄稠有热臭味者，去金沸草，选加栀子、黄芩、知母、元参、大青叶、牛蒡子、生大黄。

3. 痰实证

临床特点是胸闷，痰稠，咯吐不爽，甚则痰鸣有声，痰多气道不利而气喘，脉滑，舌苔腻。治宜祛痰平喘。方用自订麻杏二三汤。

麻黄 3~6g　杏仁 10g　法半夏 10g　莱菔子 10g　苏子 10g　化橘红 12g　茯苓 12g　炙甘草 3g　白芥子 3~6g

4. 肺虚证

临床特点是气短而喘，气怯声低，易感冒，面白，脉虚或濡。治宜补肺益气平喘。方用新拟麻杏补肺汤。

麻黄 3g　杏仁 9g　黄芪 9g　党参 6g　陈皮 6g　五味子 5g　熟地 12g 紫菀 12g　桑皮 10g　苏子 10g

气阴两伤，兼见咽燥口干、舌红少津者，加沙参、麦冬、乌梅。

5. 脾虚证

临床特点是面黄，肢倦，气短，少食，舌胖苔白，脉象濡滑。治宜健脾化痰平喘。方用新拟麻杏六君子汤。

麻黄 3~5g　杏仁 10g　党参 10g　陈皮 10g　半夏 10g　香稻芽 10g 白术 6g　茯苓 12g　炙甘草 5g　焦三仙各 9g

浮肿尿少者加冬瓜皮、泽泻、桂枝。

6. 肾虚证

临床特点是呼吸困难，腰痛，肢瞤，动则气喘，舌苔多白，脉象尺弱。治宜益肾纳气平喘。方用新拟麻杏都气汤。

麻黄 3~5g　杏仁 10g　山萸肉 10g　焦神曲 10g　熟地 20g　灵磁石 20g 山药 10~20g　茯苓 9~12g　泽泻 6~9g　丹皮 3~9g　五味子 5~10g　蛤蚧尾粉分冲，1g

若症见面红（面暗黑两颧红），足寒，气喘冷汗，吸气困难，烦躁不宁，舌苔白腻或白苔变黑而润，脉沉细或尺脉微而欲绝者，是为肾阳欲脱之戴阳证。急需引火归原，镇纳肾气，方中加肉桂、黑锡丹（另吞）。

以上六证或单独出现，或参差并见，临床时必需根据具体情况，灵活掌握，随宜施治。

三　原　则

除了上述两纲六证外，还要注意三原则：

（1）发作时要以祛邪为主，多从实证论治，以除其标。

（2）在喘证不发作时，要以扶正为主，多从虚证论治，以固其本。

（3）喘病而兼哮者（即哮喘）要注意加用祛痰药，如冷哮丸（麻黄、川乌、细辛、川椒、生白矾、皂角、半夏曲、胆星、杏仁、甘草、紫菀、冬花，为末，姜汁调神曲末糊丸，每服3~6g）；紫金丹（砒石、豆豉，为丸麻仁大，每服10~15丸）；小萝皂丸（莱菔子、皂角、南星、瓜蒌仁、海蛤粉、姜汁合蜜为丸，每丸重3~5g，每次1丸嚼化服）；白矾、皂荚等，随证选用。

（张冰清　李恒敏　整理）

俞岳真

三审两重辨喘证

俞岳真（1911~1990），浙江名医

三　　审

喘证"在肺为实，在肾为虚"，治喘之要，全在明辨虚实。治疗喘证，辨证须详尽透彻，尤以问诊为详。如动静之变化，寒热之有无，起病之暴久，无不一一审察，而于复杂的证候中，首先辨明虚实之所属，病位之所在。

一、审动静之变化

以动静诊病，可知病源。如喘证，外感之喘在肺，动亦喘、静亦喘，因外邪壅肺，肺气失宣降之司，故其喘不因动静增减。惟虚喘之源在肾，静则阴凝，气尚可纳，动则阳化，阴弱失纳，乃遂吸遂喘，故症见动辄喘促，是下元之虚、肾气不纳之据。若不因动静增减，便属邪气闭肺的实喘。

二、审寒热之有无

外感之喘属实，必有寒热之象，无寒热多属虚喘。故寒热之有无，是辨别虚喘与实喘的关键之一。风寒喘，恶寒而无汗；风热喘，发热而有汗。痰喘和虚喘不夹外感，则无寒热。阳虚喘，畏寒而无热象；阴虚喘，虽热而无寒象。

三、审起病之暴久

赵晴初云："盖肺肾为俯仰之脏，《内经》所谓肾上连肺是也。肺气开张，上而不下，久久震动气海，波及肾矣。"说明肺肾间关系至为密切。初病暴喘，病变在肺，在肺属实，多为邪气壅肺，肺失宣降。倘久发不已，势必由肺累及于肾，在肾属虚，多为肾气虚弱，气不摄纳。故先贤"暴喘属实，久喘属虚""在肺为实，在肾为虚"，实有至理。若久病触邪而发，多属本虚标实之证，与初病暴发之实证迥异。法应标本同治，虚实兼顾，不可专事攻邪为治。

以上三审，须相互合参，并结合脉证，方为全面确切。

两　　重

苔脉的舍从，是辨别疾病的重要途径，从脉不从苔，或从苔不从脉，在临证时酌情取舍，对临床上辨别证候真假，具有指导意义。

一、实喘重苔

实喘以寒喘、热喘为多。寒喘与热喘，其喘虽同，而其喘之因非一。亦有喘之虽同，而所现之脉证有异，应以苔色为重。譬如小青龙汤证，《伤寒论》"伤寒表不解，心下有水气"之喘，其脉证既有表不解的恶寒发热、头痛脉浮等太阳表证，又有心下水饮证。《金匮要略》治溢饮及支饮，条文云："支饮亦喘而不能卧，加短气，其脉平也。咳逆倚息不得卧，小青龙汤主之。"条中未言脉浮等太阳表证，反言脉平，其他条文又言脉沉、脉沉而弦、脉沉紧等，均属饮病脉象。可知本方既治外寒内饮喘，又治支饮喘，二者脉象虽异，寒饮咳喘则一，而寒饮之苔，必白而润。临床凡见咳喘暴起、苔白润、痰多清稀者，不论表证有无，脉之浮沉，既无热象，又无虚象，每投此方，屡收药到病除之效。若苔黄燥，多属热喘，则不可与也。

二、虚喘重脉

如肺痨咳喘，多现肺阴亏损或肺肾阴虚之证。阴虚则火动，火动则痰生，阴虚夹痰热者甚多，而痰热阻塞肺络未必尽现于舌，应以脉为依据。《内经》云："寸口脉实者，肺实也；寸口脉虚，肺虚也。"临床虽见舌质光红为阴亏之象，但只要右寸滑大，咳喘并见，咯痰不爽，是肺阴亏损、痰热壅肺之候，不可因舌光红而谓无痰热也。应于养阴润肺之中，佐以清热化痰之品，若一味滋润，则闭热壅痰，反致加重。叶天士"在肺为实"一句，实寓虚亦不忘夹实之意。右寸虚弱，才纯属肺虚。若右寸虚，两尺弱，为肺肾并亏。右寸滑大，两尺虚弱，是下虚上实。

又如肾虚喘，以两尺虚弱，动则喘息为据，不论苔之厚薄，痰之多少，皆以摄纳为主。曾治一患者，喘已数月，动则尤甚，痰多色白，苔白腻似粉堆积，脉两尺特虚。检前医所处之方，尽是理肺化痰之剂而无效。按肾气不纳论治。

处方：

大熟地　怀山药　五味子　山萸肉　怀牛膝　紫衣胡　桃肉　车前子　老苏子

学生疑而问之：此痰多苔腻，不属痰喘乎？答曰：腻苔是为假象，不足为凭。盖痰多是肾虚不能主水，水泛为痰，痰随地气上升所致。腻苔是痰饮浊气，随喘息之气上逆于舌而成。动辄喘甚，尺脉特虚，是为真据，宜从脉之真虚，不从苔之假象也。至复诊，果得中病，病者自述，服 2 剂后气喘稍减，5 剂后痰减喘平。再望其舌，苔已转薄。就临床所见，肾虚喘中，多现假苔，并不鲜见。然医者极易为假苔所惑，特表而明之。

（王仁尧　整理）

朱进忠

主次君臣法勿乱，难治有因宜细审

朱进忠（1933~2006），山西省中医研究院主任医师

究哮喘难治之因

支气管哮喘和哮喘性支气管炎之难治，向为医家之共识。通过正反两方面经验的总结，发现其难治的原因主要有：一病已不在肺，却仍然从肺论治。二病本来已转为正虚，却仍然从实证论治。三病位本已转入其他脏腑，却仍拘于新病从肺、久病从肾之说。四病本来是一个阴虚证，却仍拘于阳虚寒饮之说。五病本是一个诸脏腑虚实并见，相互克贼的证候，却采用一个简单的治疗组方去治疗。

赵某 女，45 岁。从 1 岁多开始即经常咳喘，尤其是一到冬季，稍一感冒，即咳喘不止，为此几乎每年都得住院治疗。少则 20 多天，多则 1~2 个月，才能暂时停止。两年多来，因四季、昼夜不停地咳喘，心悸，饮食即吐，纳食几废而住院达 21 个月，但至今仍未见稍减。察其体瘦如柴（体重 53 斤），四肢厥冷如冰，前额、耳廓、下额亦冷，气短咳喘不得平卧，言语低微难于接续，饮食全废，几乎全靠输血、输液维持生命。舌苔薄白而润、舌质淡稍暗，脉细促。综合脉证，诊为心肾阴虚、寒饮阻郁。为拟温补心肾阳气，化饮止喘。

处方：

附子 1.5g　茯苓 4g　白术 3g　白芍 3g　干姜 1.5g　五味子 1g

服药 1 剂，咳喘大减，饮食稍进。次日，某医审其方后云：如此重疾仅用些许小药，且无平喘之麻黄，怎能治病！乃将原方剂量加大 10 倍，并加麻黄 10g 进行治疗。服药 1 剂咳喘又剧。该医云：此种顽疾怎能求速效，病重药轻也。又予原方中加入小青龙汤方，复加生石膏 30g，及大剂抗生素、化痰定喘药，其病更剧。在患者和其家属的要求下，再次邀余往诊。云：此心肾阳虚也。治宜温心肾，化饮邪。

处方：

附子 1.5g　茯苓 3g　人参 1.5g　白术 3g　白芍 3g　干姜 1.5g　杏仁 1.5g　五味子 1g

服药 3 剂，喘咳消失大半，饮食大增。继服 10 剂，喘咳止，饮食几近正常，体重增至 62 斤。又服 6 剂，出院疗养。某医云：小剂、小量之方何如此之效也？答曰：正大衰而兼邪，稍事扶正易助邪，稍事祛邪易伤正，故仅可小剂扶正而不助邪，且《内经》有云：少火生气壮火食气，药量虽小乃助少火以生阳气，故其效如神耳。至于为什么加入麻黄之定喘而喘反剧者，乃其为宣肺之药也，心肾阳虚，纳气本难，今又加宣升之药，岂不使肾气更加不纳，故加麻黄反喘更剧也。

葛某　女，38 岁。

每至夏季喘咳。某院查其过敏之源，除茶、小米之外，均过敏。此次喘哮而咳昼夜不止，虽用激素，各种抗过敏药均不效。后邀中医会诊，诸医均云乃肾阳亏损所致，然用之仍不见效，已近 2 个多月。

经人介绍来门诊求治。审其喘咳不止，喉中不断有水鸡声鸣响，气短心烦，时见心悸，舌质嫩红，苔薄白，脉濡缓。

综合脉证，云：此阴虚肺中燥热也。治宜养阴润燥化痰。

处方：

沙参 10g　麦冬 10g　紫菀 10g　桑皮 10g　半夏 10g　甘草 6g　百部 15g　竹叶 10g　炙杷叶 10g

服药 4 剂，喘咳俱减；服药 20 剂，其证俱失。

辨证论治讲主次

通过多年的反复验证总结，发现辨证的主要方法有以下数条：

1. 辨证时要以某个证为主要依据

由于喘哮病发作时症状很多，有的症状看起来又非常显著，而发作停止时症状又极少，所以辨证时究竟依靠什么作为辨证的依据就成了问题。

（1）哮喘发作时的主要依据：哮喘发作时辨证的主次依次是：一脉象；二哮喘发作的特征；三全身症状；四手足与前额冷热；五季节；六昼夜晨午等。

（2）哮喘不发作时的辨证依据：哮喘不发作时辨证的依据依次是：一脉象；二季节；三全身的其他症状。

2. 各种证候的病机特点

（1）脉象：浮者，为热痰；细数者，为阴虚内热；细而促者，为心肾阳虚；虚大者，为气阴两虚或气血俱虚而气虚多于阴虚或血虚；弦者，为寒饮或肝邪犯肺；沉者，为肝肺气郁；涩者，为阳虚或气滞血瘀；濡者，为脾虚或湿盛或气阴俱虚兼痰湿气滞；虚者，为肺气虚。又应分寸关尺和左右，若两寸滑者，为上焦痰热蕴郁；两关滑者，为中焦痰热或食积不化；两尺滑者，为肾虚热盛。两尺大而弦者，为肾气亏损；尺脉虚大者，为气阴俱虚。左脉大于右脉者，为肝邪犯肺；右脉大于左脉者，为气虚或气阴两虚。寸脉洪大，甚或上入鱼际，尺脉反微者，为肾不纳气，上焦痰盛；寸关极沉，尺脉动摇，为肝脾郁结。

（2）哮喘发作时的特征：喘而喉中有水鸡声者，为寒饮蕴肺挟痰热；喘而慌张且伴头汗足冷者，为肾不纳气，喘而不得平卧者，为痰饮蕴郁；喘而平卧得减者，为气阴俱虚；喘而心悸者，为心肺俱虚或肝郁犯肺；喘而烦乱者，为痰热郁于肝胆。

（3）全身症状：在全身症状中最有价值的依据是：一鉴别有无外感的症状，如恶寒发热、头痛身痛者，为风寒客表；寒热往来、胸胁满痛者，为邪在少阳，二鉴别有无生克乘侮的症状，如：肾水凌心肺、心火凌肺、脾土不能生肺金的症状。三鉴别《内经》所谓：少阴属肾，肾上连肺，故将两脏中的肾、肺与少阳枢机之相关症状。

（4）手足与前额的冷热：若手足厥冷而前额反热者，为肾不纳气；手足与前额俱冷者，为心脾阳虚；足冷而手热者，为肾阳不足而心脾阴损。

（5）季节：冬季发作者，多为阳虚寒饮；夏季发作者，多阴虚燥痰。

（6）昼夜：昼轻夜剧者，多寒饮或燥痰；昼重夜轻者，多实火或气虚；早晨尤剧者，为肝邪犯肺或气虚清阳不升。

处方标本君臣不可乱

至于论治，必须注意以下几点：

（1）由于本病是一个正虚邪实俱见的疾病，所以从总体来看必须同时兼顾扶正与祛邪。

（2）由于本病是一个正虚、邪实比例变化较大的疾病，所以在处方用药时必须随时根据正虚、邪实的比例变化去认真地处理处方用药中的君臣佐使与标本缓急。

（3）由于本病是一个病本在它脏它腑，而病标在肺，具体症状主要表现于肺的疾病，所以在处方用药时如何调理脏腑之间的升降浮沉关系就非常重要，否则当升时予以降沉，当沉降时予以升浮，必然收不到应有的效果。

常用方剂及某些专药

一、方剂

1. 小青龙汤

炙麻黄 9g　干姜 9g　桂枝 9g　白芍 9g　甘草 9g　细辛 3g　半夏 9g 五味子 9g

适应证：冬季遇风冷后，喘咳不能平卧，吐白色泡沫痰，舌苔白，脉弦紧。

2. 射干麻黄汤

射干 10g　麻黄 10g　紫菀 10g　细辛 3g　五味子 10g　款冬花 10g 半夏 10g　生姜 4 片　大枣 7 枚

适应证：冬季或遇冷时发作，喘咳，喉中有水鸡声，吐白色泡沫痰，舌苔白，脉弦紧。

3. 定喘汤

麻黄 9g　白果 9g　款冬花 9g　半夏 9g　桑皮 9g　苏子 9g　黄芩 9g 甘草 9g　杏仁 9g

适应证：喘咳，痰多色黄或色白，口苦干，舌苔黄或白，脉滑数。

4. 苏子降气汤

苏子 9g　橘红 9g　半夏 9g　当归 9g　前胡 9g　厚朴 9g　肉桂 9g 炙甘草 6g　生姜 3 片

适应证：痰证壅盛，喘咳，胸膈满闷，咽喉不利，口苦咽干，或喘而头汗出，足反厥冷，脉滑而尺微寸盛。

5. 平胃二陈汤

苍术 9g　厚朴 9g　半夏 9g　陈皮 9g　茯苓 9g　杏仁 9g　紫菀 9g　苏子 9g　莱菔子 9g　甘草 6g

适应证：咳喘痰浊，胃脘满胀，食后特别是进食猪肉后喘咳加剧，四肢沉重，舌苔白腻，脉濡缓。

6. 加减麦门冬汤

沙参 9g　麦冬 9g　半夏 9g　紫菀 10g　桑皮 10g　百部 10g　甘草 9g　竹叶 9g　枇杷叶 10g

适应证：咳嗽而喘，痰较少而难咯出，遇热或夏季容易发病，口干，脉沉细滑。

7. 咳嗽遗尿方

柴胡 9g　当归 9g　白芍 9g　麦冬 9g　党参 9g　五味子 9g　陈皮 9g　青皮 9g　黄芩 9g　紫菀 9g　丝瓜络 9g

适应证：喘咳胸满，心烦心悸，头晕头胀，生气或妇女月经期间加重，脉弦滑。

8. 真武汤

附子 4.5g　茯苓 6g　白芍 6g　白术 6g　生姜 2片　细辛 0.4g　五味子 4.5g

适应证：咳喘，吐白色稀痰，指趾厥冷，或兼轻度浮肿，舌质淡、苔白，脉沉细或沉细而促。

9. 金匮肾气丸

熟地 15g　山药 12g　山萸肉 12g　茯苓 9g　泽泻 9g　丹皮 9g　附子 9g　肉桂 9g　五味子 9g　车前子 9g　怀牛膝 9g

适应证：咳喘重而痰较少，头汗出，上半身热，而足反冷，舌苔白或薄黄，脉虚数，寸大尺微。

10. 尊生定喘汤

紫菀 10g　葶苈 9g　苏子 9g　五味子 9g　半夏 9g　橘红 9g　杏仁 9g　厚朴 9g　茯苓 9g　甘草 9g　神曲 9g　莱菔子 9g

适应证：咳嗽喘急，痰声辘辘，饮食不下，胃脘痞硬，舌苔白腻，脉缓或沉滑。

11. 理中化痰丸

附子 9g　干姜 9g　党参 9g　白术 9g　枳实 9g　半夏 9g　陈皮 9g　杏仁 9g　神曲 9g　甘草 9g

适应证：胃脘痞满，食欲不振，咳喘气短，吐白色泡沫痰，饮酒喝水或吃猪肉后咳喘加重，舌苔白润或水滑，脉沉细或弦大。

12. 加减四逆散

柴胡 9g　枳壳 9g　白芍 9g　半夏 9g　陈皮 9g　青皮 9g　桔梗 9g　杏仁 9g　瓜蒌 15g　甘草 6g

适应证：胸上半部憋闷严重，难吸气，脉沉滑。

二、专药

（1）蛤蚧：适用于肾不纳气的喘咳。

（2）麻黄：适用于肺气壅郁之喘咳。

（3）葶苈：适用于痰浊壅滞或兼浮肿之喘。

（4）苏子：适用于痰浊壅滞咽喉之喘。

（5）沉香：适用于逆气上冲胸脘满胀之喘。

（6）肉桂：适用于肾不纳气或兼脾胃虚寒之喘。

（7）. 黑锡丹：适用于肾不纳气之喘。

（8）附子：适用于心肾阳虚之喘。

陈亦人

哮喘屡作缘伏痰，升降宣化舒管挛

陈亦人（1924~2004），南京中医药大学教授

哮喘为临床常见之疾，是病国医早有所载，自《内经》至今，历代诸家均有论述，其认识亦日趋统一，认为顽痰深伏于肺是其发病的潜在因素；病位在肺系，与脾肾关系密切；以痰气搏结，壅阻气道，肺失宣降为其主要病机；病发时邪实为主，间歇期以正虚为主，急性发作期正虚与邪实并见；在治疗上，主张"未发以扶正气为主，即发以攻邪气为急"。余以为，该证之主机为顽痰伏肺，肺失宣降。由于本病具有病程日久、反复发作、正虚与邪实常互相兼见的特点，故在治疗时应突出以下几点：①措施上清除内在伏痰为主要目标，使痰去根除，病自不作。②用药宜升降并施，宣收共用。由于该病的主要病位在肺，痰浊伏肺致肺之宣发肃降失司是哮喘发作之时的主要机制，故治疗用药时既需择用升宣之品使肺宣发、排浊，又宜伍入降收之品使肺肃降、纳新、清除废物。③寒热互投。因痰伏日久，极易寒化和热化，故治疗又当寒热并用，以除错杂之机。况该病日久，体质多虚，故清热配以温药，温阳伍以清解，使清热不伤阳，温阳不助火。④舒管解痉。由于该病多系顽痰留饮深伏于肺，阻塞气道，致使气管挛缩，故用药时还当配用舒管解痉之品，畅通气管，使肺气通达。

张某　女，50岁，江苏省东海县人，1987年8月21日初诊。

患哮喘 20 余年，加重 2 年。患者 20 余年前因感冒未彻底治愈，继发为支气管哮喘。初时仅感冒受凉及天气变化时发作，近 2 年来逐渐加重，平时稍不注意，即引发哮喘。发作时喘息不能平卧，初时历数分钟即止，近期历十余分钟至半小时之久，屡用西药也难以控制，几乎每晚皆发，故来诊治。现症：气喘声高，痰黏不易咯出，手足心热，苔薄脉沉。

观症状、舌脉，断为痰热伏肺。治拟清肺化痰。投千金苇茎汤化裁。

桃仁、杏仁各 10g　炒薏苡仁 12g　冬瓜仁 10g　芦根 20g　柴胡 6g　牡蛎 15g　制半夏 10g　白芍 12g　桔梗 6g　炙甘草 6g　五味子 3g

水煎服，每日 1 剂。

复诊：11 月 3 日。患者连服上药 15 剂，哮喘基本控制，至今未作。为巩固疗效，原方加牛蒡子 10g，嘱其每周服 1 剂，以善其后。结果连服 5 剂后顽疾得除。

按：本案仅从表现而言，虽病发较久，但无明显虚象，故非虚证可知。患者咳喘声高，痰黏不易咯出，一派实征；手足心热，多为阴虚火旺之象，但无阴虚之表现。结合痰黏不易咯、气粗息高等，显系痰热伏肺所致。

痰热深伏肺系，引动外邪，内外相结，阻塞肺道，致肺失宣降，哮喘乃作。故治当清肺热，化顽痰，畅肺机，利经脉。

方以芦根清肺泄热，桃仁活血通经；冬瓜仁、薏苡仁清热除湿，配半夏、杏仁、牡蛎降逆化痰；柴胡、桔梗开宣肺气，合五味子、杏仁之降敛，共成升降宣收之配，颇合肺主宣降之机；芍药、甘草一则缓急解痉，二则合桔梗、杏仁以引药归经；三则配牡蛎、半夏、冬瓜仁等以化肺道宿痰，畅达肺气。诸药相合，能使痰热降而肺气畅，故药服 15 剂，哮喘即止。

后见药已中的，故效不更方，于二诊时原方加入牛蒡子，疏风清热，畅通肺气，再服5剂，以巩固疗效。由于该病病程较长，且屡发不止，故在治疗之时，即使一时取得了显著疗效，亦应再坚持服用药物，以防复发。

实践证明，深伏肺系之顽痰凤根，欲彻底清除确实不易，往往久治之后，暂伏不起，一俟气候、环境有变，却又死灰复燃，再度发作，故除邪务尽，方有良效。此亦于临证当所注意者也。

总之，哮喘一病之治，虽应据证用药，但从痰从饮、降逆解痉是治疗之最为关键处。至于久病肾虚，仍应在上述原则指导下再补肾纳气，是为大要也。

吴银根

祛风平喘，宽胸化瘀

吴银根，上海中医药大学教授

祛风以安肺

肺居高位，易受风邪侵袭，其风有外风、内风之分，风邪与肺系疾病的关系十分密切，其中尤以哮喘最为明显。对于外风的治疗，以祛风宣散为主，使风邪外达，肺气得以宣发，清肃之令得行，气道通利，则诸症自解。常选用蝉蜕、防风、辛夷、苍耳子等。对于内风的治疗，以搜风为主，主以虫类药物，首选蜈蚣、全蝎、僵蚕、地龙、当归等药。蜈蚣、全蝎为搜风之要药，蜈蚣常用量为2~3条，全蝎常用3g。此外宜配伍当归养血祛风，以增强搜除内风之功。

王某 男，42岁。

哮喘病史12年，每于季节交替之时哮喘发作，气促、咳喘，喉间水鸡声，曾用类固醇激素类制剂口服和吸入，仅能暂时控制症状，停药即复发，随来求师诊治。诊察病情，当以祛风平喘为主。

苍耳子 20g　辛夷 15g　防风 15g　当归 12g　蜈蚣 3条　全蝎 3g
地龙 10g　仙灵脾 30g　仙茅 30g　桑白皮 20g　南沙参 30g　车前子 10g
黄荆子包, 20g　天浆壳 10g　全蝉花 6g

302

服药 7 剂后，哮喘明显好转，并停用激素类制剂，再进 14 剂后，哮喘平息，诸症得平。后嘱其按上法调理体质 3 个月以巩固疗效。

宽胸肺注重化瘀，善用三棱、莪术

导师认为肺系疾病，久必夹瘀。肺主气，气行则血行，气失司，血必成瘀。临诊常见肺系疾病如肺气肿、肺心病、肺结节病、支气管扩张、肺癌等，均可出现胸闷痛、喘促、唇甲青紫、颜面晦滞、舌质紫暗等血瘀表现，治疗当用化瘀活血之品。导师宽胸化瘀善用蓬莪术、京三棱。蓬莪术具有行气、破血、消积止痛之功，《日华子本草》记载："治一切气，开胃消食，消瘀血，下血及内损恶血等。"《医学入门》载："能逐水，治心痹病，破气痞。"《本草通方》载："破积聚恶血，疏痰食作痛。"京三棱亦为破瘀行气之要药，与蓬莪术相伍使用，治疗瘀血内阻之肺系疾病，常有桴鼓之效。

陈某　男，68 岁。

肺心病史 6 年，哮喘病史 13 年，证属血瘀胸肺。从师诊治 1 年后，病情稳定，哮喘未见发作，仅于季节交替时偶有轻咳、胸闷，气促基本消失，能进行一般日常活动，无唇甲青紫症状。所用主方为：

丹参 20g　蓬莪术 10g　京三棱 12g　全瓜蒌 20g　桃仁 10g　熟大黄 10g　全蝎 3g　蜈蚣 2 条　仙灵脾 30g　广郁金 10g　当归 12g　苍耳子 15g　麻黄根 20g　白果仁 30g　炙甘草 10g

临诊时，乏力加黄芪 20g、太子参 20g；咳嗽加枇杷叶 10g、款冬花 15g 等。

（徐重明　整理）

钱远铭

定喘良方需化裁，养阴凉血勿滥施

钱远铭（1923~　），湖北省中医药研究院研究员

根据本病发展规律，将咳喘分为三期：

急性发作期：多由风寒外袭肺卫，触动肺中伏饮而致症见形寒怕冷，或发热，或不发热，咳嗽痰多，喉痒不适等。

慢性迁延期：久咳不愈，转为慢性过程，累月成年，咳嗽不断；或春夏好转，秋冬则发；或平时轻咳不已，稍一受凉，则咳嗽加剧，及至痰鸣气喘，形寒怕冷，体力下降。

肺肾合病期：即张景岳所谓内伤之咳，精气俱伤之候。

症见动则气喘，胸闷心慌，短气不足以息，或面浮肢肿，或全身水肿，甚则张口抬肩，唇青舌紫。

以上三期，均以定喘汤加减施治，效果满意。特别对急性发作期和慢性迁延期患者，在控制症状方面尤为显著。此方出自明代张时彻《摄生众妙方》，相传为金陵一药肆专售治喘良方。全方由：麻黄、杏仁、苏子、冬花、半夏、桑皮、黄芩、白果、甘草9味组成。

方中既有麻黄之辛温，又有桑皮、黄芩甘寒苦寒之相互制约，辛开苦降，相得益彰，避免偏寒偏热之弊。

方中既有麻黄之发表宣肺以定喘，又有白果之甘涩敛肺以定喘，互相制约，各扬其长，互制其短。

哮喘之证，多夹痰饮以为患。方中半夏、苏子、冬花、杏仁均有化痰祛饮止咳之功效。

临床应用本方，应结合具体病情加减施治，则疗效尤为可靠。

凡初感风热，恶寒咳嗽，痰白清稀，舌苔白滑者，为风寒袭肺，宜减少黄芩用量，加入生姜，取其辛温散寒之力。

凡初感风热，发热咳嗽，痰少而稠，或痰色黄稠，舌上黄苔者，为风热袭肺。宜加入贝母、冬瓜仁、芦根以助清热化痰之功。

凡久咳而见气喘心慌，动则为甚者，为肺肾两虚，心脾受损，精气两夺之候。宜加菟丝子、故纸、覆盆子、淫羊藿、太子参等补益精气之品。

凡面浮肢肿，或通身皆肿，心下坚大如盘者，为脾肾阳虚，水饮内停之候。宜加入桂枝、干姜、附子之属，仿仲景病痰饮者，当以温药和之之旨，以温阳利水。遇此证，每加桂枝、附子、干姜等品，每日剂量多达 3~4 两，往往可收预期之效。

本病在治疗过程中，值得注意的有以下几点：

（1）本病虽有三期之分，但病发于肺，波及于脾，影响于肾，而咳嗽一证，始终为三期所共见，故在各期论治中，理肺治咳必须贯彻始终，不容忽视。只有在积极改善肺功能的基础上，兼及脾肾两脏之本，才能收到事半功倍之效。否则，弃肺咳于不顾，单用补益脾肾之品，不仅补益得不到应有的效果，相反肺中痰浊因补益而固涩，咳喘反见增剧，不可不知。

（2）急则治标，缓则治本，为本病必须重视之点。凡咳嗽气喘发作阶段，应以宣肺化痰、止咳定喘为法。一旦咳喘得到控制，应积极培植脾肾之本，用定喘汤去黄芩、桑皮，加太子参、白术、菟丝子、故纸、枸杞子、覆盆子等甘温之品，制成膏剂或丸剂，坚持长期服药，巩固疗效。

（3）在肺肾合病期，由于心肺功能衰退，气血循环障碍，血瘀气滞，气滞血瘀，相互为病，其舌质均有不同程度的绛、紫、青等出现，此乃气血瘀阻之象，与温热病舌诊之法大不相同。绝不可一见此舌，便断为热邪入营，径用凉血养阴之品，以致气益滞而血益瘀，痰益阻而肿益甚，病情反致剧增。

金梦贤

自拟四子克喘汤

金梦贤（1920~1994），天津市和平区中医院主任医师

咳喘一病在门诊病人中初诊多为发作期，复诊多为稳定期。在证型上也是比较复杂的，有的是虚实互见、寒热交错，有的脉舌与症状不符，有的咳嗽和痰量及颜色不对，有的体质与症状相反，有的寒热真假难分，在用药上如果泥于一证一方难免失之片面。故将前人治哮喘的有效方剂，如麻杏石甘汤、小青龙汤、三子养亲汤等的药物互为加减作为一个基础的方剂定为四子克喘汤，然后再对证加药，重点突破，经多年验证，疗效满意。

四子克喘汤

麻黄 10g　杏仁 10g　石膏 30g　甘草 8g　苏子 10g　白芥子 6g　莱菔子 10g　干姜 10g　细辛 10g　五味子 6g　川贝 10g　米壳 6g

分量可根据季节、年龄、体质而定。

此方的药味在一般情况下不应随意变动，如麻黄，只有在血压过高或心房纤颤或服后不能入睡者，可以酌情减量或易以香薷。另如干姜，非在阳气过盛、热炽伤津症状明显者不宜轻动。细辛的用量较大，但临床实践中不但无副作用，而且效果良好，少用则疗效差，万勿以"细辛不过钱"，以讹传讹而随意减量。

痰少咳重，加杷叶、桑皮；咳轻痰多，加前胡、半夏、橘红；咳

喘不寐，加远志、莲心、麦冬、枣仁；咳喘胸痛，加桔梗、瓜蒌、薤白；食少纳呆，加佩兰、紫蔻、厚朴；咳痰带血，加藕节、紫菀；寒热往来，加柴胡、黄芩、槟榔、草果；内热外感，加银花、连翘、牛蒡子、菊花；大便干燥，加花粉、大黄、大贝、桔梗；头疼头晕，加藁本、白芷、荆芥、蔓荆子；水气凌心，加云苓、白术、附子、车前子；肺肾俱亏，加人参、麦冬、山药、丹皮、附子。

在对证加药时要解决主要矛盾，不要面面俱到，以免药味过多互相抵消。

实喘易治，虚喘难医。治实喘必须彻底，不留病根，倘疏忽，因循失治，必然由实变虚，喘无止日，古人有喘时治上，平时治下之说，意在喘发治肺为主，喘净则扶正培本，正气足则邪无所干，哮喘不致复发矣。

慢性支气管炎患者病情稳定后，为了巩固疗效，常将上方配制成丸药，经常服之以防复发。

田从豁

冬病夏治消喘膏

田从豁（1930~   ），中国中医科学院广安门医院针灸科主任医师

临床用穴位贴敷疗法治疗多种疾病，其中对哮喘的研治颇有心得。哮喘、支气管炎是一种多发病，但长期以来缺少有效的防治方法，欲取远期疗效尤为不易。曾用贴敷疗法对数千例病人进行临床观察，在古方基础上几易其药和穴位，研制成了"冬病夏治消喘膏"，取得了稳定的疗效，尤其是远期疗效较好，有预防复发的根治作用。

消喘膏的药物制备及其用法：

炙白芥子 21g   元胡 21g   甘遂 12g   细辛 12g

将上药共研细末，为一人一年用量。每年夏季三伏天使用。每次用 1/3 药面，加生姜汁调成稠膏状（每次用鲜生姜二两，洗净浸泡后捣碎，挤出姜汁，分别摊在 6 块直径 5cm 的细纸或塑料布上，贴在背部肺俞、心俞、膈俞 6 个穴位上，然后用橡皮膏固定）。一般贴 4~6 小时。

如果局部有烧灼感或疼痛，可以提前取下；如果贴后局部有发痒、发热舒适感，可多贴几小时待干燥后再揭下。

隔 10 天贴 1 次，即初伏、二伏、三伏各 1 次。无论缓解期病人或有现症的病人均可应用，一般连续贴治 3 年。

本法对身冷背寒、经常吐白稀痰等阳虚偏寒的效果较好；若怕

热、经常吐黄黏痰等热象明显者效果较差；若肺部感染有发热，合并支气管扩张，经常咯血的病人不宜贴治。

注意：宜在晴天中午前后贴治为佳，阴雨天贴治疗效较差。贴药未取下前，不宜活动太多，以免药物移动脱落。

曾在1976年和1977年夏季随访用本法治疗的1074例患者，其中喘息型支气管炎785例，有效率79%，显效率为46%；支气管哮喘289例，有效率83.7%，显效率83.1%。其中有59例3~6年未复发，治愈率为23.1%。在临床实验观察中，通过观察贴治前后皮泡液巨噬细胞吞噬能力，皮泡液中免疫球蛋白A、G的含量和淋巴细胞转化率等检查表明：①贴药后能增强机体非特异性免疫功能。②贴药后血中嗜酸性细胞明显减少，说明贴药后可降低机体过敏状态。③贴药后血浆皮质醇显著提高，说明贴药能使丘脑－垂体－肾上腺皮质系统的功能得到改善，从而起到了"冬病夏治"的预防性治疗作用。此外，穴位贴药还可能通过刺激穴位，以及药物的吸收、代谢，对肺部的有关物理、化学感受器产生影响，直接地和反射地调整了大脑皮层和自主神经系统的功能，改善机体的反应性，增强抗病能力，从而达到防治目的。

岳美中

咳喘求苏子降气，培元赖河车大造

岳美中（1900~1984），著名中医学家

苏子降气汤，《和剂局方》主治"男女虚阳上攻，气不升降，上盛下虚，膈壅痰多，咽喉不利，咳嗽，虚烦引饮，头目昏眩，腰疼脚弱，肢体倦怠，腹肚疗刺，冷热气泻，大便风秘，涩滞不通，肢体浮肿，有妨饮食"。本方由九味药组成。一方加沉香，方中以苏子为主，其主要作用有三：一为除寒温中，一为降逆定喘，一为消痰润肠。苏子得前胡能降气祛痰，祛风散积；得厚朴、陈皮、生姜能内疏痰饮，外解风寒；得当归能止咳和血，润肠通便；得肉桂能温中散寒。加沉香纳气入肾，同肉桂相伍，治上盛下虚更为有力。此方有行有补，有润有燥，治下不遗下，标本兼顾，为豁痰降气、平喘理嗽、利胸快膈、通秘和中、纳气归元之方剂。

使用本方时，以下情况不应随便应用：①肺肾双虚的喘咳，不见痰气湿盛的症状。②肺肾水湿瘀结，痰喘特甚，形气俱实。③表证不解的痰喘咳嗽。④热盛灼肺，或阴虚火旺的喘咳。⑤大便溏泄，气少食衰的体质。⑥有蛔虫史经常腹痛者。

旷某 男性，42岁，1969年9月20日初诊。

夙患慢性气管炎，每逢秋凉，则犯咳嗽。诊其寸脉弦滑，视其舌润而胖、有齿痕。症状：痰涎壅盛，肺气不利，咳喘频频。投以苏子

降气汤原方。

苏子 7.5g　炙甘草 6g　半夏 7.5g　当归 4.5g　肉桂 4.5g　化橘红 4.5g
前胡 3g　川厚朴 3g　生姜 3 片

服 4 剂咳喘见轻。复诊仍照原方服 4 剂，咳止喘平。嘱日后若遇风凉再复发时，可按方服之。

王某　男性，43 岁。1970 年 5 月 22 日就诊。

宿喘多年，曾诊为肺气肿。切其脉右关浮大，咳嗽咯痰，呼吸不利，短气不足以息。患者自述胸部满闷，周身无力，腰腿酸困，小便频数，午后两胫部浮肿，并有肝下垂症。因其脉右大主气虚兼患肝下垂，投以柴芍六君子汤，用以补气化痰兼顾其肝。服 4 剂。

复诊：5 月 27 日。腿肿见好，咳稍减，痰仍多，脉浮大如故，前方加苏子、桑白皮，再服 4 剂。

三诊：6 月 3 日。咳稍轻而痰仍未减，乃改投苏子降气汤原方，咳与痰虽俱减，而胸满腰酸便数等症，未见消除。因考虑苏子降气汤原方，是治疗咳喘的，咳喘是矛盾的普遍性，此外尚有胸满腰酸等症，由于原方中未加入针对性药物，所以未能一起得到解决。于是加入人参以补气，加入沉香以纳气归肾，同肉桂治上盛下虚，更入冬虫夏草以化痰益气。服 10 余剂，诸症基本痊愈。

河车大造丸培补治咳喘宿疾

凡久病宿疾，正气必伤，致使抗病的力量日趋减弱，尤其更易感染外邪。如慢性气管炎的咳喘证，一遇劳累或寒袭风吹，则旧病复发，而临时治疗，多为治标之策。虽病暂愈，而体力未复，且因屡病而体力更衰，抵抗力更弱，发病更频更重，终无愈期。如不从培本着手，则永无解决宿疾之希望。此理至明，惜医家病家，往往忽略；即使有所注意，也多不能坚持长期服药，故每每能根治。此时要用培补法，在培补方中最喜用河车大造丸。

紫河车即胎盘，1具　川牛膝21g　淡苁蓉21g　天门冬21g　川黄柏盐水炒，21g　五味子21g　锁阳21g　全当归21g　大熟地60g　大生地45g　枸杞子45g　杜仲30g

共为细末，蜜丸9g重，每服1丸，1日2次，白开水送下。

河车本气血所生，能大补气血，为本方主药。配二地、当归以补血，牛膝、杜仲、枸杞、苁蓉以益精，天冬润燥养肺，五味子生肺补肺，更佐用锁阳以温命门，用黄柏反佐以清相火，调理寒热，双补阴阳。常服能使精血日增，不特劳损之疾，得以蠲除，而虚弱之体，亦得日臻强壮，所以能够治久病宿疾。

曾用单味鲜河车，河流水漂净污血，切块炖食，治愈一位40余岁男子慢性喘息性支气管炎。于平时服用四具后，宿疾顿除，追踪访问4年未复发。

彭某　女性，15岁。

生后7个月，因感冒而遗留咳喘宿疾，每当气候变化，即诱发咳喘，且缠绵难愈，发育不良。及学龄后，一遇劳累，亦每致病发。其父知医，常以小青龙汤、二陈汤等消息治之。10余年屡发屡治。1970年夏，在感冒或劳累发作咳喘时，暂投以降气疏肺之剂，愈后即不间断地服河车大造丸，半年后，体格渐壮，到1971年夏季，发育迅速，随之宿疾亦即蠲除。又观察一年，只在一次流感时偶发咳嗽，并未带喘。

延年半夏汤治疗支气管喘息

延年半夏汤治疗支气管喘息，其适应证，为突发性阵咳作喘，咯黏液样白沫痰，舌苔白腻，面目稍浮肿（此证不必悉具），其脉左关部浮细而弦者，投之辄效。延年半夏汤方：

清半夏 9g　炙鳖甲 12g　前胡 6g　苦桔梗 4.5g　东人参 6g　炒枳实 3g　吴茱萸 9g　槟榔片 4.5g　生姜片 9g

此方系唐以前古方。日本野津猛男于此方以柴胡易前胡，治胃痉挛，有效，主要以神经痉挛为主，包括支气管痉挛。因肝脉浮细而弦，用人参、鳖甲、槟榔；咯黏液性白沫痰，用半夏、桔梗、吴茱萸。吴茱萸一味，治咽头至胃部之黏液样白沫壅盛，有殊效。桔梗与枳实相配伍，具升降肺气之力，兼之柴胡能除胸胁苦满，生姜主治水毒，合力共济，故能用以治疗支气管喘息。

萧某　女性，42 岁，唐山市人。

夙有支气管喘息宿疾，诊视时复发甚剧，持续 20 余日，昼夜迭进内服药及注射剂，无效。已濒于危，其夫仓皇备后事。其症作突发性阵咳，咳则喘，咳喘作须 10 余分钟，咯黏液样白沫痰，至痰咯出而气道无阻始渐平息。但隔半小时或 1 小时而咳喘又作，昼夜约 20 余次，不能平卧，只以两手抵额，伏于枕上，面部浮肿。诊其脉虚弱无力，惟左关浮细而弦，无热，舌苔白腻，精神困惫，不欲睁眼，见医生至稍抬头即伏枕上，作喘息声，自云痛苦万状，不欲求生。根据其脉象及现症舌苔，姑投以延年半夏汤，不意服药后夜间即能平卧，续进 1 剂，竟霍然而愈。

（陈可冀　时振声　李祥国　王占玺　整理）

王士福

哮喘之大剂量用药问题

王士福（1920~ ），天津中医药大学教授

小儿哮喘多发于深秋及初冬，过敏者多发于春夏，该病多由上呼吸道感染，鼻、喉、咽疾患所引发。其临床症状：反复咳嗽哮喘、痰鸣、为泡沫痰，变为黄稠痰多引发为肺复感染，虽经中、西药治疗愈后，或方病愈出院不久，又覆发，反复发作多年不愈很难根治。由于患儿长期使用抗生素而产生抗药性，或用扩张支气管剂和激素及其他各种疗法，仅取效一时不能根治，患儿及家长苦不堪言。

余经数十年临床实践，摸索研究，于咳喘之治，略积心得，得到较为满意效果，现分述如下。

筛选有确效之中草药，防止盲目用药

如小儿支气管哮喘，多由上呼吸道感染病毒所感染，治疗一般盲目用一些清热化痰止嗽、辛凉解表套方和习惯常用药，疗效不会显著。服过西药中药不效，经余治疗，方中加用板蓝根、升麻、大青叶、柴胡等抗病毒中药，抗过敏中药白鲜皮、白蒺藜、葶苈子。体虚者，重用五味子60g，有表证者加蝉蜕20g，效果甚佳。

患儿兼患咽炎、扁桃体炎者，患部病灶不消除则哮喘咳嗽必不

效。历代方治疗咽喉皆风寒、风热等辨证用药，中医辨证是针对看不见病灶的症候群辨证，咽部疾患张口即要看清病灶变化，为什么不根据病灶实质变化辨证呢？余多年来对咽喉疾患辨证论治分四型：红、肿、痛、脓。咽红者按吴鞠通"银翘散法加马勃、元参"；肿者加当归、赤芍；痛者加浙贝、花粉；化脓者加白芷、皂刺、穿山甲。此乃借用王洪绪《外科全生集》仙方活命饮之法也。

探索有效量

西医对西药有效量、极量、中毒量及其作用非常重视，任何西医必须熟练掌握。对剂量、毒副作用是经运动试验总结的。余青年学习中医时及临床治疗按方用量请教老前辈及同道，均不了解有效量一说，皆回答古人医案及方书都有分量。中青年后余读研清代温病家吴鞠通医案，治不寐用半夏六两；治热痹用生石膏由发病至痊愈一担余；张寿甫老先生用生石膏动则数两，山萸肉治虚证多汗亦用数两。后阅 20 世纪 60 年代数期《中医杂志》均载有当代名医文章治疗胆石症用金钱草单方："化石量为四两"，余方悟出用中药必须掌握"有效量"方可奏效，方中主药尤应达到有效量。

麻黄止喘，自古禁忌过多，如"夏不用麻黄""大汗亡阳""血家不可用""麻桂下咽阳胜则毙"字。经余临床使用体会其副作用有如下几条：增加心率；升压；烦躁不寐，其副作用如处方配伍得当即可消失。

余治哮喘一般用量为 15g，极量为 30g，用麻黄必配以地龙四五倍量，地龙具有很好止喘作用，同时还有退热、降压作用，为喘家兼有高血压者，用麻黄 20g 伍地龙 90g，不会使血压升高，有时还会下降；如心率速者或心律不齐者配麦冬 30g、茯苓 30g、苍术 30g，上三药俱有抗心律不齐、减缓心率之作用，但房颤患者忌用麻黄！苍术抗心律不齐有良效，余阅读药书发现，每用仲景"苓桂术甘汤"加生脉散、炙甘草汤治心律不齐和心动过速，取效甚佳，但苍术抗心律不齐有效量为30g，少则效果不显。仲景所用之"术"即苍术非白术也。

1993年秋在津272军医院专家门诊时，有一位7个月男婴，患急性上呼吸道感染合并气管炎，住院2周治疗用抗生素及激素高热已控制，痰鸣、喘鸣不效，来门诊求助于余，听诊两肺满布痰鸣音和哮鸣音，但无湿性啰音，脉数，三关指纹正常，不热、腹软二便正常，由于严重痰喘影响吃奶，发育正常，有些消瘦。

一诊方：

银花30g　板蓝根30g　麻黄10g　地龙60g　细辛3g　葶苈子30g　白芥子30g　紫苏子30g　瓜蒌30g　黄连15g　半夏30g

上药煎一大杯，每半小时服二小勺，昼夜服。服2剂后，见效不显，余思此风寒郁闭肺窍而不宣所致，前方去银花、板蓝根之辛凉，麻黄加为20g、地龙为90g，服法如前，服2剂后复诊，痰鸣哮喘见小效，其他均已正常。三诊上方麻黄增至30g，地龙增至120g，加干姜3g。服1剂，服法每一刻钟服一小勺。翌日来诊，婴儿之母欢喜地说："由生病至今近月余、住院廿余日中，西药全用了，小孩气管内痰声、呼噜声一时未停过，现在一点声音都没有了。"听诊两肺呼吸音正常，更未发生任何副作用。此例给余印象非常深刻。当时对待诊讲师说："患者服方后效果不佳，医生往往以为药不对症而改法换药，岂知用药不达有效量之故耳，能做到这一点必须基本功扎实，还要多读书、多临床，对药物有深入的了解，心中有数，有胆有识，有必要还要学习一些西医知识。"此患儿并未感染肺炎，心音无异常，腹软、二便正常，肠胃亦无异常变化，西医已用大量抗生素，余初用清热解毒药不效，因此余认为该患儿感染已愈，痰鸣喘鸣者用中、西药抗生素和清热药过多，伤害自身抵抗能力，寒凉药使风寒郁闭肺气不宣，古人云："形寒饮冷则伤肺。"此之谓也。故三用大剂麻黄，少加干姜以宣温肺气，故见显效耳。

生葶苈子：古方"三子养亲汤"为治喘名方，余用之改莱菔子为葶苈子30g，历代为医者惧其"泻肺"弃而不用，余数十年临床体会该药确有"保肺"作用，现代研究其有"强心""利尿"作用，循环改善呼吸也随之改善，岂不"保肺"乎。余治肺心病重用此药改善心功能，每奏起死回生之效。

肺心病为老人多发病，死亡率很高，西医西药治疗，取效一时，出院后反复发作，反复数次，"三衰而亡"。如中医治疗不能及时输氧，并且多数医家见病危不敢用大剂，病重药轻，不能及时改善患者"呼衰""心衰"亦很危险。现举最近治疗一病例。

张某 男，71岁。

原住某大医院，诊断为老年肺心病合并冠心病感染高热不退，经住院月余体温38℃以上，喘咳不停，激素、抗生素滴注不效。回家继续输氧、输液、口服抗生素。后闻余名请余出诊。面色白，力乏喘咳不能平卧，发热微恶寒，纳呆，口干不欲饮，下肢微肿，唇绛，舌红苔黄腻，诊其脉芤大而滑数，来急去徐。余诊毕云：据其脉证乃痰热伏邪郁闭于上，春温热邪新加于外，故而寒热难退，伏邪自内而发，新感自外而入郁闭于上，使肺气不宣故咳喘不止，久热不退津液已伤。

治则：豁痰止咳喘，宣肺以通气道，用辛凉苦寒以清伏邪温热，增液存津以保生机。

方用：

鱼腥草60g　银花60g　板蓝根60g　瓜蒌30g　黄连20g　半夏30g
芥子30g　苏子30g　黄芩30g　麦冬30g　元参30g　生地30g　麻黄10g

地龙 90g　鲜芦根 60g

用大容器煎，初煎取 3 大碗，二煎取 2 大碗，共 5 碗，分 10 次服。每 2 小时服半碗，昼夜服。另用生黄芪60g、西洋参20g，煎汤代水饮，初诊此方共 3 剂，每日 1 剂。

二诊：服 3 剂后患者喘咳止大半，体温降至 37.1℃，已想用饮，下肢肿消，精神甚佳，夜间已睡眠正常。脉象已平稳，唇绛舌红已退，舌苔已退大半。原方生石膏为 60g，半夏改为远志 30g。代水饮去黄芪，西洋参改为 10g，为此加减变化服用 1 个月余，今已可去街散步，愈后良好。

大剂量分服法

中医服药习惯服法多为早、晚各 1 次，多则早、中、晚服 3 次。如此服法治疗感染性疾病效果不显。余观吴鞠通《温病条辨》银翘散方后载服法云：杵为散六钱包，二小时一服，昼夜服。古人尚且了解治疗感染性疾病必须一日之内体内维持一定药量。这就是西医用药要掌握药物在血液中的浓度和消失时间，维持体内药效一定浓度方能有疗效。余临床数十年体会（未经实验）中草药为原植物之根、茎、花、子、叶等服后有效成分比西药化学物质在体内消失排泄得快，因此用中药治疗感染性疾病，无抗药性，亦无损害肝、肾毒之副作用。但患者都认为西药疗效快，为求速效而服有毒副作用的西药。中药使用得当、服法合理，确实能收到疗效快且无毒副作用之良效。其关键在于中药有效量，及中药有效成分在体内维持有效浓度。余临床数十年之经验，在这些问题上摸索出一系列方法，概括说即是："大剂量分服法。"

某　17 岁，男。

主诉：幼时即患支气管哮喘，每年春秋二季发作时咳喘痰鸣，今年发作严重，咳喘痰鸣，高热不退，到某医院就诊，断为支气管哮喘合并肺部感染，收留住院治疗 3 周余，病愈出院。过 4 日又咳痰、咽痛、发热。经某医院门诊治疗不效，经人介绍来就诊。经化验检查白细胞 $18×10^9/L$，中性粒细胞 0.80。体查：咽红肿，体温 39.5℃。听诊：两肺满布哮鸣音及湿啰音。脉诊：六脉洪大滑数，口渴欲饮，唇绛舌质红、苔黄腻，大便干燥，痰稠而黄，发热有汗不恶寒，咳喘痰鸣，咽红。此春温化热，痰热互结于上，肺气郁闭不宣，故咳喘痰鸣，热邪入阳明气、腑：入气则大汗、大渴、大热而脉大；入腑则舌苔黄腻，大便燥结不通。热邪大有燎原之势，法用大剂辛凉清温邪之热，上则重剂以宣肺之气，用苦辛通降、豁痰清热以开肺气；中用大剂"白虎"以清阳明气分之热邪；用"承气"以通阳明腑热燥结，使邪有出路。

处方如下：

鱼腥草 90g　金银花 60g　板蓝根 60g　麻黄 20g　地龙 120g　生石膏 120g　知母 30g　白芥子 30g　葶苈子 30g　苏子 30g　杷叶 30g　紫菀 30g　黄连 20g　瓜蒌 30g　半夏 30g　枳实 20g　厚朴 30g　生大黄后下,15g　鲜苏根 60g　柴胡 30g　黄芩 30g　生甘草 20g

用柴芩者以阻邪内传之患，中医之奥秘即在此，古法万不可废。

煎法：用大容器浸透，水被吸尽再放些水上火煎煮，开后 15 分钟放入大黄后再煎 10 分钟即可，取汤三大杯，然后再放入三四大杯生水上火再煎，煎 15 分钟再取两大杯，两混合后再分五大杯。第一次服药一大杯要缓缓喝下，后服每隔二小时服半杯，昼夜服不可间断。服药二剂后复诊，患者恢复正常，下燥屎甚多，阳明气分之热已解；腑气已通，喘咳痰鸣已去大半，"脉静身凉"此之谓也。患者家属非常满意地说："一生也未见过偌大量药，一日喝了五大杯当晚便不烧了，前时犯病没有这次厉害就在医院输液服药周才退热，过去人们认为中医仅会看慢性病，急症必须西医输液，实际中药比西药效果还好。"后余又听诊：两肺下尚有散在喘鸣音及湿啰音。嘱继续治疗服药。

鱼腥草为首选控制炎症之中草药，疗效确切，但有效量 60g，少则无显效，无任何毒副作用。再加银花、板蓝根各 60g 清热解毒，既抗菌又抗病毒且无抗药性。"三子"合麻黄、地龙皆重用以宣发肺气，解支气之痉以清痰热。用葶苈子乃因其高热数日大汗，脉数，心率110 分 / 次，用其强心以防引起心衰。舌苔黄腻者可知痰、热之邪互结于上，用仲景苦辛通降之"小陷胸汤"合清肺止咳定喘之"麻杏石甘汤"。"奇之不去则偶之是谓重方"，其意是用单方不效可多方合剂，初诊用此法取效甚速，此法为宣上以通肺气化痰热，清中以清阳明之热邪，通下攻逐大肠之热结。肺与大肠相表里，大肠热结荡涤无存，以助清降宣肺化痰热诸药之力，此法乃用仲景数方化裁耳。可见古法古方不可废，但不可泥于古法、古方。

二诊：前方去柴胡，生石膏改为 60g，地龙改为 90g，大黄减为6g，去枳实、厚朴，加麦冬 30g、元参 30g 以复津液，再加五味子 60g以恢复体能，以上三药可比西药"能量合剂"。共服 7 剂痊愈如常，听诊两肺哮喘音和湿啰音完全消失，后以清解、宣肺、止咳、止喘、健脾之小方二日服一剂，调理 2 周收功。

范中林

哮喘医案举隅

范中林（1895~1989），蜀中名医，经方大家

太阳证哮喘

马某某　男，3岁。

四川双流县某乡，从婴儿时起，常患感冒。两岁时，曾高热咳嗽，服药后热退，但咳嗽未愈，迁延至三岁。近因新感，病势加重，发为喘逆，哮鸣之声，邻室可闻。1965年5月来诊。

初诊：咳嗽气喘，喉间痰鸣，痰清稀，白泡沫较多，咳时微汗出，遇风咳甚。面色萎黄，舌质淡红、苔白滑。此为太阳表虚证哮喘。法宜解肌祛风、降逆平喘，以桂枝加厚朴杏子汤加味主之。

桂枝 6g　炙甘草 3g　白芍 6g　生姜 10g　大枣 15g　厚朴 4g
杏仁 6g　紫菀 6g　防风 3g

5剂。

二诊：服上方5剂，咳喘明显减轻，夜能安睡。早晚遇风仍咳喘，痰多，汗出。风邪未尽，湿痰尚盛。上方加茯苓、陈皮、法夏，以除湿化痰。

桂枝 6g　白芍 6g　生姜 10g　厚朴 4g　杏仁 6g　紫菀 6g　防风 3g

法夏 9g　炙甘草 3g　云苓 12g　陈皮 5g

3 剂。

三诊：服 3 剂后，咳喘大减，时咳清稀痰涎。拟小半夏汤加味，温中化饮、祛风止咳治之。

云苓 12g　法夏 6g　干姜 3g　炙甘草 5g　旋覆花 6g　紫菀 6g　苏叶 3g　防风 3g

四诊：服 4 剂，咳喘平。因久病伤正，宜温中益气、健脾除湿，以理中汤加味善其后。

党参 10g　白术 6g　干姜 3g　炙甘草 3g　黄芪 6g　法夏 6g　砂仁 5g　云苓 6g

6 剂。

服 6 剂后停药，身体恢复正常。1979 年 7 月 26 日追访，患儿已成年，体质健壮，哮喘未复发。

此例太阳表虚，桂枝汤证具。复因风痰交争，新感引动宿疾，气机阻碍，发为哮喘。正如《伤寒论》所说"喘家作，桂枝汤，加厚朴、杏子佳"。验之临床，对太阳伤寒之表虚兼有喘逆之证，不论老幼皆宜。

少阴证哮喘

支气管哮喘、肺气肿

刘某　男，49 岁。安徽省某局干部。

10 余年前，患慢性支气管炎，后发展为哮喘，经常发作，每冬必重，常须住院治疗。经安徽省某某医院确诊为"支气管哮喘""肺气肿"，久治未愈。1978 年 7 月 4 日来诊，按少阴证论治。前后八诊，已一年未再复发。

初诊：气紧，心累，乏力，偶有咳嗽，痰少，清稀色白。体稍胖，两颧赤暗，唇乌，舌淡白、苔灰白厚腻。时值伏天，哮喘虽未大作，但病根犹存，此证属少阴。法宜扶先天之元阳，镇纳浊阴之气，以四逆加味主之。

制附片久煎 60g　干姜片 60g　炙甘草 18g　上肉桂 15g　生白术 30g

二诊：上方加减服 20 余剂，诸证皆减。活动后还觉气紧、心累。舌质仍淡，苔腻稍退。阳衰阴盛，日久难复，守原法再进。

三诊：上方加减又服 20 余剂，气紧、心累明显减轻。双颧暗赤色稍退，舌质微现淡红，苔厚腻减。为扶正祛邪，巩固疗效，拟四逆、理中合方加味，配成丸药，坚持服一两月。

制附片 150g　干姜片 150g　炙甘草 60g　红参 30g　炒白术 120g　上肉桂 60g　宁枸杞 120g　菟丝子 120g　紫河车 120g

共研细末，加红糖为丸，如枣大，每日 2 次，每次 2 丸。

1978 年冬季，在中央党校学习时，经服药后，与往年冬季截然不同；在严寒之晨，可在室外坚持打太极拳和跑步约 1 小时，咳喘未再发作。

1979 年 4 月，患者从安徽来京，特来看望范老，介绍自冬以来，至今良好。过去走一二里路，上二三层楼，皆觉困难，经常住院。现在，一直坚持工作和体育锻炼，身体日益康复。

患者于 1979 年 1 月，向有关研究部门反映，着重提出两个问题：

据说川附片超过四钱，就要中毒，多服干姜有害于肾。但范老所处药方，每剂药附片用到二两以上，干姜用量亦不少，四个月内，附片累计服用二十余斤，不仅没有中毒和其他反应，而且疗效显著，究竟是何缘故？

我在京服汤药，是从 1978 年 7 月 12 日开始，至 9 月 20 日。时值伏天，每天一剂，早中晚三次分服。有的医生，对盛暑服用如此大量热药很担心。像类似陈规，范老为什么敢于突破？建议一并作为专门课题研究总结。

少阴证哮喘

支气管哮喘

曹某某　女，40岁，成都某厂工人。

10余岁开始患支气管哮喘。每年冬季发作。1960年以后，病情日趋严重，发作频繁。屡至某某医院急诊，输氧抢救。1965年4月来诊。

初诊：咳嗽，气紧，心累，痰多不易咳出，呈泡沫状。喘则张口抬肩，哮鸣不已，出多入少，动则尤甚。又身恶寒，经常头晕眩，曾诊断为"梅尼埃综合征"。食欲不振，形体消瘦。月经量多，色乌暗，挟紫黑色瘀血，某院妇科诊断为"功能性子宫出血"。查血红蛋白仅有5g/L。面色萎白无华，眼胞及双颧浮肿，唇乌，舌质淡而紫暗，苔灰白黄、浊腻、根部厚。此为少阴寒化证，兼太阳表证未解。须表里同治，法宜散外寒、涤内饮，以小青龙汤加减主之。

麻黄 10g　干姜 15g　甘草 15g　桂枝 10g　法夏 18g　辽细辛 5g　炮姜 20g　生姜 20g

4剂。

二诊：服4剂，咳嗽减轻，气喘稍减，痰易咳出。此病积之已久，脾肾阳气日衰，喘时呼多吸少，肾不纳气之虚象甚显。故不宜过表，须峻补脾肾之阳，固肺气之根，扶正以涤饮祛邪。以四逆加味主之。

制附片久煎, 120g　干姜 60g　炙甘草 45g　茯苓 20g　上肉桂冲服, 10g

三诊：上方随证加减，服10余剂。咳喘、畏寒、眩晕等症，皆显著好转。宜扶阳益气，培补二天，损益续服。

制附片久煎 60g　炮干姜 30g　炙甘草 25g　炒白术 30g　茯苓 20g
菟丝子 20g　宁枸杞 20g　北沙参 20g　砂仁 10g

上方出入增减，服 2 个月余。咳喘皆平，月事正常，体质逐渐恢复。1979 年 7 月，在成都偶遇范老，特来家致谢，谈及 10 余年前患哮喘重证，经治愈后，仅去年有轻度发作，1 周后即愈。表示不胜感激之意。

刘、曹二例，分属北京、成都南北两地，均系少阴证哮喘。其年龄、病情、西医诊断，以及理法方药皆大体相似，故一并选于此，以资参照。

有人认为，中医诊籍，所选若干病例，其疗效是否可以重复？颇值得怀疑。其实，祖国临床医学，正是千百年来医疗实践的结晶，反过来又指导临床实践。有是证，有是病，则用是方是药，哪有不能重复之理？以《伤寒论》为例，从问世以来，迄今近两千年，其理法方药，临床治验，经重复疗效之检验，则难以数计。若不能重复，焉能历代一脉相承，且扬之海外。时至今日，仍为中医之典籍？！

但所谓重复，亦必须有正确理解。仍以刘、曹二例而言，西医学辨病大体相似。中医学不仅辨证，也要辨病：少阴属证，可谓辨证之分类与纲要，而哮喘才是病名。证属少阴，又有热化寒化之分，证同气异之别。深入分析，证中有证；合而言之，纲目分明。论其辨病，依然如此。所以，我们所理解的重复，并非同一病名，即可搬用同一方药的机械重复；而是病证合参，具体病证具体分析、辨证施治的重复。这正是中医学的精华所在。张仲景曾针对自己的著作，满育抱负地说过："为《伤寒杂病论》，合十六卷，虽未能尽愈诸病，庶可以见病知源。"此乃这一巨著，千百年来强大生命力之所在。

少阴证虚喘

支气管哮喘

罗某某 男，26 岁。四川双流县某乡农民。

1962 年 4 月，因风寒咳嗽，痰多，气紧，不能平卧，某某医院诊断为"支气管哮喘"，经治疗，病情好转。1963 年冬季，咳嗽加剧，心累气紧，动则尤甚，致卧床不起。治疗一段时间，基本缓解。1964 年春，旧病复发，遂来求诊。

初诊：喉间痰声辘辘，张口抬肩，气不接续，喘时汗出，痰多清稀，精神萎靡，恶寒肢冷，面肿。舌质淡暗，苔白滑腻。此为少阴阳衰阴盛，气不归元，寒饮上逆而致。法宜壮阳驱阴、纳气归肾，以四逆汤加味主之。

制附片久煎，30g　生姜 30g　炙甘草 15g　上肉桂冲服，10g　砂仁 12g　白术 12g

4 剂。

二诊：服上方后哮喘减。原方加茯苓，以增强利水、渗湿、化痰之效。续服 5 剂。

三诊：哮喘明显减轻。其后又继续服上方月余，以巩固疗效。

1979 年 6 月追访：患者病愈后，次年即由农村调某厂工作，患者始终坚持全日工作，14 年来病未复发。

本例气急喘促，不能续接，张口抬肩，得长引一息为快，应属元气不足之虚证。这与气促壅塞，不能布息，得呼出余气为快之实证不同。

虚喘之证，无非气虚。气藏于肺而根于肾。此证虚喘，喘则汗出，动则尤甚，恶寒肢冷，面浮神疲，痰涎稀薄，舌淡苔白，一派少阴虚喘之象。故自始至终，坚持壮阳驱阴、补肾纳气之法。阳旺邪消，哮喘自平。

奚凤霖

清热宣肺化瘀排痰，敛纳皱肺固本御外

奚凤霖（1917~1995），苏州市中医院主任医师

感染外邪，倦倦以元气为念

肺心病的外感致病因素，与寒冷关系最切。由于患者多是中老年人，病程缠绵，病情迁延，久病体衰，更易反复感染，而临床表现亦多不一致，或轻或重，或表或里，或寒或热，但均属本虚标实之证。《景岳全书》说："然发久者，气无不虚，故于消散中酌加温补，或于温补中量加消散，此等证候，当倦倦以元气为念。"

对喘咳频作，畏寒，发热或不发热，胸闷，咳痰不爽，甚至面青唇紫，苔白，脉紧者，常用参苏饮加减，以辛温解表、理气化痰。若阴虚血少感冒，头痛，头昏，身热，或发热不扬，微恶风寒，面色无华，舌淡或淡红，脉细或虚浮等，用葱白七味饮加减，以养血益阴、辛散解表。如果体质较强者，如外寒内饮，用小青龙汤加减，以解表散寒、温肺化饮。随证选方，屡试屡验。

清热解毒，宣肺化瘀

外感风热病毒，或风寒化热化火，或阴虚痰热内盛，致使痰热壅

肺，痰浊郁结，上蒸于肺，肺气窒塞，体质强者，可有壮热、寒战、汗出，虚人则少见；但均有咳嗽、气急、咳吐脓痰，甚至带有腥臭味，胸闷、胸痛，转侧不利，口干咽燥，烦躁不宁，舌红、苔黄，脉浮滑或滑数等。以《金匮要略》千金苇茎汤加味，其中苇茎重用，至少 60g，重证可加至 100~150g。苇茎一定要用新鲜的，并去节。此药不但清宣肺热，且养胃生津。薏苡仁、桃仁、冬瓜仁各 30g，以行瘀散结，每日 1 剂。随症可加大贝母、黛蛤散清化痰热，加金银花、鱼腥草增强清热解毒作用，大便不行可加鲜竹沥、瓜蒌实，加沙参、麦冬，阴伤津少加玄参、石斛等。

沈某 男，41 岁，支气管扩张 10 余年。

近年反复频发咳喘，咯痰如脓，痰中夹血。由于反复感染，病情发展迅速、胸闷、活动气促，咳痰带血，痰如米粥样，无腥臭味，舌红苔黄，脉滑数。体温 39℃已 5 天，呼吸 24 次 / 分，脉率 124 次 / 分，听诊两肺干湿啰音。桶状胸，心电图示：右心肥大（肺型 P 波）。患者系农民，形气尚实，中医辨证属邪热壅肺、痰瘀迫伤肺络，治以清热解毒、化瘀散结。

处方：

鲜苇茎去节，120g 薏苡仁 30g 冬瓜仁 30g 桃仁 15g 金荞麦 30g 鱼腥草 30g 大贝母 15g 鲜竹茹 15g 海浮石 15g 海蛤壳 15g

服药 2 剂后，咳、喘、痰均有好转。续方 3 剂，咳痰明显转稀转白，身热退净，诸症基本消退。白细胞减至 6.8×10^9/L，中性 0.93 转为 0.67。继以润燥、清肺、养阴调治 1 周后，缓解出院。

排痰通膈，改善通气功能

排痰通膈在肺心病中的应用，主要目的是去除痰液，清膈通利，保持呼吸道通畅，有利于改善通气功能，控制或减轻呼吸道的感染。方法是引出其痰，使排痰通畅。若瘀浊壅肺，咳喘稠痰，时时吐浊，用皂荚丸以宣壅导滞、涤痰利窍。本方药仅 1 味，由于攻消峻猛，故用酥炙蜜丸，并以枣膏调服，以缓其烈性，并兼顾脾胃，使痰除而不伤正。每次用药 1g，强者日服 3~4 次，虚人酌减，常可取得理想之效。若饮走肠间，腹满而口舌干燥，用己椒苈黄丸（或汤剂），以分消水饮，导滞散结。防己、椒目导饮于前，清者得从小便而出；大黄、葶苈逐饮于后，浊者得从大便而下。若肺心病痰多黏稠，或干痰难出，肺气壅塞，用自制排痰散（制南星、天竺黄、川贝、巴豆霜、朱砂、麝香，共研极细面，装瓶，每支 0.6g，每次 1 支，1 日服 2~3 次）。

强 心 利 尿

强心利尿是治疗和抢救肺心病合并心衰的一个重要环节，通过强心利尿对控制和改善呼吸道感染亦起到一定作用。若支饮留结，肺气闭实，用《外台秘要》方，葶苈子隔纸焙后，研细末，每次用量 4~6g，日服 2 次，虚人酌减。

功能泻肺、利水、消肿。一般服药 2~4 天，开始尿量渐增，浮肿渐消，然葶苈子为泻水逐痰重剂，性猛而伤正，故《金匮要略》有葶苈大枣泻肺汤；《圣惠方》用枣汤送服，使泻而不伤正。临床体会，单用葶苈子远较加用枣汤或大枣之效宏。

水肿胀满，身重倦怠，手足不温，苔厚，脉濡，用实脾饮加减，以温脾利水。若水肿咳呕，小便不利，四肢肿重，用真武汤以温阳利水；喘急甚者，常加葶苈子 15~30g，有较好疗效。

若膈间支饮，喘满而又心下痞坚，面色黧黑，舌紫苔白，脉沉紧者，为水停心下，上迫于肺，用木防己汤去石膏加茯苓芒硝汤，以消补兼施。

自拟强心益气汤（万年青根、红参、炮附子、麦冬、五味子），通治各种心脏病合并的心力衰竭，而并有水肿者，其效更佳。万年青针剂虽然强心利尿作用较好，然其毒副反应有21%与40%的传导阻滞与心律紊乱，故放弃使用。在总结过去经验的基础上，曾将万年青根水煎，从15g至30g至60g，反复实验，未发生过任何毒副反应。心衰病人虚多实少，多有不同程度的偏阳虚，或偏阴虚，故将万年青根与参附汤、生脉散合方，名为强心益气汤，强心利尿，扶阳益阴。近年来又改变剂型为药片，将药物研成细末，制成0.5g片剂，每日3次，每次4片，重证可以酌加。7例中，除1例服药3天未见效果停服外，其余6例均有效，其中4例显效。

李某

肺心病合并心衰，喘肿腹水明显，给强心益气片，1日3次，每次4片，连服25天。服药前每日尿量（当时还用利尿西药），仅有750ml，服药第3天后增至1000ml，之后连续6天排尿量在2000ml以上，患者水肿腹水消退，腹围由86cm，已回缩到68cm，诸症好转。

王某

住院时反复多次发生心衰水肿，曾3次用强心益气片，均有强心利尿作用。第1次用药10天，原来日尿量500ml，药后逐渐增多至2000ml，后期维持在每日1500ml。第2次用药5天，治前尿量900ml，用后立即增多，一直在1700~1900ml上下。第3次用药8天，由700ml增至1700~2000ml。随着尿量增加，水肿消退，病情控制。虽然较长时间应用或反复使用，对慢性心衰水肿病人，未发生副作用。

肺性脑病，及时抢救

由于正虚邪恋，致使痰蒙心窍，虚风扰攘，治疗决非通关开窍、镇肝解痉可治。应予清心化痰、定志宁神、增液养阴、祛瘀化痰等法，随证选用。若胆虚痰热上扰，症见虚烦不得眠，脉细数，用温胆汤以化湿祛痰、清热除烦；热势转甚，可加黄连。若心神不宁，痰迷心窍，症见头痛吐逆，喘急咳嗽，胸膈痞塞，神志似清若蒙，舌强语言謇涩，苔白腻浊，脉多虚大，用涤痰汤加减，以清心利窍、涤痰祛浊。若年迈阴虚，湿痰内盛，咳嗽呕恶，喘逆多痰，嗜睡，心烦，舌红、苔黄腻浊，脉细滑或数，用金水六君煎加减，以滋养肺肾、祛痰定志。若热灼真阴，虚风扰动，症见撮衣摸床，神昏时躁，郑声错语，舌绛苔少，脉弱尺虚，用大定风珠加减，以滋液填阴、柔肝息风。

化裁皱肺良方，固本以御外邪

肺心病正虚邪微的迁延期或缓解期，应以扶正固本为治。通过扶助正气，增强机体内在抵抗能力，以祛除病邪，促进生理功能的修复。同时，肺心病是病久难愈，反复发作，最易感染的慢性病，即使处在急性发作期，它的临床症状与体征，也是错综复杂的。既有实证，又有虚象，在治疗上既要看到邪实的一面，更要注意到正虚的一面，所以治实不忘其虚，补虚必顾其实。因此，扶正即所以御邪，祛邪即所以安正也。

古方皱肺丸，疗效较好。方称"皱肺"，意谓能使已经失去收敛扩张之常态。《百一选方》皱肺丸：人参、五味子、桂枝、紫菀、冬花、紫石英、羖羊肺，药性平和，配伍得宜。方中人参大补肺中元气，五味子酸收能敛肺纳气，二味肺肾双补，相辅相成；又久病必瘀再加紫苏子、紫沉香、紫丹参（原方中有紫菀、紫石英）有入心入血之意，加强化痰定喘，命名为皱肺五紫汤。药用：

人参　五味子　桂枝　杏仁　款冬花　紫菀　紫苏子　紫石英　紫丹参　紫沉香

本方再加紫衣胡桃肉，名皱肺六紫汤。再加紫河车，名皱肺七紫汤。临床常用煎剂，除羊肺外，为一般常用剂量，每日1剂。在肺气肿、肺心病迁延阶段，用量稍重，最好用人参或红参，缓解期可用党参或太子参，坚持经常或短期间歇地服用，疗效更著。或冬病夏治，以防患于未然，确能使症状获得改善或减轻，并减少复发率。为了便于长期调治，又制成皱肺片，即从皱肺五紫汤加羯羊肺、羊睾而成。羊肺通肺气，止咳嗽，利小便，退水肿，又取以脏补脏之意；羊睾温补肾阳，填补精血。此方可皱肺纳肾，养心益气，化痰祛瘀，止咳平喘。制时将羊肺、羊睾煮烂如糊状，再将其他药物共研极细末，并合一处，捣拌均匀，烘干后制成药片，每片0.5g。每次4~6g，1日3次，连续服用3~6个月。

另外，可以随证选用下述诸方，如人参胡桃汤以益气补肺、温肾纳气。参蛤散补肺气，益精血，定喘止嗽，为益气纳肾名方。都气丸以益肾滋阴，纳气平喘；加麦冬名麦味地黄丸，以养阴清金、润肺宁嗽，功能与都气丸相仿。贞元饮（《景岳全书》）治阴血亏耗，短气虚喘，尚有活血通经之效，长期服用，能缓缓得效。补中益气丸能益气升清，调补脾胃，既可以治中气虚陷之喘，又可治虚人感冒。玉屏风散以益气补脾、固表祛邪，对气虚而易感冒者多用之；若已感冒者，可加生姜、葱白煎汤热服，得微汗而解，因黄芪既能固表止汗，又能发表解肌。六君子丸（或汤）以健脾化痰，治气虚短气，咳痰呕恶；加木香、砂仁，名香砂六君丸，振奋胃气，和中理气。

吴怀堂

酸收疗肺胀，皱肺有良方

吴怀堂（1917~？），苏州市中医院主任医师

凡肺脏发生充气膨胀不能收敛复原的病变状态时，名曰肺胀，现称肺气肿。早在《内经》《金匮要略》对此即有记载，并初步确立了有效治法。

肺主气，司呼吸，呼出浊气，吸入清气，不断吐故纳新，以维护生机。中医认为肺脏本身所具有的只是凭借其肺叶的收敛之力所起到的呼气功能，而吸气功能却在于肾，主要是指肾的纳气之权，故呼吸其实是由肺肾两脏分司的。对此，首如《素问·脏气法时论》云："肺欲收，急食酸以收之，用酸补之，辛泻之。"按欲者爱欲，收者收敛，因此经文的意思可以理解为肺的主要功能就在于使其肺叶的收敛方面，惟其能收敛，始能使浊气呼出，以便换取清气吸入，所以所谓"欲收"，换言之，就是指的呼气功能。且从"急食"含有收敛作用的酸味之品"收之""补之"，以酸为补，借以增强呼气功能的治法来看，更可反证出这一点。至于肾的吸气功能，在临证实践中都能体会到用补肾纳气法可以有效地平定肾虚失纳的虚喘病，足以证明之。总之，正如《难经·四难》指出的"呼出心与肺，吸入肾与肝"，虽然其中涉及四个脏器，范围比较广一些，但肺与肾分司呼吸之功的学说早已概括其中而肇始其端，并由此启发后世，

通过实践证明其正确无误。

据上所述，可知肺胀的形成机制，乃是久咳久喘伤肺而致肺气虚。肺为水之上源，肺气虚则失其通调水道、水精四布之常，或因脾肾先虚，水湿内停，均能聚成痰饮，逆于肺络，窒碍气道，特别是因肺气虚则肺叶失其收敛之能，以致浊气之呼出者受阻，清气之吸入者少降，呼吸不利，气无所司，于是壅聚于肺叶之内，充张肺形，遂成肺胀而终难复原。肺胀病久，往往延及心肾，益增病势而趋于危殆。但亦有先因肾之本元虚弱，纳气无权，导致吸入无力，继而影响肺的呼气功能而发生肺胀的，此于年老患者最多见之。

《灵枢·胀论》云："肺胀者，虚满而喘咳。"意谓喘咳之病，本非一种，而此必同时见有虚满，始属肺胀。所以本病除长时间的咳嗽、气喘以外，虚满一证更属肺胀的特殊征象。所谓虚满，就是指的肺胀时肺脏与胸廓都要发生膨满胀大的形态变化，特别是胸廓的外形变化更是可睹可触的。但由于此种膨满所充者是气，而气乃清虚无形之物，故谓之虚满也。当然这个虚字也可以包含肺虚的意义在内。根据肺胀的虚满特征即可与其他咳喘病，特别是和胸胁部悬饮积水所呈现的胸胁硬满现象作出鉴别。

肺胀既已形成，往往缠绵数月，经过缓慢，病情尤多反复，喘咳时轻时重，其所以加重，每多由并发病或其他诱因所触发，其中与季节关系影响最大，即入夏缓解，交冬加重，似乎有其规律。或因气候突变，感受风寒。对此，《巢氏病源》曾有记载说："肺虚为微寒所伤则咳嗽，嗽则气还于肺间则肺胀，肺胀则气逆，而肺本虚，气为不足，复为邪所乘，壅而不能宣畅，故咳逆，短乏气也。"

当感受外邪时，除咳喘加重外，每有形寒、发热、头痛、脉浮等表证出现。

此外，《金匮要略》对此亦有一些症状描述："咳而上气，此为肺胀，其人喘，目如脱状，脉浮大。"其中特别是"目如脱状"，即两目突出，在临证中所遇到的严重的肺胀患者中确实常可见到此种现象。另有指出肺胀可以令人并发水肿，如云："上气喘而欲作风水。"从现在看来肯定是属于肺胀病久不愈，延及心肾同病时所出现的面浮足肿之状，病情已发展到比较严重的阶段。

治法：鉴于肺胀的根本因素是"虚"，故其治法自应以"虚则补之"为原则。至于应用何种补法最为适宜，则又应以上面已经提到过所说的"肺欲收，急食酸以收之，用酸补之，辛泻之"的方法为主法，再配合其他有效方药，随证施治即可。

我过去曾从古书拣集到3首皱肺丸方，觉得每一方都制方精妙，用药配伍，都能符合肺胀病的治疗原则。而且丸称皱肺，绝非偶然，皱即收敛，顾名思义，皱肺就是能使肺胀复敛之意，由此推想古人当时定已认识本病较为深刻，专为针对肺胀治疗而设，且有成效，乃定此名。多年来经本人及其他方面的临证实践应用，都认为确可获得良好效果，可谓名副其实。现先将3方的施用方法重点介绍于下。

1. 皱肺丸（《百一选方》）

五味子　人参　桂枝去皮　款冬花　紫菀　白石英微带青色者

上等份为末，用羖羊肺1具，去皮尖杏仁半斤，水同煮，以肺烂为度，去筋膜沫，与杏仁同研极细，和众药成丸如梧桐子大小，阴干。每服五七十丸至百丸不妨，糯米饭饮下，食后临卧服。

本方五味子酸收敛肺纳气，人参大补肺中元气，二味相辅，对肺胀的治疗，可谓大体已备。余用桂枝温阳化饮，款冬温润肺气止咳逆，紫菀辛温宣肺祛痰，石英温降肺气、止咳逆上气，杏仁泄肺降气、除风治咳，羊肺通肺气，止咳嗽，利小便，退肿。综上观之，本方对治疗肺胀"虚满而喘咳"主症的用药组成，完全符合治疗原则，可谓面面俱到，了无疑义矣。

据本人用此方的经验，除因肺痨续发肺胀者外，由其他各种原因引起的肺胀，均可施用，但必须在无外感时服用为宜。坚持经常服用，效更显著。若不能合丸，可改成汤剂，除羊肺外，每味药按常用剂量处方，并可按病情需要，随证加减其量；病重者最好用人参，一般可用党参或太子参，剂量倍之；若无五味子，可酌情另选白芍、乌梅、御米壳、诃子等酸收之品一二味代入之，或者亦可任选一味与五味子同用，以增强收敛之力。

2. 皱肺丸（《证治准绳》）

款冬花 30g　知母 30g　秦艽 30g　百部去心，30g　紫菀茸 30g　贝母 30g　阿胶 30g　糯米炒，30g　杏仁去皮尖别研，120g

制法服法同前。

此方用于治疗肺痨病继发的肺胀较佳。因肺痨患者大都阴虚火旺，且多咯血，而前方中有桂枝性温故不宜用。本方则去桂枝，另配知母、秦艽、阿胶、糯米、百部等清肺热、滋肺阴、除肺痨等品治之，颇为适合。

3. 皱肺丸（《普济方》）

五灵脂研，30g　柏子仁 10g　胡桃去壳连衣研，8 枚

上研成膏，滴水为丸；如小豆大，煎炙甘草汤下 15 丸。

此方治病者较宜。因肺心同病必致气血瘀滞，胸闷心痛，故当用五灵脂活血化瘀、通利血脉为主，柏子仁之养心、胡桃肉之敛肺，药仅 3 味，所治已备，应用后确有疗效。本方亦可与上二方酌情同时服用，或另加丹参，以增药效。

其他，若痰多者可配合二陈丸同服；若肺肾同病，出现肾气失纳而属肾阳虚者可配用金匮肾气丸，肾阴虚者用七味都气丸，甚则人参蛤蚧散亦可用之；若外感新邪时应暂停服皱肺丸，另行按病用他法治之；若外感风热而见发热、恶风、喘咳加重、痰黄、舌黄、脉浮

大者，用越婢加半夏汤或定喘汤清解之，此外，银翘散、桑菊饮、板蓝根冲剂亦可随证选用；若外感风寒而见恶寒，发热或不发热，喘咳加重、痰白、苔白、脉细者用小青龙汤或三拗汤温解之，待邪解病愈后，再继服皱肺丸治之。

周信有

本虚肺脾肾，审度轻重缓急
标实痰水瘀，斟酌主次先后

周信有（1925~　），甘肃中医药大学教授

　　周氏认为肺心病属中医咳嗽、喘息、痰饮、水肿等范畴。其基本病机仍是本虚标实。本虚以肺、脾、肾气虚为主，标实以痰盛、水泛、血瘀为主。不同阶段，由于本虚标实侧重不同，临床证型也不尽相同。常见的有急性发作时的痰热壅肺型，稳定缓解期的肺肾气衰型，以及心肺功能衰竭时的瘀血阻络型、水气凌心型和终末期的阳气亡脱型等等。可见肺心病的证候表现也是错综复杂、变化多端的。周氏治疗本病，同样注重从整体着眼，辨证求本，善于在疾病发展的不同阶段，针对各时期的基本病机和证候特点，采取不同的治疗措施。见解独到，颇具特色。下面从四个方面，探讨其临证思路和治病原则。

急性发作期，首当清热化痰，控制感染

　　周氏认为，急性发作期一般指痰热壅肺型。多由感受外邪，而使痰湿化热，痰热壅肺所致，也即西医所谓"感染"。可见"痰浊化热"是感染的重要标志，也是肺心病急性发作的诱因。他指出：感染

常是肺心病急性发作的诱因。心肺功能不全，多由感染激发或加重。因此，感染、肺功能不全和心功能不全是肺心病急性发作期的三大基本矛盾，其中尤以感染为主要。按急则治标的原则，此时当以清热解毒，控制肺部感染为主。如果肺部感染能够有效控制，则心肺功能也能随之好转。说明控制感染是急性发作期的治疗关键。控制感染的有效措施，应在中医辨证论治的基础上，以排痰为主，痰出不利，感染难以控制。因此，使痰排出通畅是控制感染的重要环节。当然，排痰、止咳、平喘之法，不论急慢性肺心病，都是必然要用的治疗原则，但是也要根据病情的寒热、虚实、轻重、缓急、主次、先后等化裁，才能用药得当，根据周氏的经验，排痰之法应在辨证的基础上，较大剂量应用千金苇茎汤，对痰液的排出大有助益。痰多不易排出，可应用大队利肺、化痰、平喘之品，如半夏、杏仁、桑皮、紫菀、冬花、白前等，以利痰液通畅排出。若痰少而黏稠，咯出不易，亦可酌加甘寒苦润、润燥化痰之品，如沙参、麦门冬、知母等，可使痰液增加，由稠变稀，容易咳出。也可用单味药竹沥水 20~30ml，日 2 次；猴枣散日 2~3 次，对喉中痰涎壅盛者良效。另外，清热解毒之法，亦是控制感染所必用。西医抗生素仍以青链霉素为首选；而中药则多用银花、连翘、蒲公英、鱼腥草、大青叶、败酱草、黄芩等，它们具有较强的抑菌和抗病毒作用，可根据病情选用。须知，肺心病属本虚标实，因而即使在急性发作期以泻实治标为主时，也不要忽视治本的原则。应在清热解毒的基础上，辅以培补脾肾之品，如太子参、黄芪、五味子、淫羊藿等。同时，因肺心病急性发作，必然具有严重的血脉瘀滞证候，因此也要辅以活血通脉之品，以促进血液循环，如当归、丹参、地龙、郁金、赤芍等。根据以上临证思路和遣方用药原则，周氏制定了急性发作期常用基本处方如下。

麻黄 9g　杏仁 9g　生石膏 60g　黄芩 9g　鱼腥草 20g　银花 20g　桑

白皮 9g　前胡 9g　川贝母 9g　枇杷叶 9g　瓜蒌仁 9g　广地龙 9g　沙参 9g
桃仁 9g　丹参 20g　冬瓜仁 20g　芦根 9g

水煎服。

慢性缓解期应调补脾肾、培本补虚为主

周氏认为肺心病缓解期，多表现为肺肾气衰型，以肺、脾、肾三脏气虚为主。表现为咳喘、咯痰、气短乏力，动则加重，呼吸困难，唇绀舌暗等肺气肿或累及心脏之证候。中医有"肺不伤不咳，脾不伤不久咳，肾不伤咳而不喘"之说。说明此期的呼吸困难，属肺虚不降、肾虚不纳之虚喘。根据"缓则治本"的原则，应着重培本补虚、补肾纳气。周氏通常是在益肺、健脾、温肾的基础上，辅以祛痰止咳、利气平喘、养心通脉之品。常用的培本补虚之品如党参、黄芪、补骨脂、五味子、淫羊藿等。必要时，党参可改为红参 9g，或红参粉 1.5g，冲服，日 2 次。实验证明，人参对心绞痛、心肌梗死、心力衰竭、休克以及慢性呼吸道疾病等伴有组织缺氧的病变均具有较好疗效，起到改善肺心病低氧血症的良好作用。如果病势缠绵，上盛下虚，肺肾出纳失常，则要加重补肾纳气、上病下治之品如肉桂、沉香等。也可以加蛤蚧、冬虫夏草等，对改善呼吸功能很有好处。具体用法：蛤蚧粉 4g 冲服，或紫河车 9g 冲服。有时也用红参 6g、蛤蚧 1 对（去头）、冬虫夏草 9g、五味子 9g，水煎服，每日 1 剂。症情好转后，改为粉剂。同时辅以养心通脉之品，基本处方：

党参 9g　黄芪 20g　五味子 15g　淫羊藿 20g　茯苓 9g　半夏 9g　桑白皮 9g　紫菀 9g　冬花 9g　白前 9g　当归 9g　丹参 20g　广地龙 15g
炙甘草 9g

水煎服。

肺病及心气虚血涩，瘀血阻络治以化瘀

如前所述，肺心病的发生，由肺及心，都不免要累及心脏，导致血运障碍。因此，治疗各型肺心病，都要根据病情辅以养心通脉之品。尤其是瘀血阻络型，更应以活血化瘀为首要治疗措施。因为肺心病在这一阶段，多表现为心肺功能衰竭，无力推运血脉运行，必然呈现严重的血脉瘀滞证候。患者出现口唇紫绀，颜面皮肤青紫，尤以指端为甚。伴心悸、喘促、脉结代、舌紫暗，甚至胁下癥积。或血瘀络损而咯血，或血瘀水停而面肿。周氏指出："本型是因虚致瘀，是由心肺气虚，无力推运，心血失统，血行瘀滞，痰瘀阻碍肺气，又瘀滞心脉所致。故治疗上宜攻补兼施，标本兼顾，而以活血化瘀为主。"所以他在具体用药时，常在培元补虚、益气统血的基础上，复以大队活血化瘀之品，如当归、丹参、赤芍、郁金、红花、虎杖、莪术等，轻重药并用，以促进微循环，推动血液运行，消除血脉瘀滞。

如此，活血化瘀与培元益气同用，标本兼顾，相得益彰。如果血瘀水停，浮肿腹水，再辅以茯苓、泽泻、车前子、白茅根、大腹皮等以利水消胀。如果胁下癥积，肝脾肿大，周氏则在活血化瘀的基础上，复加鳖甲、牡蛎以软坚消癥。基本处方：

党参 20g　黄芪 20g　茯苓 15g　五味子 9g　淫羊藿 20g　桂枝 9g　当归 9g　丹参 20g　赤芍 15g　郁金 15g　红花 9g　莪术 9g　虎杖 20g　半夏 9g　杏仁 9g　炙甘草 9g

水煎服。

水气凌心，上逆迫肺，重在温阳利水，祛瘀消肿

周氏认为，肺心病到了后期阶段，不仅由肺及心，表现气虚血瘀的证候特点。而且，严重时亦累及脾肾，引起心、肺、脾、肾四脏之气亏损，此属水气凌心型。其发病机制，一为阳虚不温，蒸化失司，水饮内停，上凌心肺而致喘急、咳逆，不得平卧，心悸、心慌，面目浮肿；一为气虚不运，血脉瘀滞，"血不利则为水"，水饮泛溢肌肤，潴留体腔，而成面浮、肢肿、尿少、腹水诸症。这表现出血与水互病、转化的病理特点。故本证除了水饮内停、上凌心肺所致一系列症状与体征外，尚表现血脉瘀滞所致胁下癥积的证候表现。因此对本病的治疗，重在健脾补肾、温阳利水，同时也要辅以祛瘀利水之法。这就是《内经》"去菀陈莝"的治疗原则。周氏在遣方用药方面，一般常以真武汤、肾气丸、五苓散加减施治。常以党参、黄芪、白术等健脾益气以消肿，以桂、附伍以大队活血祛瘀之品如泽兰、丹参、益母草、莪术祛瘀利水、化瘀消癥之目的。用鳖甲软坚消癥，回缩肿大之肝脾。用茯苓、泽泻、车前子、白矛根、椒目等渗利水道，蠲除水邪。椒目除利水外，尚有平喘之功，与半夏、杏仁、白芥子、葶苈子同用，祛痰平喘之效用大腹皮一味，以行气利水。周氏治疗本证，亦体现兼顾、整体调节、综合运用的原则。基本处方：

黄芪20g　炒白术15g　猪苓　茯苓各20g　泽泻20g　车前子包煎，20g　制附片9g　桂枝9g　川椒目3g　泽兰20g　丹参20g　益母草20g　莪术15g　鳖甲30g　大腹皮20g　杏仁9g　葶苈子9g

水煎服。

肾虚不纳，气虚阳脱，急予益气敛阴、回阳固脱

周氏认为，肺心病到了终末期，由于肺气虚耗，肾虚不纳，气虚阳脱，由喘致脱。病情陷于危重，濒临死亡，此时症见气短急促，呼吸微弱，时停时续，喉中痰声如鼾，汗出肢冷，神志由烦躁不安转为淡漠，甚至昏迷不醒，面色暗晦，唇甲青紫，舌淡紫或舌红少津，少尿，脉微细欲绝。

此时的治疗，当急用生脉散合四逆汤加减，以补肺纳肾、益气敛阴、回阳固脱。经验证明，生脉散有益气、敛阴、固脱的功效；实验证明，生脉散还有强心升压作用。四逆汤中附子、肉桂、干姜温阳补肾、回阳救逆，有改善周围循环的作用。周氏也常加黄芪，健脾益气，山萸肉酸敛固脱。若烦热、汗出黏手、口干舌红，可将人参改为西洋参，去附子、干姜、肉桂，或附子减量加沙参15g。神迷不清可加丹参15g、炙远志9g、石菖蒲9g。呼吸气短乏力，加蛤蚧1对，或蛤蚧4g（研末）冲服。若烦躁、足冷、阴火冲逆，真阳暴脱者，另服黑锡丹3~4g，日服2次。基本处方：

红参9g　麦门冬9g　制附片9g　肉桂6g　干姜9g　五味子9g　黄芪20g　山萸肉20g

水煎服。

杨继荪

热痰瘀虚，分期辨治

杨继荪（1916~1999），浙江中医药大学教授

肺心病多由于反复感受外邪，渐致肺失宣降，肺气日虚。日久则损及心营而使心气不足，血脉瘀滞，肺心同病。并可不同程度地累及他脏。累及脾则脾失健运，湿聚生痰；累及肾则肾不纳气，动即气喘，甚而导致肾虚水泛，上凌于心；若病情加重，邪热引动肝风则出现神昏、烦躁、抽搐等肝风内动之证。因而，肺心病是以肺、心病变为主的全身性疾病，他根据肺心病病程长，发展缓慢，证候相继出现，一旦形成本元多虚，乃反复感受外邪是促使肺心病形成与发展的主因，这一病因病机与临床现象，归纳了肺心病之病理特点为"热""痰""瘀""虚"，并指出这四个病理互相关联，不能孤立对待。

1. 痰由热生

肺心病因痰作咳，因痰致喘。痰字训为胸上液者，本为人身之津液，因受肺热煎熬凝结而成，故热乃生痰之因。《儒医精要》曰："痰者，水也，标也；火者，热也，本也"，"却以痰能生火，而不知火能生痰也"。从而说明痰可因热而成，痰又可蕴而化热，痰与热在一定条件下是互为因果的。他认为肺心病人感受之外邪，以热邪为常见，即使遇寒，若其表邪不解，亦多因郁化热。所以他强调肺心病之痰皆由热生。

2. 瘀化痰水

肺心病人临床常见面色、唇舌、爪甲青紫，实验室检测提示多有高凝状态。他认为由于气血运行不畅，血流缓慢以致瘀血阻滞常可引起痰浊内停，水道不利。《玉机微义》云："人之血气流行，无一息之间断，才有壅滞，津液凝积，郁而成热，痰遂生焉。"说明痰可因气血瘀滞积热而成。《金匮要略》载"血不利则为水"，《血证论》载"瘀血化水，亦发水肿，是血病而兼水也"，阐述了瘀与水的关系。故见"气滞痰聚发而为喘为咳"；血瘀水停，水液渗于脉外，泛溢肌表发为水肿。

3. 本虚标实

肺心病是在肺之肃降、心之行血、肝之体用、脾之运化、肾之摄纳功能失调或低下的内因基础上形成的。前人对痰、喘也有虚、实之别。景岳曰："虚痰者何？谓其元气已虚也。"又曰："凡虚喘之症，无非由气虚耳。气虚之喘，十居七八。"本病患者多年及中衰，形羸气弱，本元皆虚。又有外邪、痰热、水饮、血瘀等夹杂，故他认为：脏腑之虚为病之本，夹杂兼症为病之标，本虚标实为肺心病常见之特征。

肺心病的临床表现错综复杂，虚实互见，临床辨证分型方法颇多，他根据自己多年临床实践经验认为以急性发作期与缓解期的分期辨治为宜。

急性发作期

肺心病急性发作期多是在已有体虚和夹有不同程度的痰饮内伏与瘀血阻滞的基础上，因外感新邪而诱发。此期突出的矛盾为"痰"与"热"。由于痰热壅盛而致咳、喘、心悸、水肿等症，均在原有程度上加重加剧。至于发病时病情的轻重与转化情况，则取决于所受病邪的性质、程度和病人的体质。他认为从临床所见，肺心病感受外邪以热邪为常见，热邪有转化快的特点，每易热炽伤津。素体阴虚者感受热邪转化迅速，很快出现烦热渴饮、痰黄稠、舌红绛、脉滑数等痰热炽盛、伤津耗液之象；而素体阳虚者，若外感之邪不解，郁而化热，其热之势相对较缓，逐渐出现痰质黏稠难以咯出，痰色白或黄，舌质仍是淡胖，舌苔腻，脉细弦等。他说：两种不同性质的患者，虽然临床症状不尽相同，但化热之趋势是一致的，故在急性发作期，治疗上应以急则治标为原则，抓其主要矛盾。予大剂清热为主，结合祛痰，清泄痰热，控制感染，保持呼吸道通畅。他还强调了清热药与祛痰药之间的主从关系，因痰由热生，热清则痰去，热不清则痰不清、不化，故清热重于祛痰。另外治痰当不忘祛瘀，因肺心病之郁滞之血，往往利于病邪生长而不利于邪热的清除，在清热药中伍以活血药，意在改善血对气之载运，即降低血液黏稠度，调节血氧渗透压，使药物易达病所，从而加强清泄作用。他还指出：应考虑患者多为年高病久、体虚之特点，对因热盛伤阴耗津者，佐以养阴清热生津之品以扶正祛邪，亦属要策。若热邪未能控制，累及心、脾、肾，出现心悸、胸闷、气短、唇舌爪甲青紫、浮肿、腹水等症，治疗上应在清热、宣肺、涤痰之基础上加入利水药，并应选用活血利水之法，因大量利尿药的采用，可致血液浓缩、血液黏稠度增高，故他始终重视活血药的运用。他在此期常选药物分别为：

（1）清热药：黄芩、鱼腥草、野荞麦根、银花、连翘、石膏、七叶一枝花、三叶青等。

（2）祛痰药：桔梗、桑白皮、杏仁、贝母、佛耳草、竹沥、半夏、鲜淡竹沥等。

（3）清热养阴生津药：鲜石斛、鲜芦根、天花粉、知母、玄参、麦冬、鲜生地、西洋参等。

（4）活血化瘀药：桃仁、蓬莪术、三棱、丹参、赤芍、川芎、王不留行子、红花、郁金等。

如痰浊壅阻，苔黄厚腻，腹胀便秘可加生大黄、莱菔子、枳壳等；如下肢浮肿尿少则加冬葵子、车前草、甜葶苈子、猪苓等，或活血利水之泽兰、益母草、虎杖根、马鞭草等。如心阳虚则用别直参、西洋参、麦冬、淡附片。

他特别强调：由于肺心病病人的心、肺功能均有不同程度的损害，处于抵抗力低下的状态，对病原体侵袭的反应能力减弱，起病往往呈隐袭式，不具发热、咳脓痰或白细胞增多的特征，但只要有咳、喘、痰多症状，仍应看作是肺部感染而不容忽视。因急性感染未得控制，病情进展，通气功能发生严重障碍时，导致呼吸衰竭，甚至出现肺性脑病。而肺性脑病是肺心病死亡的主因。此期治疗必须采用中西医结合措施，抗感染，畅通呼吸道，纠正缺氧、心衰，纠正酸碱平衡和电解质紊乱，必要时辅以人工呼吸机机械通气。他分析说：因通气障碍，清浊之气不能纳吐，壅盛之邪热内陷，蒙蔽清窍，引动肝风，症见神昏谵语、惊厥抽搐嗜睡、昏迷等。治疗上除采取综合措施外，中药可从清热养阴、宣窍化痰、息风活血等方面着手。药选银花、连翘、黄芩、野荞麦根、虎杖、鱼腥草、鲜芦根、鲜石斛、元参、麦冬、鲜菖蒲、郁金、杏仁、桑白皮、天竺黄、桔梗、鲜竹沥及羚羊角、生石决明、制天虫、地龙、桃仁、丹参、赤芍等。并择用安宫牛黄丸、紫雪丹、至宝丹、猴枣散。若见喘急、汗多肢冷、脉细微或结代等真阴耗竭、元阳欲脱之症，用别直参或参附汤扶正固脱。应当一提的是，肺性脑病患者，多数牙关紧闭，服药依靠鼻饲，或药液灌肠，以冀希望于万一。

在整个急性发作期的治疗中，控制肺部感染是个重要环节。他在这一期的各个阶段始终重用大剂清泄痰热药。并调整服药方法为每日一剂半或二剂，提高了药物浓度。同时针对病机，于各阶段均佐入活血药以增强疗效。

缓 解 期

肺心病缓解期是在感染基本控制的情况下，仍留有不同程度的咯痰或动则气急等症状，属邪未祛尽，正虚日甚阶段。此期的突出矛盾已由急性发作期的"痰"与"热"转化为"虚"和"瘀"。在治疗上，以"缓则治本"为原则，根据病人体质和累及脏腑的不同分别进行整体调治。以虚瘀并顾、扶正活血为本，辅之清热祛邪，以图正胜达邪，稳定病情，延缓病程发展。

1. 肺卫不固

肺为气之主，肺心病人多气虚表疏，卫阳不固，腠理不密，不能抗御外邪，常因新感引动宿疾。他对表虚易感者益气固卫，如以玉屏风散、参苏饮为主，重用黄芪。他说根据实验室有关报道，黄芪对抗呼吸道细菌，抗黏附作用较强，并有较好的提高免疫功能的作用。又因"肺虚则少气而喘"，他在益气药中常佐马兜铃、海蛤壳、海浮石、枇杷叶等止咳平喘化痰之品。另外他指出，肺心病人过敏体质者较多，如夹有荨麻疹、慢性鼻炎，以及对某些刺激极易引起过敏者，导致气管痉挛，突然喘逆。所以他主张适当增入疏风药也很必要。他通常选用苍耳子、辛夷、蝉蜕、防风、浮萍、地肤子、地龙等药。对早期过敏者则选用乌梅、使君子等祛虫之品。

2. 气阴不足

肺心病人多在40岁以上。老年人中，气阴不足者十之七八，高龄患者伴咳声低弱及言语无力、舌红脉细者，应以养阴着手兼以益气，如北沙参、天麦冬、野百合、山海螺等。对肺阴虚者用益气药，当以清补之太子参、生晒参、西洋参为宜。如肺阴虚及肾阴不足者，用生地、山萸肉、女贞、龟甲、五味子、冬虫夏草等滋肺补肾。

3. 脾虚生痰

"脾为生痰之源"，临床上有相当一部分患者，在用清热祛痰药后，咳减，痰色由黄转白，痰质由黏稠转为清稀，咯痰趋畅，但痰量仍多，他认为这是肺热渐清而脾虚所致。治疗上当以扶中化饮为主，药选四君合紫菀、冬花、白前、白芥子、苏子、姜半夏、佛耳草、鹅管石、化橘红等。

4. 肾不纳气

"肾为气之根"。因喘促日久，气不得续。历来以喘属肾不纳气。古人用益肾纳气之法治喘，确有一定疗效。他多选用紫石英、五味子、紫河车、仙灵脾、仙茅、甜苁蓉、炒牛膝、鹿角胶、菟丝子、海狗肾及人参蛤蚧汤、肾气丸等。但他认为补肾纳气是治喘的一个方面，曹拙巢有"肾不纳气，则气上冲，肺气壅塞则气亦冲"，当明辨之。故他治喘，常在补肾前提下与益气固卫、活血化瘀、清宣化痰等法并施，增强机体防御能力以改善心肺循环和通气功能，无不相得益彰。

5. 肾虚水泛

另外对部分高年肾虚出现畏寒、肢冷、面色㿠白、水肿、舌淡、苔白脉细、舌下瘀筋明显等脾肾阳虚、肾虚水泛的患者，则常予温补脾肾、活血利水。

以上为他在治疗肺心病临床辨治中的一些方法。在急性发作期，以清为主，结合化痰，佐以活血，并注意患者禀赋体质，权衡虚实。既顾其本，又不碍邪，寓补于清之中。缓解期以益气养阴、健脾补肾、扶正固本为主，佐以清热活血，并始终抓住"血瘀"这个共性。

注重活血行瘀，改善心肺功能。在肺心病的整个治疗过程中，贯穿着清热、活血、补虚三法。只是所处阶段不同，各有侧重。

　　他重视肺心病的防治，鼓励病人锻炼身体，增强人体的卫外功能，减少发病机会，逐步使肺功能得到改善，以匡药力之不逮，并要求患者戒烟，减少因吸烟及与环境污染、化学试剂接触有关的致病因素。倡导肺心病患者进行"冬病夏治"，注重缓解期的培本养正，坚持数年，不无益处。

许公岩

喘胀宜健脾宣肺，温化寒湿

许公岩（1903~1994），北京中医医院主任医师

吴某 男，62岁，初诊时间：1990年12月18日。

主诉：患者慢性咳喘史30余年，两个月前因受凉后咳喘加重。现症：咳嗽痰多，色白黏稠，胸闷喘憋，动则喘息气急，心悸气短加重，夜间不能平卧，腹胀便溏，尿少肢肿。虽屡经中、西医治疗，病情未见好转，遂来我院求治。

诊查：慢性喘息状态，呼吸困难，面色晦暗，双侧球结膜水肿，唇甲紫绀，颈静脉怒张，胸廓呈桶状，肋间隙增宽，两肺呼吸音粗，散在干鸣音，两肺底可闻及湿啰音，腹部稍膨隆，肝于肋缘下4cm处可及，双下肢呈可凹性水肿。舌质紫暗、有瘀斑，舌苔满白薄腻，脉沉细滑弦略数。寒湿伤脾，痰浊阻肺，久病正虚。治法：健脾宣肺，温化寒湿，扶正祛邪。

处方：

苍术12g　麻黄2g　莱菔子30g　苦梗10g　泽泻30g　葶苈子包，30g　茯苓10g　干姜30g　丹参30g

二诊：1990年12月25日。服药后咳嗽明显减轻，咳痰减少，喘憋浮肿亦减轻，夜间睡眠较前平稳，便软不成形，每日2~3次，脉细弦滑略数，舌质暗紫、舌苔薄白腻，仍拟前法加减。

处方：

苍术 12g　麻黄 2g　炒莱菔子 30g　苦梗 10g　泽泻 30g　葶苈子包，30g　党参 30g　茯苓 10g　车前子包，15g　干姜 15g　丹参 30g

三诊：1991 年 1 月 10 日。服药后咳嗽、喘憋及心悸气短等症大大减轻，浮肿已完全消退，夜间可平卧入睡，胃纳较前佳，大便软，每日一行，脉细弦滑，舌质暗紫、苔薄白。治宜温阳健脾，推化湿滞。

处方：

党参 30g　茯苓 10g　莱菔子 30g　苍术 10g　苦梗 10g　车前子包，15g　丹参 30g　干姜 15g　泽泻 30g

四诊：1991 年 1 月 24 日。病情基本控制，平静时无任何自觉症状，除轻度咳嗽之外，惟急剧活动后方感气短心悸。食纳二便如常，舌稍紫暗、苔薄白，脉细弦滑，此乃湿邪已除而正气未变。治以敛心益肺、养血助降之法，维持治疗。

处方：

甘草 30g　五味子 21g　丹参 30g　茯苓 10g　莱菔子 15g　当归 10g　苍术 10g　诃子肉 10g　干姜 10g

本例患者已年过六旬，久患咳喘，虽屡经中、西医诊治，效果并不理想，后经中药治疗，而迅速好转，其关键所在是辨证是否准确与用药是否得当。通过审因辨证，确认证属寒湿伤脾，痰浊阻肺，久病正虚而呈本虚标实。按急则治标，当以健脾宣肺、温化痰湿祛邪为主，辅以益气扶正为治。药用苍术、麻黄为主体，苍术以其辛温之气味燥湿健脾，使脾气散精上归于肺，麻黄辛温有发汗利尿、宣通肺气、通调下输之能。两药协同健脾宣肺而利尿除湿，辅以干姜温脾散寒以化湿，佐以益气扶正为治。药用苍术、麻黄为主体，苍术以其辛温之气味燥湿健脾，使脾气散精上归于肺，麻黄辛温有发汗利尿、宣通肺气、通调下输之能。两药协同健脾宣肺而利尿除湿，辅以干姜温散寒以化湿，佐党参、茯苓益气扶正，炒莱菔子、葶苈子、泽泻、车前子化痰利水，药后肿消咳止，邪去正复。整个治疗过程，对症用药，效果卓捷，体现了许公岩老师诊病的一贯独特风格。

胡建华

治疗喘肿，温肾暖脾

胡建华（1924~2005），上海中医药大学附属龙华医院教授

喘肿之证，上则喘息不平，下则肿势蔓延，病在肺、脾、肾三脏，病情重笃，危在旦夕。其病虽不离乎肺，但若单从治肺着眼，难图显效。必须抓住温肾阳以祛水湿、暖中土而化浊阴为主，庶能转危为安。

陈某　男，74岁，门诊号：091021。1967年10月6日初诊。

素有慢性咳嗽，经常下肢浮肿。最近两天，突然心悸，气急加剧，肿势益甚，延及大腿，按之凹陷，咳嗽痰多，咯痰不爽，四肢不温，尿少。脉弦滑，苔厚灰腻、舌质青紫。腹部有移动性浊音。证属脾肾阳虚，气不摄纳，水浊泛滥，肺失肃降，高龄正虚，邪势猖盛，急宜温肾健脾以利水，肃肺化痰以平喘。

处方：

熟附子 先煎40分钟，15g　生黄芪 15g　葶苈子 30g　桑白皮 15g
淡姜皮 15g　姜半夏 9g　茯苓皮 9g

二诊：10月9日。服上方3剂后尿量剧增。肿势大减，腿肿全消。脚面尚有轻度浮肿，四肢不温，咳嗽气急，脉弦滑，苔薄腻带灰。腹部移动性浊音消失。再用前方加减。

熟附子 先煎40分钟，15g　生黄芪 15g　葶苈子 30g　桑白皮 15g

淡姜皮 4.5g　陈胆星 9g

三诊：10月12日。腿足面目浮肿全退，气急减而未平，咳嗽已少，痰量亦减，纳呆。舌质青紫已消，苔薄灰腻，脉弦滑。再予振心阳利肺气。

处方：

熟附子先煎20分钟, 9g　生麻黄 6g　生黄芪 15g　射干 15g　炙紫菀 15g　炙百部 15g　姜半夏 9g　陈胆星 9g

四诊：10月16日。肿退喘平，略有咳嗽，胃纳好转，怕冷，苔薄灰，脉弦滑。再予前法调治。

处方：

熟附子先煎20分钟, 9g　生黄芪 9g　生麻黄 6g　射干 15g　陈胆星 9g　炙紫菀 15g　陈皮 9g

4剂。另：附子理中丸 100g，每日吞服 2 次，每次 5g。

煎药服完后，再服丸药调理。

本例系哮喘性支气管炎、肺源性心脏病，病情重危。病在肺、脾、肾三脏，故用附子温肾强心以利尿；黄芪健脾益气以利尿；葶苈子泻肺定喘以利尿。此三味药是龙华医院内科病房治疗肺源性心脏病出现浮肿、气急等症的基础方，每获良效。临床常用此三味药为主，随证加味，每能见效。通过长期实践体会到：熟附子一般剂量应为 9g 左右，先煎 20 分钟。对心力衰竭、气急、浮肿较重者，则剂量应加大到 15g，甚至 30g。但附子含乌头碱，对神经末梢及中枢神经，先兴奋，后麻痹，如大剂量用之不当，可以致死。其中毒症状为唇舌发麻，恶心，肢麻，运动不灵，呕吐，面白肢冷，血压下降，最后可出现急性心源性脑缺血综合征。但久煎即可减除本品毒性，而温肾强心作用，并不减弱。因此，如用 15g，应先煎 40 分钟；如用 30g，应先煎 1 小时，则不致发生意外。本例运用紫菀、杏仁、半夏以肃肺平喘、化痰止咳；淡姜皮、茯苓皮以健脾利水。初、二诊时，患者气急甚剧，处方未用麻黄，因见肿势严重、舌质青紫等心力衰竭之象，故不宜用；方中葶苈子、杏仁、桑白皮均有一定的平喘作用，用之无碍。三诊时，气急减而未平，肿势已退，心力衰竭基本控制，故用生麻黄以宣肺平喘。四诊时肿退喘平，除略有咳嗽怕冷外，诸症悉除，病已化险为夷，遂用原方加减，并于煎药服完后，改服附子理中丸温肾健脾，以资调理。

肖俊逸

肺胀喘肿，生脉葶苈

肖俊逸（1900~？），江西名医

心肺气虚，生脉沙参

肺源性心脏病，其主要症状为长期咳嗽、气喘、浮肿、紫绀等。其病始起于肺，继而累及于心，并与脾肾有一定的关系。因此，治疗重点在于心肺，或偏重于脾胃。但临床上往往以心肺气虚较为多见，因此，生脉散、沙参是必用之剂。如系肺热，肺燥，喘咳痰稠，应以生脉散、沙参配伍冬瓜子、瓜蒌皮、桑白皮、车前仁、贝母（自定清肺益气汤Ⅰ号），以清肺平喘。多年应用，功效颇著。有人认为生脉散和沙参似有恋邪之弊，多不敢用，实践证明并非如此。据临证经验，凡咳嗽稍久，不论有喘无喘，均可在辨证方中加用生脉散和沙参，其效果比不加者显著。

王某 女，36岁，1975年4月初诊。

咳嗽月余，经治不效。其症：喘咳痰多，有时咯痰，喉干痛如起烟，头昏，不思食，脉弦细，予生脉沙参葶苈汤剂，未效。其家属来告：病人痰多，喉痛，方中生脉散和沙参，是否有忌，我已除去不用。遂告之：久咳正虚，正须用此，可放胆照服。遵言而服，4剂果愈。

肖某 男，63岁，1973年2月诊。

喘咳不能落枕，痰多黏稠，血压高，脉滑有力，动则喘促益甚。此乃心肺气虚、肺热痰盛之证。治投清肺益气汤Ⅰ号1剂，喘咳即止，痰涎尽除，竟能平卧。喘之疗效，出乎意料。服4剂后，其证基本缓解，然两腿酸软，不能行走，行则气喘。乃肺气仍虚，肺热未清。改用清肺益气汤Ⅱ号。

党参　五味子　麦冬　沙参　冬瓜子　芦根　花粉　茅根　甘草

服1剂后即能行走而不喘，4剂暂愈。

次年春，喘咳复发，倚息不得卧，困苦不堪，痰多稠黏，喘时有气从下上冲，其势甚猛，头汗如雨，脉弦滑。投自拟生脉沙参葶苈汤。

党参 12g　五味子 6g　麦冬 12g　沙参 12g　葶苈子 12g　远志 9g
贝母 6g　胆星 9g

服后诸症平息。

肺心病合并心衰，葶苈子每建奇功

葶苈子质轻味淡，功在开泄，上行入肺，利水消肿，是一种泻肺平喘、止咳除痰的良药，并非猛烈之品。曾有报道，治疗慢性肺源性心脏病并发心力衰竭，以葶苈子末，每日分3次食后服，效果良好。曾用此法经治10例，服药后多在4日始见尿量增加，浮肿消退，心力衰竭到2~3周时见显著减轻或消失。服药过程中未发现任何副作用。临床用葶苈子治疗喘咳之下百余例，只有成功，从无偾事。何况一般系配合扶正的生脉散同用，有时须用大量才能显效。

临床上常见因胃肠燥热，逆传于肺，而致痰热上壅，肺失肃降，发为喘咳。肺病及心，肺心俱虚者，可用生脉沙参葶苈汤加大黄、黄芩以清肠泻肺，效果亦很满意。

彭某 男，56岁，干部，1972年2月5日住院治疗。

咳嗽气逼3个月，近1个月来，不能平卧，有慢性咳嗽史19年，虽经多次住院治疗，仍逢冬春即发。西医诊断为：①慢性支气管炎并发感染；②肺气肿；③肺心病Ⅰ度心衰。

2月9日中医会诊：咳喘胸闷，痰多黄稠，不易咯出，口觉干苦，端坐呼吸，便闭2日，舌青紫有瘀斑、苔黄厚腻，脉弦滑结代。肠热逆传，肺失肃降，心气不足，血络瘀阻。宜清肠泻肺，豁痰平喘，益气化瘀。药用生脉沙参葶苈汤加大黄、黄芩、丹参。3剂后，大便已通，但仍胸闷，声哑。上方去远志加竹茹，3剂。

2月14日：大便1次，喘咳胸闷大见好转，声已不哑，脉舌如前。

处方：

沙参 12g　川贝 2g　胆星 3g　葶苈 12g　大黄 9g　黄芩 9g　紫菀 9g
丹参 20g　竹茹 9g

2月24日：服5剂诸症基本缓解，再服6剂后出院。

李某 男，67岁，1978年12月初诊。

发热咳嗽，胸闷气逼，痰多黄稠，不易咯出，端坐呼吸，下肢轻度浮肿，便闭五六日，腹胀烦躁，不思纳食，口苦而渴，苔黄灰厚糙，脉弦滑结代。西医诊断：①慢性支气管炎合并感染；②肺心病，Ⅰ度心衰。肠中燥热，逆传于肺，肺失肃降，发为喘咳，肺病及心，肺心俱虚，而成正虚邪盛之候。治宜清肠泄热，豁痰平喘，佐以补益心肺。

方药：

朝白参 9g　五味子 9g　麦冬 9g　沙参 12g　贝母 9g　葶苈子 12g
大黄 9g　黄芩 9g　瓜蒌皮 9g　桑白皮 9g　桃仁 9g　枳实 9g　花粉 12g

复诊：服3剂大便已通，喘咳锐减，热退食增，精神转佳，苔转薄黄，原方再进4剂。

三诊：大便日2次，痰、喘、咳基本消失，结代脉亦有改善。上方朝白参改党参15g，服4剂，基本恢复健康。

肺心病属本虚标实，固本之法贯穿始终

在临床实践中，多数肺心病系感染诱发，而导致心功能障碍。但也有初起即喘咳气逼，痰少，动则短气心悸，面㿠懒言，舌淡胖而净，脉细弱者。此肺、心、肾三脏俱虚之征。只宜补益，不宜宣肺化痰。可用生脉散合地黄汤加玉竹、黄精、北芪，去丹皮、泽泻、茯苓，以补益肺心肾，效果良好。临证应高度注意，此种喘咳之象，绝非因外感诱发，若方中佐以宣肺化痰，则是虚其虚，收效定差。但肺心病的症情，常常错综复杂，极少单纯，所以在治疗时当权衡虚、实、邪、正的孰轻孰重，然后提出相应治法。

马某 男。

多年"老慢支"、肺气肿，其症喘息气急，胸满痰闷，动则喘甚，心悸气不得卧，神疲易汗，时有足跗浮肿，常易感染，舌淡苔腻，脉细数。此为肾气亏损型，用宣肺固肾汤，温肾纳气、宣肺化痰。

麻黄6g 细辛3g 杏仁10g 半夏10g 五味子6g 沉香末冲服，2g 狗脊12g 紫河车研吞，12g 首乌20g 熟地20g 人参6g

连服20余剂，疗效满意。

此证上盛下虚，病情复杂。其上为肺气虚而痰浊壅滞，下则肾气虚而纳气无权。肺有标邪，肾有本虚，故用麻黄、细辛以宣肺；人参、五味子以强心补肺；枳实、半夏、杏仁以祛痰；其余诸品补肾纳气，具宣肺而不伤气，纳肾而不滞邪的特点。麻黄、细辛与熟地、首

乌、紫河车等相配合，有相反而又相成的功效，既可肃肺止喘，以除上盛，又可补肾纳气以填下虚，故疗效满意。本方麻黄与熟地、首乌、紫河车等同用，绝无发汗之弊，故无后患。

肺心病属于脾肾阳虚者临床亦不少见，其立法宗旨，在于温阳益气，用温阳益气汤（附子理中汤加陈皮、五味子、北芪）。

肺心病喘咳日久，肺气严重耗伤，损及肾之纳气功能。

患者喘咳时轻时重，呼吸短促、难续，动则喘甚，腰酸耳鸣，舌质淡，脉沉细。可用金匮肾气丸合生脉散，或用蛤蚧四子汤。

蛤蚧四子汤

蛤蚧 1 对　女贞子 12g　杞子 12g　菟丝子 12g　沙苑子 12g　叭哒杏 12g　前胡 9g　紫菀 9g　沉香末冲服，2g

阴虚明显者加首乌、阿胶、五味子、熟地；阳虚明显者加肉桂、胡桃、冬虫草；若阴不敛阳，气不摄纳者可用左归丸加麦冬、五味子。

肺心病，肾阴肾阳俱虚弱，其脾阳未有不虚之理。治疗既要温补脾肾之阳，又必须同时滋养肾阴，用药矛盾而复杂。试举 1 例。

左某　男，53 岁，1964 年 3 月初诊。

终年气喘痰咳，并有肺结核。伴有头昏，发热，面跗浮肿，动则喘甚，纳少厌油，大便稀溏，1 日 2 次，夜尿增多，舌红苔白，脉弦软。曾住院多次，仍未改善。此系阴阳俱虚，命门火衰不能温养脾土，故痰浊不化，饮食少思；肾不纳气，故上逆而为喘。

方用：

朝红参 6g　白术 12g　干姜 5g　甘草 6g　熟地 18g　山药 20g　巴戟天 12g　首乌 15g　茯苓 10g　法半夏 10g　远志 6g　菖蒲 5g　枣皮 9g

服 5 剂后，浮肿渐消，气喘痰咳减少，渐思饮食。再进 5 剂，头昏失眠消失，纳增，浮肿全消。后红参换党参，前后服药 1 个月余，竟得康复。

可见，肾虚日久者，脾阳亦亏，补肾之中，配以温脾健运是值得注意的。

外部感染，往往是肺心病急性发作的诱因，也是导致病情加重的主要因素之一。有因此而致虚喘（休克）者，其症：呼吸困难，面色晦暗，口唇青紫，汗出肢冷，咳吐黏痰，痰难咯出，体温多正常，舌淡，脉微欲绝。此阴虚阳衰，有元阳即脱之虞。急宜大剂参附汤，加黑锡丹，以回阳救逆；痰浊蒙窍，神明受扰，以致神志不清，甚至昏迷不醒，呼吸急促，喉间痰鸣，舌紫黯，苔腻，脉滑者（即肺性脑病），当涤痰开窍，可用：

胆星　远志　菖蒲　郁金　白芥子　苏子　枳实　半夏　茯苓　苏合香丸

如肝风上扰，痰热蒙窍，昏迷谵妄，身热烦躁，双目直视，痰鸣气喘，舌绛少津，脉弦细数，治当平肝息风、清热开窍，可用羚羊钩藤汤。

羚羊角粉冲服, 2g　菊花 12g　钩藤 15g　桑叶 15g　白芍 12g　生地 20g　茯神 10g　川贝 6g　竹茹 15g　甘草 3g

安宫牛黄丸 2 丸，1 日 4 次分服。临床所见，属痰浊蒙窍者多，属肝风痰热者少，两者必须区别。

肺气肿系久咳不已，肺肾俱虚所致，故治当着重固本。宜在病情暂缓或夏秋未发之际，采用扶正固本长期调治（服药至第 2 年 3 月间）。现将曾经使用颇为有效的几则方剂，摘录于下，供同道参考。

1. 七味饮

具有温肾阳、滋肾阴、益肾气的作用，对慢性支气管炎属于肺肾虚损型者，可于缓解期使用，或于秋初坚持服用，以资预防发作。

方药：

黄精 15g　山药 18g　续断 9g　熟地 15g　天冬 12g　淫羊藿 18g　菟

丝子 12g

2. 固本汤

具有培脾、固肾、益肺等功用。肺心病支气管炎暂愈后（或缓解期）可服此方以巩固，坚持服用 3~6 个月，可防止复发或根治。其组成为：六君子汤合生脉散（人参改沙参）加补骨脂、熟地。

3. 脾肾双补汤

补脾温肾，滋生气血，可防治肺气肿、肺心病，服法同上。

方药：

党参 12g　北芪 12g　云苓 9g　白术 9g　枸杞子 12g　菟丝子 12g 山药 18g　熟地 15g　黄芩 9g　金樱子 15g

姚正平

肺心病证治六法

姚正平（1907~1979），北京名医

一、心肺气虚，肺气壅滞（肺心病的缓解期）

主症：动则气憋，气短，心悸，有时不能平卧，脉虚大数或缓。

治法：补肺养心，降气定喘。

白人参 6g　五味子 9g　北沙参 30g　麦冬 12g　川贝母 10g　葶苈子 6g　莱菔子 10g　炙苏子 10g　丹参 12g　远志 10g　茯苓 10g　炙甘草 3g

本方是生脉散、保肺汤、葶苈大枣泻肺汤加味而成。方中人参、五味子、北沙参、麦冬补益心肺；川贝、葶苈子、莱菔子、苏子降气化痰，疏通气道；丹参活血；甘草强心和中；茯苓、远志交通心肾。

二、外感风寒，痰饮内停（肺心病并发慢性支气管感染）

主症：发热，恶寒，咳嗽，痰多白沫，胸痞，恶心呕吐，身重肢肿，舌苔白滑，脉弦紧。

治法：宣肺解表，温化痰饮。

炙麻黄 10g　桂枝 10g　白芍 10g　炙甘草 6g　大枣 3枚　细辛 6g　半夏 10g　干姜 10g　五味子 6g

本方是小青龙汤原方，方中炙麻黄宣肺气，治喘咳；桂枝、干姜、细辛、半夏辛温，能温中蠲饮、散寒降逆；芍药配桂枝调和营卫；五味子、白芍酸敛，能收耗散之气。本方辛散与酸敛同用，开阖兼施，是治疗外感引发痰饮宿疾的主方。

三、肾不纳气，心气不足（肺心病心功能不全期）

主症：呼吸喘促，心悸不宁，倚息不能平卧，面浮肿胀，尿少，下半身有冷感，唇舌面黯，舌质胖、苔润，脉浮大无力。

治法：益气养心，摄纳肾气。

潞党参 10g　麦冬 10g　五味子 10g　怀山药 12g　生熟地各 10g　肉桂 3g　淡附子 6g　车前子包, 10g　牛膝 10g　泽泻 12g　茯苓 12g　丹皮 10g　丹参 10g

本方是生脉散、济生肾气丸加减。方中党参、麦冬、五味子益气养心生脉，丹参活血，其余诸药温肾纳气、消肿利水、平喘。

四、脾虚饮结，阻遏心肺（肺心病心肺功能不全期）

主症：喘满、不能平卧，心悸，发绀，四肢肿痛，食少恶心，乏力，脉缓，苔白。

治法：温脾行气，化痰蠲饮。

白术 10g　茯苓 10g　桂枝 6g　半夏 10g　川贝母 10g　生姜 10g　葶苈子 6g　炙甘草 3　大枣 4枚

本方是苓桂术甘汤、小半夏加茯苓汤、葶苈大枣泻肺汤加味而成。方中白术、茯苓、桂枝、甘草健脾渗湿，湿化痰饮，针对痰饮停于心；葶苈子、大枣、川贝顺气行痰，针对饮停于肺；半夏、生姜降逆止呕，针对饮停于胃。

五、肝风内动，痰迷心窍（肺心脑病）

主症：嗜睡、狂躁，甚至昏迷，或者伴有气促。

治法：镇肝息风，降气化痰。

生赭石 30g　生白芍 15g　干生地 12g　全蝎 6g　钩藤 30g　葶苈子 10g　川贝母 10g　石菖蒲 10g　远志 10g　炙甘草 3g　白人参 6g

本方是镇肝息风汤加减而成，方取全蝎、钩藤镇肝息风；生赭石降逆平冲；白芍、生地养阴柔肝；白人参、炙草补气益中；川贝、葶苈子降气化痰；菖蒲、远志开窍化痰，宁神醒脑。同时可配合局方至宝丹、苏合香丸化服，或以醒脑静或清开灵静脉滴注。

六、脾胃失和，升降失司（肺心病电解质、酸碱平衡失调阶段）

主症：食欲不振，恶心呕吐，嗜睡。

治法：健脾和胃，降逆止呕。

白人参 10g　茯苓 15g　姜半夏 30g　陈皮 10g　白术 10g　炒麦芽 15g　生姜 10g　旋覆花包, 9g

另伏龙肝 30g，煎汤代水熬药。

本方是六君子汤合小半夏加茯苓加减，方中参、术、苓、草益气健脾；陈皮理气调中；半夏、生姜、旋覆花降逆止呕和中，麦芽和胃气。

肺主气，主表卫外，肺为五脏之华盖，外邪入侵首先犯肺，肺气失宣，易致咳嗽，咳嗽经久或反复不愈，则久咳致喘，喘久肺虚，虚久及肾。姚先生认为肺心病之喘为虚喘，肺气虚表现为喘促气浮，多为吸短呼长。在肺心病发生发展过程中，由于气机阻滞，积液为痰饮。其清者为饮，病位在脾；浊者为痰，病位在肺，脾肺功能失常而生痰饮。晚期常因脾不运化，水湿不能化气，饮溢肠胃，可见泛呕、脘闷；饮停于胸膈，阻碍气机，肺气失降，则可见胸闷、喘满；肾虚不能制水，三焦通调失职，则可见浮肿、尿少、面色灰暗；水气凌心则可现心悸、气促。肺心病虽为虚证，但因其虚而常易反复受外感风寒的侵袭而成虚中夹实。由于本病反复外感而使病情日益恶化，因此，强调预防、及时有效地治疗外感是预防慢性支气管炎、肺气肿、肺心病的关键。

先生认为，肺心病的治疗大致可分两个阶段。缓解期，一般多属本虚，治疗当以补虚扶正为主，以培补肺肾为要，治心为辅，以益气养阴补肾兼以降气化痰。急性发作期，一般多属本虚标实，其中可有几种情况：心功能代偿不全，以摄纳肾气、消肿平喘为主，佐以养心活血，重点在扶正；心肺功能不全，水饮内停，以健脾行气、化痰蠲饮为主，标本兼治；合并外感，则以解表散寒、温化痰饮、祛邪为主。

有痰阻气道时，则以疏通气道为主；出现代谢性酸中毒时，重在调整脾胃升降功能。先生常告诫说，病情变化多端，治疗亦应随机应变，真正体现辨证论治的精巧奥妙，所谓"医之法在是，法之巧也在是"。

肺心病五脏俱虚，但以心、肺、肾为主，肺主气，心主血，肾主温化，为气血正常运行的动力。故肺心病中后期，全血运动必然受阻，而发生气滞血瘀现象。这种征象不消除，心肺恢复、呼吸气道的畅通是很困难的。因而先生强调的中后期治疗上，一定要加强活血化瘀的分量，改善心肺功能及保持呼吸道的通畅。

（李文良　整理）

李孔定

补泻并施温清共用，金水交泰标本兼顾

李孔定（1926~2011），绵阳市中医研究所主任医师

脏气虚衰，痰瘀水饮互结

慢性肺源性心脏病，属中医虚喘、支饮、肺胀、心悸等病范畴。多由久咳、久喘、支饮、肺痨等反复发作，致使肺、脾、心、肾等脏虚损，出现咳唾、喘息、胸腹胀满、短气、动则尤甚等症，重者面色晦暗、唇甲发绀、心悸、面浮胫肿。

业师根据长期临床观察，结合本病的临床表现认为：本病的形成，是由多种病因所致的综合病变。肺为娇脏，易受外邪侵袭，邪入于肺则宣肃失司，咳喘由生；久而肺虚，则又易感外邪，致喘咳迁延反复。肺与心同居上焦，肺主气朝百脉，辅心而行血，肺虚及心，则无力推动血脉运行而致气道阻滞，脉络瘀阻。肺虚及脾则转输失职，致痰饮内生，停聚于肺，影响肺之敛降。肺虚及肾，即使气不下纳而致气逆于肺，出现呼多吸少，又使蒸化功能失职，导致水饮内停。初则因病致虚，因虚而内生的病理产物如痰饮、瘀血等邪壅塞于肺，使肺之宣降进一步失司，加重喘咳，更损肺气，故继则因虚致病。如此反复，使诸脏交亏，互为因果，愈演愈烈。

业师强调指出：本病病位在肺与心，涉及脾与肾，病理演变初由外邪侵袭，继则脏气虚衰，痰瘀水饮随虚而生。水饮瘀血皆为阴邪，其性属寒，但因久宿于肺，郁而化热故其表现多为虚实寒热错杂之证。由于个体因素和疾病的阶段不同，四者之孰轻孰重颇不一致。

标本兼顾，补行清温同施

业师主张宜祛邪与扶正兼顾，清热与温散同施。倘纯补则恋邪，仅祛邪则又伤正。业师根据本病病机特点自拟金水交泰汤，其方药组成如下：

南沙参 50g 黄精 30g 苏子 30g 赤芍 30g 黄芩 30g 木蝴蝶 10g 制南星 15g 沉香碾末冲服, 6g 葶苈 15g 甘草 15g

业师应用本方，非常重视药量。心悸气短较甚者，南沙参加至100g，葶苈加至30g，不但能润肺平喘，且能益气强心。痰涎胶固难咯者，制南星加至30g。长期应用激素的病例，甘草加至30g，可酌减或停服激素。痰瘀阻碍肺气，瘀滞心脉而见心悸、唇甲紫绀、胁下痞块等症者，加桃仁、五加皮，一以"止咳逆上气"（《别录》），一以活血强心。阳虚水泛而见面浮胫肿，加茯苓，去甘草。肺气耗散，心阳欲脱者，加红参或合生脉散。痰瘀阻遏，蒙蔽清灵，症见神志恍惚、时清时乱者，加石菖蒲、远志化痰通窍。

基本方用南沙参养阴清肺；甘草益气祛痰；黄精一药，《本草从新》谓其"入心、脾、肺、肾四经"，具有气血阴补之功。三药合用，补其既虚之脏，使其本固则足以抗邪。制南星、苏子性味辛温，化痰燥湿；葶苈子、地龙性味辛寒，泻肺通络。两组药一阴一阳，一缓一峻，使水饮得化，顽痰可蠲。痰浊水饮蕴肺，易于化热，阻闭气道，故用黄芩清肺泄热，防止化火刑金；木蝴蝶宽胸快膈，疏通气道壅闭。痰壅则气滞，气滞则血瘀，故用赤芍活血解挛。母病及子，肺病则肾虚，肾虚则难纳气，故用沉香以纳气归肾。全方补泻并施，清温并用，治上顾下，标本兼顾，共奏扶正以抗邪、祛邪以扶正之功效。

韩某 女，60岁，1992年1月10日初诊。

反复喘咳30年，加重2年。1961年6月由东北转业到绵阳工作即开始出现气喘、咳嗽。初服西药可缓解症状，但停药即复发。近2年来喘咳加重，长期服用抗生素及平喘止咳药和激素均不见好转。刻诊：喘息张口抬肩，不能平卧，胸闷，右胁下胀痛，稍动则心悸气短不得续。体胖，面浮丰满如月，双下肢轻度水肿。面色晦暗，唇及爪甲紫暗，舌质暗红、边尖齿龈、苔白腻，脉沉细数。证属脏气虚衰，痰瘀水饮互结。治以益气宁心，化痰祛瘀利水。

处方：

南沙参100g　葶苈30g　黄芩30g　黄地龙30g　苏子30g　赤芍30g
甘草30g　木蝴蝶10g　五加皮10g　制南星15g　沉香碾末冲服，6g

服药2剂，喘咳心悸大减，咯痰利，尿量增多。原方续服3剂后轻微喘促、咳嗽，下肢肿消，自觉呼吸畅快。原方去南星、五加皮，甘草减至10g，常服以巩固疗效。

刘某 男，70岁。1992年1月17日初诊。

咳嗽、气喘15年，遇冬加重。近7个月来咳嗽，喘息，吐清稀痰涎，动则喘甚。住院服西药治疗仅能取快于一时，停药则又复发。出院后自服梨膏糖1个月不见减轻。现咳喘倚息不得卧，疲乏无力，轻微活动则胸闷、憋气、心悸。诊见：唇周及爪甲紫暗，双下肢膝关节以下轻度凹性水肿，舌暗红、苔黄腻，脉缓滑。乃脏气虚衰，饮瘀阻于肺系。治以益气宁心，祛瘀化饮肃肺。

处方：

南沙参50g　黄精30g　苏子30g　地龙30g　黄芩30g　赤芍30g

葶苈 30g　　木蝴蝶 10g　　制南星 15g　　甘草 15g　　沉香碾末冲服，6g

上方 1 剂，喘咳大减，续服 2 剂后诸症明显好转。后用补脾益肺之剂巩固疗效。

唐步祺

肺 胀 喘 咳

唐步祺（1917~2004），成都名医

　　关于肺胀的病证，《内经》早有记载，《灵枢·经脉》篇谓："肺手太阴之脉，是动则病肺胀满，膨膨而喘咳。"《灵枢·胀论》篇谓："肺胀者，虚满而喘咳。"指出肺胀的症状有喘、咳及胸肺部膨满三种。《金匮要略·肺痿肺痈咳嗽上气篇》中所指咳嗽上气，是以上气为主。所谓上气，即指气急喘逆的证候，亦即是肺胀证，与西医所称之肺气肿略类似。该篇之方治，除明言肺痿肺痈各条外，几全为肺胀而设，可见肺胀症状，是多种多样的，治法也是多种多样的。

　　肺胀的症状，除《内经》所指有喘、咳及胸肺部膨满三种外，《金匮要略·肺痿肺痈咳嗽上气篇》指出："上气喘而躁者，属肺胀，欲作风水，发汗则愈。""咳而上气，此为肺胀，其上喘，目如脱状，脉浮大。"又谓："肺胀，咳而上气，烦躁而喘，脉浮者，心下有水。"故肺胀的症状，除了喘、咳、膨满外，还有上气、烦躁、目如脱状几项，并有浮或浮大的脉象。至其所谓欲作风水，似指病情进一步恶化，即可发生全身浮肿，而成为今之所谓肺心病。至其发病机制，巢元方谓："肺主于气，邪乘于肺则肺胀，胀则肺管不利，不利则气道涩，故气上喘逆，鸣息不通，诊其肺脉滑甚，为息奔上气。"秦景明《症因脉治》谓："肺胀之因，内有郁结，先伤肺气，外复感邪，肺气不得发泄，则肺胀作矣。"都比较恰当。至其症状，则秦氏谓："喘不得卧，短息倚肩，抬肩撷肚，肩背皆痛，痛引缺盆。"脉象则为"寸口独大，或见浮数，或见浮紧；浮数伤热，浮紧伤寒；寸实肺痈，浮芤气脱；和缓易治，代散则绝。"叙述亦详。综合言之，肺胀是由于内饮外邪，积渐而致。其邪则或为寒凝，或为热郁，或二者皆有。因久而失治，致肺气肿胀，气管不利，气道郁涩，而有喘鸣、息促、上气、膨满、烦躁、目如脱状、肩背痛等症状。其脉多浮，则因病在肺家气分之表，或兼大、兼数、兼紧、兼滑，则各由于挟有寒凝热郁及痰饮等所致。至其治法，《金匮要略》数方足为准绳，兹分述如下。

（1）饮热郁肺，热重于饮，外感风热之邪，则肺气上逆而咳嗽、喘促，吐痰稠黏而黄，喘甚则两目外鼓，头晕，发热，咽干口渴，甚至烦躁。舌质红润、苔黄腻或黄滑，脉浮大。法当清热蠲饮，越婢加半夏汤治之。《金匮要略》以本方治咳而上气，此为肺胀，其人喘，目如脱状，脉浮大者。麻黄、生姜攻外邪以平喘咳；麻黄合石膏，清内热而发越水气；甘草、大枣补脾土以制水；半夏逐痰饮，降逆气。合之则开肺清热，逐饮降逆，邪去饮降，热尽痰消，肺管利，气道通，则咳嗽气喘自平。

（2）表寒未尽而挟饮郁热，饮重于热，外邪内饮，相互搏结，以致咳嗽喘促，吐痰清稀而多涎沫，兼烦躁不安，有时头眩，一身痛，恶寒发热，咽干不渴。舌苔白润微黄，脉浮而兼滑。法当解表逐饮清里热并进，小青龙加石膏汤治之。如表寒轻而郁热愈炽，胸满烦躁，咳嗽上气特甚，吐痰稠黏，舌苔薄黄，脉现浮数而微紧，宜厚朴麻黄汤治之。本方即小青龙加石膏汤去桂之辛热，芍药之敛，甘草之缓；而加厚朴以开胸中郁气，降逆除湿平喘；杏仁以利气止咳平喘；小麦以清心火安胃而除烦。合为开肺清热、宽胸降逆、镇咳蠲饮之有效方剂。

（3）寒饮郁肺，肺气不宣，复外受风寒之邪，症见头痛身疼，恶寒发热，胸膈痞满，咳而上气，气机不利，喉中痰涎阻碍，呼吸时引胸膈间之水痰出纳喉间，故喉中痰鸣有声，如水鸡之音，咳嗽多吐泡沫清稀涎痰，无汗而喘。舌苔白滑，略带微黄，脉浮紧而滑。似巢氏所谓肺病令人上气，兼胸膈痰满，气行壅滞，喘息不调，致咽喉有声如水鸡之鸣，是肺胀可兼哮证。法当散寒降气、祛痰开结，射干麻黄汤治之。本方即小青龙汤去桂、芍、草，加射干、紫菀、款冬、大枣。射干苦寒，主咳嗽上气，能散痰结而下气。麻、辛发表以散寒；款、菀主咳逆上气，味辛润肺，宣通肺气，平气化痰；半夏祛湿消痰，降逆止呕；生姜辛温行阳分，发表祛寒，宣肺气而解郁，治咳逆呕哕；五味收敛既耗之肺气，正气敛而邪气自去，配细辛、生姜，一散一敛，以收开阖之效；大枣补土以安中，兼和诸药性。合之则能散寒降气、祛痰开结、降逆逐饮，故治肺胀咳嗽之类哮者，有著效。

李某 女，27岁，农民。

患者头昏眩，一身痛，咳嗽喘促，自觉痰黏着咽喉而难咳出，勉力咳出，其痰稠黏而黄，喉干，但口不渴，心烦躁，面部微浮肿，上眼睑下垂，面部微萎黄，胸胁苦满，神疲，小便较平日为少，唇红，舌质红、苔白微黄，脉浮紧而滑。此乃外受寒邪，内夹水饮郁热之肺胀。法当解表逐饮，清热平咳。小青龙加石膏汤治之。

麻黄 9g　桂枝 9g　白芍 9g　五味 6g　干姜 12g　细辛 3g　半夏 15g　甘草 12g　石膏 24g

连服 2 剂，诸症有所减轻，咳痰爽利，稠黏黄痰转为清稀泡沫水样痰，以麻黄汤加姜、夏治之。

麻黄 9g　杏仁 18g　桂枝 6g　甘草 15g　半夏 18g　生姜 15g

尽剂后，仅微咳喘，自觉胸膈不舒适，以苓桂术甘汤加半夏治之。

茯苓 15g　桂枝 9g　白术 15g　甘草 15g　半夏 18g

又服 1 剂，即告痊愈。

高某　女，26 岁，农民。

患者在田间劳动受热，收工回家后，复贪凉而感风寒，当晚即恶寒发热，头痛身痛，咳嗽喘促，吐痰不易出，痰稠浊而微黄，但未及时治疗。时逾两日，更觉头眩痛，一身酸痛，胸腹胀满，发热，口干咽燥，渴欲饮水，烦躁不安，咳嗽喘促，觉痰梗塞喉中，不易吐出，脸微浮肿，眼睑皮肿，舌质红润、苔微黄，脉浮大而数。此外感风寒之邪，寒邪化热，风热之邪侵肺，引动肺脏郁积之热饮而成肺胀。法当清热蠲饮、祛风散寒、宣达肺气、平咳止喘，越婢加半夏汤加味治之。

麻黄 9g　石膏 24g　生姜 31g　大枣 15g　甘草 15g　半夏 15g　紫苏 9g
防风 9g

服药 1 剂后，诸症减轻，不复再见风邪之症状。越婢加半夏汤原方治之。

麻黄 6g　石膏 18g　生姜 24g　大枣 15g　甘草 15g　半夏 15g

尽剂后，咳喘皆愈。

唐步祺

肺痿咳嗽发微

唐步祺（1917~2004），蜀中名医

肺痿是由于重亡津液，或津液不得输布，悉化涎沫，久咳不愈而致肺脏萎缩。唐容川谓："痿者，萎也。如草木之萎而不荣，为津涸而肺焦也。"其证大约有三种。魏念廷谓："肺叶如草木之花叶，有热之萎，如日炙之则枯；有冷之萎，如霜杀之则干也。"曹颖甫谓："痿之言萎，若草木然，烈日曝之则燥而萎；水泽渍之则腐而萎。"故有由热燥致痿者，有由于寒燥致痿者，有由于寒湿致痿者。

热燥致痿者，或由汗出，或由呕吐，或由消渴，或由便难而被快药下利，或由小便利数，以及其他种种原因，致内脏之津液消耗太过，故阴虚生内热，燔灼熏蒸，肺气日燥而形成肺叶焦枯痿弱，其人大都形体消瘦，皮毛干枯，多为干咳，或欲咳不得咳，有时亦咳出少量浊唾涎沫，其质稠黏，气急喘促，口渴咽干，虚热烦躁，甚则咳血，口无津液。舌苔干黄而燥。脉多虚数无力。治宜清热、润燥、生津，轻则甘草汤，本方仅生甘草一味，乃从长桑君以后相传之神方。《伤寒论》以治少阴咽痛。《肘后方》以治"肺痿咳嗽吐涎沫，心中温温，烦躁而不渴者"。《千金要方》《外台秘要》俱以治肺痿。徐忠可谓："肺痿之热由于虚，则不可直攻，故以生甘草之甘平，频频呷之，热自渐化也。"甘草具清热、润燥、和偏、缓急、化毒、补中之力，故对燥热之肺痿有效。热甚燥甚，则以麦门冬汤为主治方剂。肺痿既属虚损之证，故用参、甘、粳、枣，以滋肺母，使水谷之精微，皆得上注于肺；复重用麦冬润燥生津，更佐半夏以涤痰降逆。故《肘后方》用之治"肺痿咳唾涎沫不止，咽燥而渴者"。因其滋润清养之力强。故魏念廷、沈明宗、曹颖甫等，俱谓此方为治燥热肺痿之良方。

寒燥致痿者，其症状多为咳唾涎沫不止，咽燥而渴，心中温温液液，有泛泛欲吐之势，短气不舒，津液不布。舌苔白。脉多虚数细弱。汪双池谓："肺痿者，肺气虚惫而肺叶枯萎，此乃清燥之甚，如秋树之枯叶，非由火热而肺枯。反多唾者，肺燥之甚，不能复受津液，则胃气之上蒸者，皆化痰涎而已，痰涎积于膻中，津液不复流布，故心中温温液液。"治宜温润行气、生津化燥，轻者生姜甘草汤；阴凝燥结之痿，须用辛甘温润之剂，始能化阳生气。生姜辛温，行阳分而祛寒，宣肺气以解郁。党参主补五脏，尤能大补肺中元气。甘草补中，中气旺，则脏腑之精皆能四布。大枣补土益气，润心肺，调荣卫，缓阴血，生津液。合之则能化阳而生津。喻嘉言谓："此方治胃中津液上竭，肺竭已极，胸咽之间干槁无耐之证，以生姜之辛润，上行为君，合之人参、甘草、大枣，入胃而大生其津液，于以回枯泽槁，润咽快膈。"洵属卓见。重者用炙甘草汤治之。本方即桂枝汤去芍药，加参、地、胶、麦、麻仁一派清润之品，以滋五脏之燥。《外台秘要》以治肺痿涎唾多，心中温温液液者。

诚以阴凝寒燥之痿，固当润泽其枯槁，但非辅以辛甘化阳之药，不足以消其两阴之源，故以桂、甘行身之阳，姜、枣宣其内之阳。徐忠可谓："后人只喜用胶、麦等，而畏姜、桂，岂知阴凝燥气，非阳不能化耶。"正系有见而云然。且肺朝百脉，肺痿久不愈，则血液循环定受影响，故脉多虚细微弱。本方又能调和营卫阴阳而复脉，故治肺痿虚弱者，更加适宜。

寒湿致痿者，多由肺阳不足，而津液失运。其症状多为口不渴，亦不甚咳，即咳亦不爽利，咳则吐涎沫，量多而清稀，多浊唾，口臭，头眩，短气，恶寒，神疲乏力，饮食减少，小便数，有时遗溺。舌质淡，苔白腻。脉虚数。《金匮要略》谓此为肺中冷，上虚不能制下故也。与上述燥热、寒燥致痿者，要自不同，曹颖甫谓："肺中冷，实为肺寒，眩为水气上冒，多涎浊，则寒湿在上也。"其不渴，亦由有水气，不甚咳则肺气虚极，排痰力弱，故咳亦不爽利。舌苔白腻，脉数而虚，治宜辛甘化阳，温复肺气，以祛其寒湿，宜甘草干姜汤温之。亦可随证加入大枣、白术、黄芪、党参、茯苓之类，则效力更佳。

肺痿无论寒热，皆属虚损之证。《内经》谓："肺喜温而恶寒，喜润而恶燥。"故治疗时切忌表散、攻泻、苦寒及大热之品，以驱逐痰涎。喻嘉言谓："肺痿属虚，决不可用峻法，大驱涎沫，以图速效，反促其毙。"可引为戒。只宜清滋温养，生气养血，兼补其虚，始可逐渐痊愈。

肺痿既属虚损之证，故护理时，饮食过冷过热，及油腻厚味，含碱性食品，皆非所宜。应注意多方面营养，生气补血，温润肺脏；寒暖调理，愉快耐心，始能恢复健康。

王某 女，35岁，工人。

患者身体瘦削，面色苍白，两颧突出，唇口青黯，两眼无神。头发稀落，两耳干枯，声音细微，若提不起气，咳嗽气喘，吐清泡沫带绿色涎痰，臭味难闻，咳、吐痰都不爽利，恶寒特甚，两膝以下冰冷，困倦嗜眠，饮食不多，月经推迟，量少而带乌黑色，有小血块。近来，更加头眩晕，一身酸痛，口无味，晚上不能平卧。舌质淡、苔白腻中微黄，脉浮紧而细。西医诊断为慢性支气管炎，治疗3个月无效，反日趋严重，到医院诊病，每走一二十步即喘咳不已。从患者种种症状来看，表现出肺脏因寒湿致痿，复外受寒邪。法当先行解表，麻黄汤加味治之。

麻黄 9g　杏仁 18g　桂枝 12g　甘草 15g　半夏 18g　生姜 62g

连服 2 剂，咳喘微有减轻。系外感寒邪入里，新订麻黄附子细辛汤温经散寒以止咳。

麻黄 9g　制附片 31g　细辛 3g　桂枝 12g　干姜 18g　生姜 62g　甘草 31g

又服 2 剂，咳喘减轻，已能平卧，仅微觉头眩身痛，恶寒特甚，泡沫痰减少，涎痰增多，有时咳不爽利，似觉胸膈间痰涎阻滞。当温膈上痰饮，兼散寒利肺气，新订四逆加麻黄汤治之。

制附片 62g　干姜 31g　炙甘草 31g　麻黄 9g

尽 2 剂后，原方加姜、葱治之。

连尽 2 剂，头眩身痛悉愈，其他诸证亦减，两膝下微温。但咳不爽利，吐青绿色涎痰，出气腥臭，饮食虽增多，但精神疲乏。舌苔白腻，脉转细小而数。从其咳不爽利等症象及舌苔、脉象观之，必须扶其肺阳，温复肺气以祛寒湿，甘草干姜汤温之。

炙甘草 62g　炮姜 62g

服 2 剂后，诸症又减。而肺肾为母子之脏，肺金之虚，多由肾阳亏于下，子令母虚，改用附子理中汤扶肺肾之阳。

制附片 31g　党参 18g　白术 18g　干姜 18g　炙甘草 18g

连尽 2 剂，四逆汤加肉桂扶肾阳。

制附片 62g　干姜 62g　炙甘草 62g　肉桂 9g

又尽 2 剂，咳嗽随诸症而愈。

3 年后，遇之于途中。自谓病愈后，照常上班工作，且月经正常，又生一子。

冉雪峰

痰浊痹阻喘逆案

冉雪峰（1877~1962），著名中医学家

肖某之女　长沙人。

前在新疆乌鲁木齐工作，往来戈壁沙漠间，由于携带衣具少，适值大风，为风沙袭击，患胸痹短气，咳逆駒喘不得卧，音暗，目钝少光，珠微突出，病历有年，时轻时重，时发时止，来中医研究院诊察。X线透视见肺门纹理粗糙，两肺野显示透明度较强，两膈位置较低（下降）并运动不良。现症见咳逆喘急，不得卧，音暗，脉虚数。病历年久，肺伤较重，清肺利膈，豁痰散结，以开上痹，敛浮越，畅中气。拟方：紫菀、百部根各9g，全瓜蒌12g，大浙贝9g，川厚朴4.5g，小杏仁、天竺黄各9g，化橘红4.5g，左牡蛎12g，鲜苇茎18g，甘草3g，鲜竹沥12g，同煎去滓，冲入竹沥，分温二服。复诊三次，约3星期，有效，咳喘减缓，勉能安寐，声音渐出，审度此病，肺伤较重，但既有效，即按法治疗，不敢多事，若病发时，再做进一步治疗。喘病在上为实，在下为虚，未发治脾，已发治肺，此病与脾关系小，拟未发疏肺，已发泻肺，后在疾病过程中，微发则加重疏肺并微兼泻意亦有效。两月余相安无事。曾再至新疆及回长沙故里，长途奔驰，舟车劳顿无恙。迨住京偶因感冒突然触动大发，駒喘如曳锯，鱼口气急，目钝色苍，征象特殊（为此本院治疗

中大发第一次）。即按前规划，急与泻肺，药用：全瓜蒌 15g，半夏 9g，枳实、厚朴各 6g，苦葶苈炒研、瓜瓣各 12g，小杏仁、天竺黄各 9g，苡仁 12g，鲜竹沥 24g，3 剂减缓，6 剂平复。后于清肺养肺中，亦侧重疏肺，勿俾浊痰滞气瘀塞，容易再发，现经年少发，胸次开豁，食思转旺，体重加增，面间欣然有腴色，病已向愈，再经调摄休养，可望恢复正常。

武昌粮道街，伍亿丰伍秀章君 体质素弱，下元衰败，又肺气痹阻，患齁喘有年，秋冬起北风，天时陡变时易发，每发六七日，或十日以上不等。症状较剧，气逆奔迫，齁齁如曳锯，不得卧，几不能支，以两手握床柱，张口抬肩，目胀如脱状。但其喘为肺喘而非肾喘。为气痰胶结，肺气壅闭之实喘，非真元不固，真气欲脱之虚喘。喘病在上为实，在下为虚，古有此说，苟果肾喘，连经则生，连脏则死，气还则生，气不还则死，早生危变，遑能久安。频年屡经诊治，知其病历，此病实而夹虚，不是虚反成实。未发治脾，勿俾痰生；已发治肺，勿俾痰阻，古人亦均论及。病发若轻，疏上兼可固下，病发若重，不遑其他，惟专治上，可分用亦可合用，并可参错用，或日服疏肺剂，晚服固肾剂，后服疏肺剂，随病所至，适事为故。现拟先疏肺，所谓疏，非仅疏利之疏，乃包括滑利泄下等等。总之疏而勿令伐正，固而勿令滞邪，是为得之。拟方：紫菀、百部各 9g，苦葶苈 12g，竹沥、荆沥各 12g，如无荆沥，竹沥用 24g，加姜汁少许，苡仁、百合各 15g，瓜瓣 12g，鲜苇茎 24g，七味煎，冲入二沥，分温二服。2 剂，喘减三之一。

复诊：原方葶苈减为 7.5g，又 2 剂，齁喘减三之二。

三诊：日服原方，晚另服黑锡丹 3g，3 剂，齁喘止。

四诊：紫菀、百部、百合各 45g，瓜蒌、川贝各 60g，厚朴、橘红各 30g，茯神 45g，杜仲、补骨脂、紫河车各 30g，适量竹沥为丸，如梧子大，烘干，每服 3~6g，日 2 次。疏上固下，丸剂缓调，一方两扼其要。后予因事去鄂，病发，守前方前法出入加减，亦颇有效。

杨某 湖北武昌人，年四十。久咳，遂成肺痿。来我处诊时，病已造极，潮热盗汗，脉虚数，肌肉消脱，皮肤甲错，面目黧黑，稍动即息贲，气不接续，浊痰胶结，浓于结糊，不能平卧，亦不能仰靠，须两手撑床，曲背如虾状，以头向下，如小儿游戏翻筋斗然，不能寐，万分疲极时，作此状稍安。所以然者，浊痰堵塞，无力搏出，必曲背头向下，痰方稍松，气方稍平。予多方以求，清肺热，化肺痰，理肺气，润肺燥，补肺虚，遵依古方，与病消息，似效不效。一日，杨与友人闲谈，闻某病肺痿，系服樟木刨叶治愈，适邻舍木工，有用樟木者，拾其刨叶煎水服一盅，是夜小安，深信樟木之效；翌日，拾一大包约斤许，用大罐煎之，满饮两大碗，逾时腹痛泻利不已，脉弱气微，不能动弹，困憋不支，奄奄一息。急请予诊，至则现证虚败欲脱，以止泻固脱救治。方用：苡仁、芡实各 15g，石莲肉、山药各 12g，人参 4.5g，粟壳 9g，干姜炒半黑 3g，甘草 3g。2 剂泻止，勉进薄粥。自此，年余未平卧者居然平卧。续用五白宁肺散、紫菀汤、百部散出入加减，热潮渐退，痰滞渐豁，约一月病大转好。后以延年贝母煎、崔氏苏子煎调摄痊愈。予因此有感于中，樟木水何以能疗肺痿？盖樟木香臭甚烈，有毒，滑泻力强，能稀释胶结，搜剔幽隐，涤荡潴秽，与葶苈大枣泻肺汤类似，但葶苈大枣泻肺汤是治肺痈实证，此是肺痿虚证，何以亦能治？且前次我按法用药，何以不救？自服樟木水后，何以服用前药又有效？盖前药未达有效量耳。浊痰随来随积，去少积多，如何能效？服樟木水后，浊痰老巢已破，半疏半调足矣，所以得愈，惟杨服樟木水过量，是以变生险象，但病反因而速愈，亦未始不由于此。或见大病须用大药，不得先将一个"虚"字横在胸中。如虚劳门诸虚百不足，用大黄䗪虫丸，水气门胸满惊烦，不卒死，用十枣汤，诸可推证。后友人何镜澄室及王惠桥张姓病，痿象已成，均仿此案意治愈。

（《冉雪峰医案》）

李翰卿

慢性肺源性心脏病治疗体会

李翰卿（1892~1972），山西名家

本虚标实寒热相间，病位心肺治从心肾

慢性肺源性心脏病，简称肺心病，多发于地处寒冷的东北、华北、西北等北方地区。是由慢性支气管炎、肺气肿及其他肺胸疾病引起的心脏病。多因喘咳等肺系疾病迁延不愈，渐至肺、心、脾、肾等脏器功能失调，出现气喘、心悸、水肿、腹胀、唇青舌紫等表现。李老认为，肺心病是一个非常复杂的危重证候，中医学虽无"肺源性心脏病"这一名称，但历代文献对本病之诊治记载颇详，大致属于咳喘、心悸、痰饮、水肿等范畴。

由于本病发病缓慢，病程较长，多表现为慢支—肺气肿—肺心病不可逆转的发展过程，且多为年老、久病、体良患者，故临床表现以本虚为主，急性发作期以虚中夹实、痰热壅肺为特点，而血瘀见症，不论急性期、慢性期均普遍存在。本病迁延日久不愈，多伤及脾肾之阳，易造成下焦脾肾虚寒与上焦心肺郁热相间出现的虚实寒热错综复杂的危重证候。

从病的先后和传变来看，本病由肺而起，逐渐波及心，长期反复发

作，进一步影响到脾、肾，后期则以心肾功能衰退为主要表现。具体来讲，肺主气，司呼吸，上通气道、咽喉，开窍于鼻，外合皮毛，肺为五脏之华盖，又属娇脏，不耐寒热，因此，外邪侵袭人体，首先犯肺，导致肺失宣降，肺气逆乱，发为咳喘。咳喘既久，痰热内蕴，渐至肺气虚而短气、喘促，肺伤日久，必及于心。心与肺同居上焦，肺主气，朝百脉，辅心而行血脉。肺气虚、气滞，不能治理调节心血的运行，则心气虚衰，无力推动血脉，血流不畅，而致血瘀，出现心悸、唇甲紫绀、胁下痞块等血瘀之候。心血不足，血不养心，则更加重瘀滞及水肿。肾主水而肺为水之上源，《景岳全书》载："盖水为至阴，故其本在肾，水化于气，故其标在肺，水惟畏土，故其制在脾。今肺虚，则气不化精而化水，脾虚则土不制水而反克，肾虚则水无所制而妄行。"水液代谢失调，溢于肌肤，则为水肿；水液停积，则为痰饮；水邪泛滥，则面浮肢肿；水饮上凌心肺，故心悸喘咳。又肺失肃降，也可导致肾阳不升，肾不纳气，则气喘更为加剧。因此，本病虽曰肺心，实则以心血瘀阻、肾不主水、阳虚水泛为病机之根本，故应着重从肾心论治。

发病脏腑虽然以心肾为主，但肺、肝、脾等脏往往多被涉及，痰饮、瘀血、气滞、气虚、阴虚、阳虚、寒象、热象常相夹在一起，只不过随着病情的变化，出现孰者为主，孰者为辅，孰多孰少而已。故在治疗用药上，也应随着证候的变化，在抓住主要原因进行治疗的同时，不忘辅以第二位、第三位的治疗方法，以达到标本兼顾、综合治理、提高疗效的目的。

基于上述思路，结合多年的治疗肺心病之经验，李老常将肺心病分为五种证型，详见下述。

一、心肾阳虚、痰饮阻滞型

证候表现：气短咳喘不能平卧，吐泡沫痰，轻度浮肿，四肢厥冷，怯寒，舌苔白，脉沉细弱或沉细微而数。治宜宣阳化饮。真武汤加减。

附子 3~6g　茯苓 5g　白术 6g　白芍 6g　生姜 3g　杏仁 3g　人参 3g

加减：瘀血阻滞，轻度紫绀者，加丹参 6g。

刘某　男，55 岁。门诊号：86274。1964 年 1 月 21 日初诊。

初诊：咳嗽 30 多年，咳喘气短，上坡或用力、负重时加重 20 余年。近 1 年来日渐严重，尤其最近入冬以来，咳喘气短，不能平卧，心悸浮肿。经用氨茶碱、抗生素类药物无效，后改予中药止咳定喘治疗 2 个月亦无效。现症：怯寒，四肢厥冷，脉沉微。治宜温肾化饮。方用真武汤加减。

附子 5g　党参 3g　杏仁 3g　陈皮 6g　茯苓 5g　白术 6g　白芍 6g
生姜 3 片

服药 2 剂后气短稍见好转，以后根据腹胀时加厚朴 3g，咳嗽严重时加紫菀 6g 的加减法，治疗 1 个月，浮肿、气短、咳喘诸症大多消失。

按：本案证属心肾阳虚，痰饮上冲，故在温阳利水湿之真武汤基础上加杏仁、陈皮以温化寒痰，党参益气健脾，合苓、术以治生痰之源。

二、上实下虚、痰浊中阻型

证候表现：咳喘而不能平卧，胃脘痞满，口苦口干，颜面或眼睑浮肿较重，头部时时汗出，足冷，或手足厥冷，舌苔黄厚，或黄腻，脉弦滑。治宜化痰降逆温肾。苏子降气汤加减。

苏子 9g　橘红 6g　半夏 6g　当归 6g　前胡 6g　厚朴 6g　肉桂 5~6g
黑锡丹 3g　人参 3g

安某　女，46 岁。门诊号：56972。1962 年 11 月 22 日初诊。

初诊：咳嗽 30 余年，喘 20 多年，近三四年来加重，尤其今年入冬以来，病情更重，喘咳吐痰，不能平卧，颜面、四肢、腹部均浮肿，尤以食后咳喘更重，头汗出，足冷如冰，舌苔黄厚而腻，口唇、舌、面颊、手指均青紫，脉弦滑。证属上实下虚、痰饮不化之重症。治宜化痰降逆温肾。方用苏子降气汤加减。

苏子 9g　橘红 6g　半夏 9g　当归 9g　前胡 9g　厚朴 9g　肉桂 9g
黑锡丹 3g　党参 6g　补骨脂 9g

服药 2 剂后咳喘好转，又继服 4 剂后，根据情况改予金匮肾气丸合黄芪鳖甲散加减治之，2 个月而安。

按：本例患者为上实下虚、痰饮不化之重证，故用苏子降气汤加重肉桂用量，另加补肾助阳之补骨脂，意在加强温肾助阳，益火之源，以救下虚。

三、肾阳不足、寒水上冲型

证候表现：咳喘不能平卧，头汗如珠，腰腿疼痛，足如冰，下肢浮肿，舌苔白，脉弦紧，尺大或两尺均微。治宜温肾纳气。金匮肾气丸加减。

生地 9g　山药 9g　山萸肉 9g　五味子 9g　茯苓 9g　泽泻 9g　丹皮 9g
附子 9g　肉桂 5~9g　车前子 9g　怀牛膝 9g

若无山萸肉，可改用补骨脂 9g。

张某　女，40 岁。门诊号：27898。1960 年 3 月 18 日初诊。

初诊：咳喘数十年，近 1 个月来连续喘不止，不能平卧，心悸，腰酸背困，足冷如冰，7~8 天下肢出现浮肿，咳喘更加严重，头汗时出，但足趾更冷，经西药抗生素、氨茶碱，中药小青龙汤、苏子降气汤、射干麻黄汤、定喘汤等治疗半月余无效。口唇舌质微青紫、舌苔白，脉沉细、尺大而弦。治宜温肾纳气。方用金匮肾气丸加减。

生地 12g　山药 9g　山萸 9g　茯苓 9g　五味子 9g　泽泻 9g　丹皮 9g

车前子 9g　附子 9g　肉桂 9g　怀牛膝 9g

服药 2 剂，咳喘明显改善，浮肿亦大部分消失。继续原方治疗半月，症状大部分消失。

按：本例咳喘患者属肾阳虚、肾不纳气型，故用济生肾气丸温阳补肾而利水。方中五味子与六味地黄汤合用名都气丸，主治肾阴虚而气喘呃逆者，五味子功擅纳气平喘，故本方能在温补肾阳之基础上增加利水消肿、纳气平喘之功效。

四、痰饮不化、气阴两虚、气滞血瘀型

证候表现：咳嗽气短，不得平卧，全身浮肿，口苦口干，头晕头痛，心烦心悸，时而胸胁窜痛，烦躁易怒，舌苔白、质暗，口唇紫暗，脉弦滑。治宜补气养阴以培本，理气化痰祛瘀治其标。咳嗽遗尿方加减。

柴胡 6g　半夏 9g　陈皮 9g　青皮 9g　党参 9g　麦冬 9g　五味子 9g
当归 9g　白芍 9g　黄芩 9g

加减：咳嗽严重者，加紫菀 9g。若无柴胡，可改用川芎 9g。

柳某　女，54 岁。门诊号：49051。1961 年 11 月 20 日初诊。

初诊：咳嗽 30 余年，气短 10 余年。最近入冬以来咳嗽气短严重，不能平卧，不能走路，心烦心悸，胸胁时而窜痛，头晕头痛，食欲很差，手足心热，口干苦，下肢高度浮肿，舌苔白，口唇舌质均紫暗，脉弦滑。治宜益气养阴以培本，理气化痰祛瘀治其标。方用咳嗽遗尿加减。

柴胡 9g　当归 9g　白芍 9g　麦冬 9g　党参 9g　五味子 9g　半夏 9g
陈皮 9g　黄芩 9g　紫菀 9g　茯苓 9g

服药 2 剂后，咳喘气短、浮肿均明显改善，继服 40 剂而症状基本消失。

五、气阴两虚、痰浊中阻、上热下寒型

证候表现：喘咳气短不能平卧，或因精神极度疲惫而不能坐起，或不能翻身，全身浮肿，或下肢浮肿，全身极度消瘦，口苦干，夜间尤甚，腹胀而怕冷，烦躁易怒，心悸心烦，脉弦滑而大或虚大，舌苔薄白或光剥如镜，舌质紫暗。治宜益气养阴，理气化痰，清热温肾。黄芪鳖甲散加减。

黄芪 15g　人参 6g　地骨皮 9g　紫菀 9g　茯苓 9g　柴胡 9g　半夏 9g　知母 9g　生地 9g　白芍 9g　麦冬 9g　肉桂 9g　陈皮 9g　甘草 6g

加减：心悸较重者，加五味子 9g。

郭某　女，73 岁。门诊号：68243。1963 年 11 月 24 日初诊。

初诊：3 年前曾因气胸而手术治疗，后经常气短，疲乏无力。近 7~8 天来发现咳喘、浮肿、紫绀，西医诊断为肺心病，给予地高辛、氨茶碱及青霉素、链霉素、庆大霉素、红霉素等抗生素而病情不见好转，并出现呕吐、神志朦胧、时而谵语等现象。患者家属要求中药配合治疗。查其舌质如猪腰子之状，喉中痰声辘辘，神志昏蒙；时而谵语，轻度浮肿，脉弦滑大。证属气阴欲脱、痰浊中阻、上热下寒之重症。治宜益气滋阴温肾以固其脱，辅以理气化痰清热平喘以治其标。方用黄芪鳖甲散加减。

黄芪 15g　人参 6g　五味子 9g　紫菀 9g　茯苓 9g　柴胡 9g　半夏 9g　知母 9g　生地 9g　白芍 9g　麦冬 9g　肉桂 9g　陈皮 9g　甘草 6g

2 天 1 夜，连服 3 剂后，第 2 天夜晚神志完全清楚，神志好转，咳喘、气短、浮肿亦减轻。继服 3 剂后，咳喘气短大部分消失，浮肿亦减六七成。嘱其停用西药，单独服用中药 36 剂而基本痊愈。

本案属气阴两虚、痰浊壅盛、寒热错杂之危急重症，故重用黄芪合用人参益气固脱，生脉散（人参、麦冬、五味子）合生地、白芍重

剂滋阴生津，上述两组药益气滋阴以治其本。二陈汤（半夏、陈皮、茯苓、甘草）燥湿化痰，理气和中，可祛壅阻中焦之痰浊；紫菀辛苦温，化痰止咳平喘；柴胡、知母清热；肉桂辛甘大热，温补脾肾之阳而散寒。诸药配伍，标本兼顾，寒热并用，故能使气阴复而正气得固，痰浊除而咳喘自止。

晁恩祥

论 肺 痿

晁恩祥（1935~　　），中日友好医院主任医师、教授，国医大师

肺痿新认识

《金匮要略》中首提肺痿并立专篇论述，从而确立了该病的定义、病因、证候及治法。《金匮要略·肺痿肺痈咳嗽上气病脉证治第七》篇云："热在上焦者，因咳为肺痿。""肺痿唾涎沫而不咳者，其人不渴，必遗尿，小便数，所以然者，以上虚不能制下故也。此为肺中冷。"认为肺痿是以多唾涎沫为主症的疾病，其病位在肺，其证候分为虚热、虚寒两种。如孙思邈在治疗上丰富了《金匮要略》的内容，提出以"生姜甘草汤治肺痿咳唾"，"桂枝去芍药加皂荚汤治肺痿唾涎沫。"喻嘉言所归纳的"生胃津，润肺燥"等七大治疗要点，至今仍对临床具有指导价值。

在遵从前贤所论基础上，结合西医学发展，重新认识规范并界定该病定义和范畴，俾既不悖于病名原旨而有牵强之嫌，又不混淆于传统中医已成熟的认识（如咳嗽、肺胀、喘证等）而失之空泛，已显得十分必要。值得提出的是，晚近出版的《临床中医内科学》就此有其新义。该书认为："凡各种原因所致的慢性咳嗽、咯痰、喘息、上气等

病症，如支气管扩张、肺纤维化、肺不张、肺结核等，均属肺痿辨治范畴。并将咳吐浊唾涎沫、气短、反复发作列为本病的"中心证候特征"。所论虽仍欠精确，但较前已有发展。具体在于，明确将肺纤维化归诸肺痿和重新强调喘息是肺痿的主症之一。但其所指范围过广仍未脱出历史的误区。

通过复习文献结合临床观察，我们认为应从以下几个方面重新认识肺痿。

1. 喘是主症之一

传统中医所谓肺痿是以咳唾涎沫为主症。但从上述文献总结看出，喘与咳唾涎沫几乎相同而并列主症的前三位。何谓在定义肺痿时均仅突出"咳唾涎沫"之证而忽略了喘息？实际上历代医家论肺痿之见喘者不在少数（有竟言"喘"者，亦有用"奔迫""上气""喘粗""气沮""气逆""息气上"等语者），正如清·周学海《读医随笔》所言："喘之为病也，其类有四：曰气急，曰气逆，曰气短，曰气脱。"故此类似症状均归诸喘息一症。《金匮要略·肺痿肺痈咳嗽上气病脉证治第七》作为代表篇章一直规范着后人的认识。这一局面的形成非为先师之失，而似是后人浅尝辄止，言其一而未顾其二、三之故。事实上，仲景所论肺痿本有喘息之候，只是在此专篇中未述及。《金匮要略·脏腑经络先后病脉证治第一》云："咳息张口短气者，肺痿唾沫。"因此，根据历代医家所论和临床观察，肺痿之主症应为咳、喘、唾涎三者，可并现，可或缺。即肺痿之症不仅在于"咳唾涎沫"症状之有无，而更在于"肺热叶焦"病理之存在。

2. 强调预后不佳

教材在定义肺痿时已认识到本病属慢性病，但对其难治性强调不够。是故造成在临床论治与现代疾病相联系时有些牵强。致将某些预后尚属良好的疾病（如气胸、肺不张等）归诸肺痿论治的范畴。歧义的产生必将影响研究的深入。历代中医认为,"肺痿无论寒热,皆属虚损之证"(孙思邈)。所以多主张早期治疗。如"初起可治"(周学海),"盖示人图治于早"(吴谦)。从文献总结可以看出,历代学者均认识到本病的预后不良。清·喻嘉言指出"图速效,反速毙"。柳宝诒认为"此属肺痿沉疴"。丹波元简也指出"若此将成,多不救矣"。《类证治裁》刚明确指出此属"难治之证"。就我们临床所见,据此认为肺痿主要与西医学肺纤维化相关。

3. 病机转化

由气及血,由肺及肾,肺热叶焦是肺痿的基本病机。因于其为慢性经过,病久必然产生由气及血、由肺及肾的转化。以致出现虚中夹实之象。由上述文献复习可见,病性均为虚,但所论治法除补虚外还有清热、化痰、活血、降气等。所用方药亦多有肺肾双补之功,说明后人已认识到本病的病机转化之由,大大丰富了仲景麦门冬汤和甘草干姜汤的治法和认识,最有价值的是喻嘉言所提出的七大治疗要点:"缓而图之,生胃津,润肺燥,下逆气,开积痰,止浊唾,补真气,散火热。"其中"补真气"一点可谓真知灼见,紧扣由肺肾的病机转化之枢,概括了其症状由咳唾涎沫到气短、气喘、动喘乃至喘促的演变过程,也兼及其热毒之象的各种兼见症状。同时还认识到其由气及血的必然,如柳宝诒指出:"不去其瘀,病终不愈。"周学海也认为治疗"宜清热宣郁,养液行瘀"。

通过复习、分析和考证历代医家的有关论述,我们认为肺痿病名的研究应在尊从前贤所论原旨的基础上,结合西医学认识,突出强调其喘息症状及预后不良的特点。即定义为:由各种原因所致的以肺脏萎缩为基本病理特征,以咳喘唾涎为主要临床表现的慢性虚损性难治病,预后不佳。与西医学各种原因所致的肺纤维化相关。有关其证候分类的内容和病机转化规律有待进一步深入探讨。

肺纤维化属肺痿

广义范畴的肺纤维化应是指间质性肺病（ILD），是以肺泡壁为主要病变的一组疾病群。其中多数（约 65%）原因未明，为公认的临床难治病。尤以最具代表性的特发性肺纤维化（IPF）病变程度为重，诊治最为棘手。因其发病率和发现率日渐增高，迄今缺乏有效治法，挖掘中医药的优势论治本病受到国内外中西医界的重视，我们在临床实践中认识到该病与传统中医所论肺痿颇多相似，以肺痿论治获得良好疗效。现从以下诸方面进行阐述。

一、病因学比较

经典的 ILD 分为原因已明和原因未明两类。其原因已明者包括反复感染、药物、吸入粉尘和气体、放射线等。其中环境污染和放射线等显然为现代因素。由药物所致者亦具体机制不明。如博莱霉素、环磷酰胺等药。值得注意的是，近年有关使用利尿药而引起肺纤维化的报道时有出现。如法国 Kheir-A 等。报告了一例用利尿药环噻嗪（Cyclothiazide）控制肺硬化，5 年后死于肺纤维化的病例。而中医在论述肺痿病因时，一致强调的就是因"小便利数""快药下利""汗出"等所致的"重亡津液"。此两者之间是偶然巧合还是有其内在联系，值得进一步探讨。但有一点是可以肯定的，即中医早已认识到肺痿的发生与它病之后误治、失治的用药有关。另有国内学者报道，应用易致肺纤维化的抗心律失常药物时，引发患者大量流涎（服用盐酸维拉帕米 760mg，同时 72 小时流出唾液 638ml），并云"引起大量流涎原因尚不清楚"。而中医病因学认识则释之明了，当属肺痿无疑。

对于原因未明者，西医学认为与免疫有关。在医学发展到现代水平仍不能有明确认识的情况下更不能苛求古人。但中医所强调的"大发汗后""上虚不能制下""肺中冷"等病因，以西医学研究仍不失为灼见。辛温解表药多呈免疫抑止作用和"虚证"为免疫功能低下表现等的研究结论即能证实此说。

二、临床症状的比较

ILD（以IPE为代表）的典型四大主症是进行性呼吸迫促、咳嗽、杵状指及肺部Velcro啰音。而传统中医所谓肺痿是以咳唾涎沫为主症。从表面看，二者相差甚远。但站在俯瞰两个医学体系之异同，以临床为结合点和最终目的的高度深入研究的角度比较，就会发现两者之间相联系的必然性。重视体征是以实验医学为基础的西医学的特点。其所列四大主症中，两项是体征，另两项症状亦是依理改变为依据所提出之典型者。就临床所见而言，更多的患者是因亚急性发病而就诊，即并发感染而出现顽固咳嗽咯痰甚至咳血等。中医学一向是重视症状观察的，但何谓在定义肺痿时均仅突出"咳唾涎沫"之症而忽略了喘息？根据复习历代有关文献所得的结论可以看出，论述肺痿之见喘者不在少数（有竟言"喘"者，亦有用"奔迫""上气""喘粗""气沮""气逆""息气上"等语者），喘与咳嗽、唾沫几乎相等而其同构成了肺痿的主症，此三者明显多于其他见症。

之所以在描述肺痿时对喘息强调不够，恐为受传统文化"为尊者讳"的影响。医圣仲景首提肺痿之证并立专篇论述，《金匮要略·肺痿肺痈咳嗽上气病脉证治第七》作为代表篇章一直规范着后人的认识。该篇论述仅言"咳唾涎沫"，其他症状语焉未详。是故后世医家中在临床实践中观察到喘息亦为主症之一，并在论述时均予记载，但在定义该病时却始终囿于该篇之论，造成今日言肺痿必称且仅称唾涎沫的状况。而事实上仲景所论肺痿本有喘息之候，只是在此专篇中未述及。《金匮要略·脏腑经络先后病脉证治第一》云："咳息张口短气者，肺痿唾沫"。因此，根据历代医家所论和临床观察，肺痿之主症应为咳、喘、唾涎，三者可悉俱，可或缺。因人、因证而异。

三、病理变化和病变形态的比较

中医认为肺痿的病机关键在于"肺热叶焦"。何谓"肺热叶焦"？限于时代和学术研究方法的不同，传统中医不可能清楚地认识到肺脏的病理变化形态。通过复习文献与训诂研究可以看出，选择"痿（萎）"字定义病名使对该证的病理认识已具雏形。随着认识水平的不断提高，后世医家对此又逐渐有了更深入的补充。如公认对中医研究造诣颇深的日本汉方医学名家丹波元简父子就曾详细描述了肺痿的病理变化："盖肺处脏之高，叶间布有细窍，此窍名泉眼。凡五脏之蒸溽，只是气从泉眼呼出之，便成液。息息不穷，以灌溉周身者，皆从此出。此即人身之星宿海也。一受火炎，呼处成吸，有血即从此眼渗入，碍去窍道，便令人咳。咳则见血，愈咳愈甚，愈渗愈嗽。久则泉眼俱闭。六叶遂枯遂焦，此肺痿之由也。"这里"泉眼俱闭""六叶枯焦"等语虽非西医学术语，但与肺间质病变及肺脏萎缩的典型变化如出一辙，较之"肺热叶焦"亦具体得多。肺纤维化发展到后期肺脏萎缩变小，典型的 X 线表现为肺脏呈蜂窝样改变，由于肺脏萎缩而致横膈抬高。清代唐容川就肺痿的重症论述道，"肺叶枯燥，不能覆下则翘举而气亦上逆"，"肺叶痿而不下垂，乃肺痿之重证也"。与现代认识如此一致实非偶然。

四、病性的比较

肺间质纤维化（除极少见的 IPF 之急性型外）常呈慢性经过或多年缓解，发病率男女无差异，可发生于任何年龄。中医认识肺痿为"积年累岁"之疾，并认为"肺气嗽者，不限老少。……此嗽不早疗，遂成肺痿"（王焘）。在早期肺泡炎阶段治疗是可逆的，因而公认早期治疗效果较好。纤维化一旦形成（临床 n 期以后）则成不可逆转之势。目前越来越多的学者接受了其预后与癌症类似的观点。历代中医认为，"肺痿无论寒热，皆属虚损之证"（孙思邈）。所以多主张早期治疗。如"初起可治"（周学海），"盖示人图治于早"（吴谦）。历代学者均认识到本病的预后不良。如明代朱辅说道："药不奏效，而证候日深。"清喻嘉言指出"图速效，反速毙"。柳宝诒认为"此属肺痿沉疴"。丹波元简也指出"若此将成，多不救矣"。《类证治裁》则明确指出此属"难治之证"。据此特点亦可将某些预后良好的疾病（如慢性支气管炎、支气管扩张、气胸、肺不张等）排除于肺痿论治的范畴。

有关肺纤维化与肺痿关系的研究尚无报道。我们通过复习、分析和考证历代医家的有关论述，结合临床实践，认为应在传统中医论述肺痿的基础上，强调其"肺热叶焦"的病理特性，即须有肺脏萎缩为基本病理特征，以咳、喘、唾涎为主要临床表现的慢性虚损性难治病，即强调其预后极差的特性。进而与西医学各种原因所致的肺纤维化（ILD）相联系。在临床实践中依历代医家对肺痿的认识，针对 ILD 的发病特点，总结出以辨证与辨病相结合为原则，以益气润肺、化瘀解毒为主的治法，初步获得满意的临床疗效。

今后应在此基础上进一步扩大临床观察样本，以深入探讨其证候分类和病机演变规律，并从基础实验的角度进行旨在发现其内在联系客观指标的研究，以丰富中医肺痿学说，探索符合中西医理论的 ILD 有效治疗方法。

肺痿乃属古病名，经过我们通过文献研究以及对临床表现的分析，看来还是有内涵新意的，不仅可以确立肺痿病名，而且在探讨其病理、病机表现中认为与西医之肺纤维化病有相近的内容，因而大胆地提出了肺痿与肺纤维化的关系。

　　我们认为肺痿是一个独立的病，它不应当再与咳嗽、咳喘、肺胀、肺痨等等相联系；不能与肺结核、肺癌、支气管扩张、喘息型大气管炎相近，应当赋予其独立的涵义、内涵和外延。

　　我们的研究也仅仅是初步的，尚须在今后的临床和研究中进一步验证，也需要通过专题研究，进行前瞻性的流行病学的调查与分析，积累相关资料，更需要在临床防治方面积累经验。

曹世宏

间质性肺病与特发性肺间质纤维化的中医辨治

曹世宏（1939~　　），江苏省中医院主任医师、教授

间质性肺病（ILD）是指以肺泡结构内的细胞及结缔组织内的基质发生紊乱为特征的一组异质性疾病。广义的 ILD 几乎包括所有发生于肺间质的病因、发病和病变各不相同的疾病。其中以特发性肺间质纤维化（IPF）诊治最为棘手，迄今尚无有效疗法。虽然 IPF 推荐治疗方案仍首选糖皮质激素，但其禁忌证使激素在临床上受到限制，这就意味着中医药疗法成为临床可供选择的主要方法。江苏省中医院曹世宏教授从事肺科中西医结合临床实践30多年，对 ILD 和 IPF 颇有研究。现将曹师的诊治经验总结于下。

进行性呼吸困难是 ILD 最为突出的症状，尤其以运动性呼吸困难为特征，并伴有轻度干咳，晚期累及右心，出现肺心病的症状和体征。曹师认为关于其临床症状的描述散见于"肺痿""喘证""咳嗽"等疾病中。目前尚未能以统一的中医病名进行归纳。肺为娇脏，主气司呼吸，"肺伤善痿"。肺痿病名首见于《金匮要略·肺痿肺痈咳嗽上气篇》"寸口脉数，其人咳，口中反有浊唾涎沫"不是 ILD 的典型症状，但 ILD 对肺功能的减少和进行性限制型通气功能障碍，这与"肺叶干枯，不能振举，水精不能四布，五经不能并行"（《医述》）；"肺叶枯燥，不能覆下，则翘举而气亦上逆"（《医学衷中参西录》）等有关

肺痿的认识是一致的。ILD 患者由咳嗽渐致气短、气喘乃至喘脱的演变过程，以及紫绀、杵状指、反复感染等临床特点是肺痿由阴伤而及气血，并兼夹痰热瘀浊的具体表现。因此将 ILD 归属于中医学"肺痿"的范畴。

病 因 病 机

包括许多病因各异，但临床表现和 X 线征象相仿的异质性疾病群。曹师认为该疾病群之病种太多，异质性太大，实践中常引起混乱。中医药疗法要针对那些病因不清，临床表现相似，病变无明显特征的炎性、纤维化疾病，如 IPF 等。IPF 的确切发病机制尚不清楚。曹师参照中医学对肺痿的认识，认为 IPF 的发病与先天不足、禀赋薄弱、肺肾两虚有关。《医门法律》指出："肺痿者，其积渐已非一，其寒热不止一端，总由肾中津液不输于肺，肺失所养，转枯转燥，然后成之。" IPF 的病理特点表现为肺泡炎演变为间质纤维化的过程。肺部反复感染，邪气稽留，宣肃不彻，肺中津液受损，渐生痰浊瘀血等病理产物。其病位在肺，与脾肾密切相关。病性以虚证为主，本虚而标实，虚在肺脾肾，实在痰热瘀浊。尤其是长期应用大剂量激素治疗的患者，其痰热瘀浊、痰瘀交阻的内伤实邪更为突出。IPF 急性型病势凶险，多在半年内死亡；慢性型病势缓慢，自然病程 2~4 年。病初即出现肺脾肾三脏功能受损，终至肺叶痿弱，失其宣降功能。有报道 IPF 与肺癌关系密切，慢性肺泡炎和纤维化过程中有癌基因表达的证据。IPF 的病机变化取决于肺气盛衰和内伤实邪的进退。基底膜是肺泡上皮受损后再生的基础和阻止大分子物质及细胞成分进入肺泡腔的重要屏障，基底膜损伤导致肺纤维化和肺泡塌陷。因此，基底膜功能可以作为肺气盛衰的关键标志。基底膜损伤则肺气衰弱，宣降失司，故呼吸困难。总之，本虚与邪实相互影响，互为因果，形成因虚致实、因实致虚，虚者更虚、实者更实的病理特点。

治 疗 方 法

目前认为治疗 IPF 的首选药物是皮质激素，其次为免疫抑制剂和中草药。曹师认为既然 IPF 属于肺痿范畴，那么《金匮要略》有关肺痿的认识仍有指导意义。清代喻昌提出的肺痿治则："缓而图之，生胃津，润肺燥，下逆气，开积痰，止浊唾……"（《医门法律》）既肯定了养阴益气润燥的根本大法，又否定了孙思邈"肺痿虽有寒热之分，从无实热之例"的肺痿无实证观点。因此，喻昌的学说可以作为 IPF 辨证论治的依据。

IPF 病情复杂，缠绵难愈，治疗难于速效。尽管皮质激素有确切的抗炎和调节免疫作用，降低免疫复合物含量，抑制肺泡内巨噬细胞的增殖和 T 淋巴细胞功能，降低 AM 产生趋化因子，并可使病程延至 6 年以上。但长期大剂量应用皮质激素必将严重影响免疫功能，增加继发感染、呼吸衰竭的可能性。因此，探讨中西医结合治疗 IPF 是临床研究 IPF 的必由之路。

对于确诊的 IPF 病人，无论早晚，必须选择皮质激素或免疫抑制剂和中药联合治疗的方法。中药的选择有单味药、统一复方和辨证论治 3 种途径。曹师认为临床最常见的 IPF 的辨证分型有肺肾两虚、痰瘀互结证和肺肾两虚、痰热蕴肺证两类。前者症见活动后呼吸困难，胸闷气短，动辄气喘，咳嗽，咯少量白黏痰，面晦唇绀，舌紫暗，舌下静脉怒张，苔薄白腻，脉滑或涩迟。后者症见活动后呼吸困难，胸闷气短，动辄气喘，咳嗽，咯中等量以上白黏痰或黄脓痰，时有发热，大便干结，舌红苔黄腻，脉滑或细数。据临床观察应用大剂量皮质激素冲击疗法的初治病人，其阴虚内热之候往往比较明显，故以养阴清热为法，药用南沙参、麦冬、玄参、桑白皮、地骨皮、黄芩等。对于应用皮质激素而继发肺部感染的病人，其气阴两虚、痰热内蕴之候同样明显，故以益气养阴、清热化痰为法，药用太子参、南沙参、苍术、白术、猪苓、茯苓、黄芩、全瓜蒌、桑白皮、生蛤、葶苈子等。对于长期应用小剂量皮质激素而病情相对稳定的病人，以益气养阴、活血化瘀为法，药用南沙参、黄芪、苍术、白术、杏仁、桃仁、枳壳、郁金、紫石英等。现代药理研究表明活血化瘀药物对抗体形成细胞有明显抑制作用，对抗体也有明显抑制作用。周亚滨报道活血化瘀药物"肺纤康"可明显抑制平阳霉素所致小鼠肺纤维化的 B 细胞功能，中药组与模型组比较，其 PFC 和溶血素明显降低。因此，活血化瘀法必须贯穿于 IPF 的治疗始终。由于 IPF 患者肺内存在促凝活性亢进，张纾难认为可用桃仁、水蛭、莪术等改善其血液高黏滞状态。曹师认为活血化瘀药物的选择应以邪正盛衰为原则，避免用破血伤正之品，常用药物有郁金、桃仁、川芎、丹参、泽兰等。单味口服药剂量不宜过大，否则有碍胃伤脾之弊。静脉制剂可选用川芎嗪、丹参液和脉络宁等。

得某 男，52 岁，教师。1996 年 12 月 17 日初诊。

患者于年初出现运动后呼吸困难，并呈进行性加重，4 月在南京某医院临床诊断为 IPF。给予泼尼松每日治疗 3 个月，临床症状缓解，全胸片提示病灶稳定无进展。泼尼松减量至每日 20mg，并加服大剂量活血化瘀中药丹参 30g、川芎 20g、当归 20g、桃仁 20g、红花 20g 等，因服中药后出现胃肠道反应，故转诊江苏省中医院。患者就诊时尚有活动后呼吸困难。平素胸闷气短，动辄气喘，咯少量白黏痰，时有盗汗，大便偏干，溲出黄赤，食欲尚佳。舌微紫、苔薄白腻，脉细。查体：轻度柯兴面容，胸廓对称饱满，两肺呼吸音粗，右下肺闻及干啰音。查血沉 64mm/h，类风湿因子弱阳性。全胸片示左中下肺见网状模糊影。动脉血气分析示 pH：7.383，PCO_2：38.6mmHg，PO_2：76.7mmHg，SaO_2：94.8%，O_2CT：21vol%。肺功能示 FVC：2.22L（55%），FEVL：2.00L（62%），MMV：60L（80%），MMF：5.4L/S（73%）。诊断：IPF。肺痿（气阴两虚，痰瘀交阻）。

治则：益气养阴，化痰祛瘀。

药用：南沙参、太子参、全瓜蒌、桑白皮、苍术、白术、猪苓、茯苓、杏仁、桃仁、枳壳、郁金等。

服药 1 个月后，自觉症状基本缓解，查全胸片病灶无变化，减泼尼松至每日 10mg。再拟益气养阴、活血化瘀为治。

药用：南沙参、黄芪、苍术、白术、杏仁、桃仁、枳壳、郁金、丹参、泽兰、紫石英等。续服 2 个月，并停用泼尼松，复查全胸片、血气分析无变化，肺功能已转正常。

（万毅刚　整理）

李 可

特发性肺间质纤维化医案 2 例

李可（1930~2013），山西灵石人，临床家

本病临床少见，机制不明。西医学认为本病尚无有效疗法，且病势不可逆转，从发病到死亡 2~4 年。采取肺移植术，不仅费用高昂，而术后生存期仅 2~3 年，是世界医学新增疾病谱中疑难绝症之一。

本病初期类似急慢性支气管炎，反复发作的痉挛性剧烈咳喘为其主症。一旦确诊，已属晚期。此期，无一例外合并肺心病，终因全身衰竭、心衰、呼吸衰竭而死亡。本病进程与中医学肺痿、痨瘵、痉咳、喘证，有相似之处。笔者近年曾救治二例垂危病人，以自拟破格救心汤变方，挽救了病人的生命。在缓解期以培元固本散变方，峻补先天肾气，重建人体免疫力，以抽丝剥茧的方法，缓化湿痰死血，从而阻断了病势恶化，提高了患者的生存质量，似乎还出现了可逆性转化之机，值得深入研究。兹将医案抄录如下。

张某 女，44 岁，山西灵石县原头村农妇。1998 年 11 月 7 日初诊。

初诊：2 年前，产后暴感寒邪，患咳喘，久治不愈，凡节令交替或气候骤变必犯，遂成痼疾。近年来，感冒缠绵不断，终致喘不能步。10 月初，去省二院呼吸科住院半月，CT 检查，诊为"特发性肺间质纤维化合并肺心病"，经大剂量激素疗法、吸氧等法无效。心衰、呼吸衰竭日见严重，病危出院。

诊见患者赢瘦脱形，近 7 个月内体重锐减 15kg，面色青惨，两目无神，声哑无音，喘息抬肩，气息奄奄。唇指青紫，杵状指，下肢凹陷性水肿。喉间痰鸣辘辘，咳吐白痰涎沫。四肢厥冷，手冷过肘，足冷过膝，脉急而促，133 次／分（频发房性早搏）。舌胖、苔灰腻，两侧瘀斑成条。惟趺阳、太冲、太溪三脉尚能应指不乱，食纳好，胃气尚存，虽亡阳厥脱诸症毕见，尚有可挽之机。以破格救心汤大剂救阳固脱为先，参蛤散纳气归肾，麝香辟秽、化浊痰、开上窍，以救呼吸衰竭。

附子 200g　干姜 25g　炙甘草 60g　山萸肉 120g　生龙牡粉　活磁石粉　煅紫石英粉各 30g　生半夏　云苓　鲜生姜各 45g　高丽参 20g　蛤蚧尾 1 对　麝香 1g，上 3 味研粉分吞

加开水 2000ml，急火煮沸 1 刻钟后，频频边煎边喂，昼夜连服 3 剂。

二诊：11 月 8 日早。昨日从 10 时 20 分开始服药，每次约 1~2 羹匙，10 余分钟给药 1 次，服至第 7 次，约首剂的 2/3，痉咳暴喘得罢，上肢回温，可以侧卧，基本脱险。以后每隔半小时服药 100ml，凌晨 1 时服完 2 剂，安睡约 2 小时。醒后痰鸣声一度消失，暴喑 20 余日，第一次发出声音，索食汤面 1 小碗，至破晓服完 3 剂，再次入睡。

从四诊所见，本病难关重重，病虽见转机，而阳根未固，不可轻忽。

（1）久病气血耗伤殆尽，阴竭阳亡，气息奄奄，是为大虚。一昼夜用附子 600g，指掌虽温而下肢冰冷如昔。一线残阳能否挽回，成为生死关键。

（2）肺叶枯萎，湿痰死血盘踞深痼，是为大实。反复发病，正愈虚而邪愈实。"纤维化"为肺叶实质损害，西医学断定不可逆转，病入膏肓，针药难施。肺为娇脏，非如腑实、痈毒之可以用霹雳手段，直

捣病巢，攻补两难。

（3）近半年来，盛夏不离棉衣，自觉如入冰窖，背部似冷水浇灌。此次重病月余，始终恶寒无汗，全身如绳索捆绑，胸痛彻背，憋闷如室。病虽 20 年，而小青龙汤证之主证不变。营卫闭塞，寒邪冰伏，少阴亡阳与太阳表实同见，成为本病一大死结。

病机既明，可知营卫内连脏腑，外合皮毛，为人身抵御外邪的第一道防线。既是邪之入路，亦当是邪之出路。《内经》云："善治者治皮毛……"前贤亦主张"诸症当先解表"，开门逐盗。喻昌创"逆流挽舟法"。更谓："邪陷入里，虽百日之久，仍当引邪由里出表。若但从里去，不死不休！"所论虽为痢疾夹表湿内陷者立法，万病一理，凡沉寒痼冷诸症，外邪深陷入里，冰伏难出者，非汗法不能解此死结。遂拟一方，师法麻黄附子细辛汤意，助元阳，开表闭，引领冰伏之邪外透。采取多次分服，消息进退，以保汗不伤正。

麻黄另煮汁 150ml 备用，30g　细辛 20g　附子 200g　干姜 25g　炙甘草 60g　山萸肉 120g　生半夏　云苓　鲜生姜各 45g　葱白 3 寸　高丽参 20g　蛤蚧 1 对　麝香 0.5g，上 3 味研粉分次吞服

加冷水 2000ml，文火煮取 600ml，3 次分服，服药选午前阳旺之时，以助正气。每次对入麻黄汁 50ml，得汗后止服。

三诊：11 月 9 日。上方于 9 时服 1 次，至 10 时 30 分，仍无汗意。令缩短给药时间，加服 1 次，并以鲜生姜末、红糖、胡椒粉煮汤 1 碗，热服以助药力。午时头部见汗，少顷颈项胸背皆得润汗，令去麻黄汁将剩余药液趁热服下，以固护元气。

四诊：11 月 10 日。昨日药后，表闭一开，肺气宣发，伏寒外透，真阳敷布，背部冰冷及全身如捆之感，一服而解。上肢厥冷已退，喉间痰鸣消失，唇指色转淡红。喘定，剧烈痉咳二日内偶见一二次。又因肺为声音之门户，并主通调水道，得汗后，声音出，嘶哑愈；小便

增多，踝肿亦退。脉象缓和，80次/分，顽固性心衰及呼吸衰竭之危，得以解除。表气一通，营卫亦和，每进食必有微汗，全身舒畅。二日来吐痰甚多，胸中憋闷感亦大为松宽。可见汗法得宜，有助于人体正气来复，使盘踞肺络之湿痰死血，渐有外透之机。惟在黎明、午后、子时，胸痛彻背、胸中憋闷之感，阵阵发作。乃痰巢虽破，死血难消，不通则痛。遵仲景法改方如下：

（1）附子90g　炙甘草60g　生半夏　云苓　鲜生姜各45g　瓜蒌30g　薤白15g　丹参45g　檀香　降香各10g　砂仁5g　桃杏仁　灵脂各15g　山萸肉30g　细辛20g　干姜　五味子　白芥子炒研，各10g　百合　生山药各30g　白酒100ml

加冷水2000ml，浸泡1小时，文火煮取450ml，日分3次服。

（2）大三七100g　高丽参100g　琥珀　灵脂　紫芝孢子粉　川贝　沉香　土元　水蛭　冬虫草　全虫各30g　蜈蚣100条　蛤蚧10对　全胎盘1具　坎气50g　黄毛茸尖50g

制粉，日服2次，每次3g，热黄酒送下。

（3）炮甲珠60g　麝香2g

制粉，分作20包，早晚各1包，热黄酒送下。

此后又经三诊，服汤药40剂，散剂1料，诸症均退，体重渐复。虽经严冬，咳喘未发，亦未感冒。次年开春，随夫去外县经营煤窑，做饭、洗衣、提水，已如常人。1999年4月，遇于街头，已无病态，嘱其散剂再服半年，以资巩固。惜因煤窑倒闭，负债累累，未能如愿。当年底遇其夫，始知患者于7月份得暴病，日夜上吐下泻30余次，不及救治而死。

近贤治肺间质病，多主甘凉柔润，养阴清肺，以救肺叶枯焦。而本例病人纯属沉寒痼冷，病机有异，自当遵循仲景温养之法。既属肺痿，难免肺津有伤，故选百合、生山药性平之品，以养肺肾之阴。况四逆汤中附子一药，辛以润之，致津液，通气化，可使肾中五液蒸腾敷布，阳生阴长，此即阳中求阴生化无穷之理。若徒以养阴清肺为能事，则寒凉败中，肺阴未复，脾阳先伤，食少便溏，土不生金，化源告竭，反促败亡。

本病大虚大实，自当攻补并重，方2、3为拙拟培元固本散变方，以血肉有情之品，峻补先天肾气，重建人体免疫力。方中化瘀药、化痰药、虫类药，针对本病大实而又难以攻伐扫荡的特点，扶正气以固根本，由浅入深，抽丝剥茧，入络搜剔，化瘀散结的缓攻之法，攻邪而不伤正。尤以炮甲珠、麝香对药，穿透攻破，无微不至，辟秽化浊，引诸药直入肺窍，清除湿痰死血。诸药相合，似有修复、激活受损肺实质病变之效。

周某　女，23岁。高雄市新兴区文横二路156-1号。

5年前因服民间减肥药（印尼守宫木鲜草榨汁服）10余日，出现腹泻，反复感冒，剧烈痉咳，全身倦怠，迅速消瘦，未及二月，体重锐减10kg，终至气喘不能举步。经台湾荣民总医院CT检查，确诊为"特发性肺间质纤维化，右心扩大"而住院多次，经大剂量激素疗法无效。近3年发生自发性气胸3次，病情迅速恶化，左肺功能丧失，右肺功能仅存1/5，24小时依赖性吸氧已达年半。建议做肺移植，家长遍访术后病人，已有9/10死亡，最多存活期25个月。绝望之下，遂回大陆求治于中医。

初诊：2000年7月10日8时。患者从台湾高雄飞香港、北京，辗转入晋，间断供氧14小时，剧咳暴喘，冷汗淋漓，面色灰暗，唇指青紫，指冷，脉急而促，134次/分，病势危急，救阳固脱为要。

破格救心汤大剂，加竹沥4支、姜汁1盅，开水煎药，不拘时频频喂服。

二诊：7月12日。上药于24小时内不分昼夜连服2大剂，当日从 9 时开始服药，至 12 时汗敛阳回，咳减喘定，脉急 110~120 次／分。当夜 11 时 50 分，痉挛性暴咳约 3 分钟。咳出胶黏痰涎、痰块少许后，安睡一夜。次晨寅、卯之交，又暴咳一阵，至夜子时，又有短暂痉咳。两日观察，患者虽病经 5 年，羸瘦脱形，所幸正值青年，正气尚存，胃气尚好，未必就是绝症。惟久病伤肾，故咳则遗尿。可挽之机，全在"发作有时"一节，由此判断，正气尚堪与邪交战。寅、卯之交，日将出，阳气渐旺，故咳时短而痰出较多。至夜子时，阴气大盛，阳不胜阴，故咳时久而痰难出。痉咳之症，既是正气抗邪之必然，又是邪之出路，故不可见咳止咳。治法当因势利导，扶正去邪并重。肺为娇脏，邪入深痼，攻邪之法，只可缓图。温肾阳、助肾气，滋肾阴以固本，抽丝剥茧，层层搜剔，削磨推荡以祛邪，持之以恒，缓图转机，方案如下。

（1）破格救心汤合瓜蒌薤白半夏汤、丹参饮，随症加减。

附子 150g　山萸肉 90g　生龙牡　活磁石　紫石英各 30g　炙甘草 60g　高丽参浓汁兑入，灵脂各 15g　瓜蒌 30g　薤白 15g　白酒 100ml　生半夏　云苓　鲜生姜切，各 30g　生山药　百合各 30g　制肾四味各 20g　干姜　五味子　桃杏仁　细辛　白芥子炒研，各 10g　竹沥 4 支　姜汁兑入，1 盅　大枣 12 枚　胡桃打，4 枚

加冷水 2000ml，浸泡 1 小时，文火煮取 450ml，日分 3 次服。

（2）培元固本散变方长服。

大三七、琥珀、高丽参、花旗参、五灵脂、全胎盘、坎气、黄毛茸尖、冬虫草、灵芝孢子粉、蛤蚧、川贝、沉香、藏红花、全虫、蜈蚣、土元、水蛭、炮甲珠、麝香（此药价昂，危急阶段，连用 10 日，缓解后以苏合香丸代之，每服 1 丸，日 2 次，再服 10 日，停药，因耗气伤阴，不可久服）。

共研细粉，日服 2 次，每次 3g。

（3）以鲜山药、鲜百合、鲜荸荠、莲子、苡米佐餐，以养肺肾阴精。

三诊：7月23日。经治12日，药进12剂，服附子已达1900g，舌不干，口不渴，精神、食纳佳，不喘，剧咳日3次，痰较利，时间节律不变。胸痛彻背已去大半，腰困大松，唇指已见红活，晴朗日正午可以不吸氧，脉弦细，100次/分。惟初到大陆，南北温差较大，受寒，颈项肩背沉困不舒，如压一石板。遵伤寒之理，原方加葛根60g，专理颈项，以利太阳经输。

四诊：8月8日。经治29日，累计用附子已近5kg，并配服培元固本散，不渴不燥，病本之虚寒，暴露无遗。病情日见减轻，食纳好，精神佳，项背强急及胸背痛，已极轻微，再次发生气胸之险得以解除。晴朗日上午，基本不吸氧。痉咳减为日2次，每次缩短为1分钟许，日节律开始改变，寅、卯已不咳，真阳渐复，元气渐旺。脉息略缓，90次/分，舌红润、两侧瘀斑退淡、舌下静脉已隐，药既对证，无须更改，附子减为100g，日1剂。

五诊：8月16日。连续3日觉烦热，掌心热，气怯倦怠，不渴舌淡，脉虚数100次/分。此属气虚发热，真阳渐复，大气不充。原方加生芪240g，3剂。

六诊：8月19日。烦热退净，颇觉胸闷。肺为娇脏，升补太过，亢则为害，生芪减为120g，余药不变。

七诊：9月26日。经治两月零16天，计先后共用附子9700g，仍不敢说元阳尽复。盖在高雄时，动辄白虎芩连，真阳伤残殆尽。人身阳气之易伤难复，本例又是一证。白天可以间断吸氧，体重回升2.25kg，面色红润，臀部大肉尽脱处，渐形丰满，前后判若两人。今日CT及X片检查与台片对照，左肺功能丧失如故，右肺功能由1/5改善为1/3。立秋后感寒，痉咳一度加剧，曾给旋覆代赭汤重用赭石

45g，3剂，药后咳减而胸闷加剧。患者将返台将养，大病初见转机，汤药不可骤停。嘱二诊方附子、山萸肉减为30g，加生芪60g，以益气运血，余药不变。另加漂海藻、甘草一对反药各30g，以加强相反相激、磨积散结之力，每旬服7剂，并以培元固本散长服，以求增强体质，缓图改变肺实质病变。若有意外变化，嘱电话联系。

至2001年4月，患者返台已7个月，其母11次电话垂询，口授方药尚能对症，病情日渐好转，体重稳步回升，子时痉咳之节律，已大体改变，7个月来仅冬至节前后感冒一次，暴喘再未发作，晴朗日可到街头散步。

陈道隆

肺痿案举

陈道隆（1903~1973），字芝宇，沪上名家

邹某 女，62岁，肺痿。1962年4月1日就诊。

头脑昏眩，咳呛频作，痰尚稠多，声嘶，右胁疼痛，午后潮热，脉弦滑而数。当以清养肃化为治。

川贝母杵，二钱　甜杏仁四钱　桑叶皮各四钱　白薇前各二钱　橘红络各一钱五分　青蛤散包，四钱　侧柏炭三钱　凤凰衣一钱　玉蝴蝶一分　夏枯草四钱　滁菊花三钱　广郁金打，三钱　瓜蒌皮三钱　鲜茅根一两　芦根一支

二诊：1962年4月8日。浮肿未退，午后潮热，热退而皮肤尚作灼热。胸脘痞闷，小溲短少，腹笥作胀。头脑昏眩，咳呛不休。脉弦滑而数。肺为水之上源，体弱肺虚，壅滞膈上，水津不能四布，五经未能并行，故为肿胀而尿短也。况又虚中夹实之症，治宜轻宣和化之法，观其有效否。

桑白皮炙，四钱　陈蚝青蒿子三钱　夏枯草四钱　旋覆花包，三钱　海蛤壳四钱　川贝母二钱　泽泻三钱　橘红络各一钱五分　东白薇三钱　粉丹皮二钱　凤凰衣三钱　玉蝴蝶一分　五加皮四钱　冬瓜皮子各四钱

三诊：1962年4月12日。午后潮热已减，热退而皮肤灼热亦减瘥。头昏咳呛，痰中夹红，声嘶欠扬。胁肋疼痛较瘥，胸脘尚闷，腹

413

笥作胀，便溏溲少，肢体虚弱，清肃弗肃，水气郁滞。仍须清肃和化为要。

桑白皮炙，四钱　青蛤散包，四钱　东白薇四钱　海蛤壳四钱　粉丹皮二钱　青蒿子三钱　仙鹤草三钱　橘红络各一钱五分　川贝母杵，二钱　凤凰衣一钱　玉蝴蝶一分　炙苏子三钱　大腹皮三钱　泽泻三钱

四诊：1962 年 4 月 15 日。午后潮热未退，头昏咳呛痰红未已，声尚嘶哑，胁肋疼痛，咽喉干燥。胸脘痞闷，腹笥作胀，大便艰行，小溲短浑。脉虚弦而数。补中寓疏之法，已有效机。仍当疏补并治。

桑白皮炙，四钱　青蛤散包，四钱　白薇前各二钱　仙鹤草四钱　南北沙参各三钱　叭哒杏四钱　贝母杵，二钱　凤凰衣一钱　陈蛀青蒿子三钱　全瓜蒌杵，四钱　橘红络各一钱五分　泽泻三钱　飞滑石包，四钱　砂蔻仁后下，各二分

五诊：1962 年 4 月 22 日。肺为华盖，治节于上，为水之上源。上源枯竭，金空则鸣。气闭不宣，咳呛不休，潮热已退，痰红未弭。头晕口干。续当养肺之体，肃肺之用，兼以畅其气机为要。

桑白皮炙，四钱　地骨皮四钱　川贝母杵，二钱　青蛤散包，四钱　白薇前各二钱　南北沙参各三钱　仙鹤草四钱　凤凰衣一钱　广郁金生打，二钱　八月札三钱　全瓜蒌杵，五钱　橘红络各一钱五分　通天草三钱　鸡内金三钱　鲜芦根一支

六诊：1962 年 4 月 28 日。小溲短而浮肿退，究属伤肾，又觉疲倦，金空则鸣。气闭未宣，咳呛不休，痰红较少。潮热绵绵，头昏口干，轰热烦躁，大便艰行。脉来小弦，肺为五脏六腑之华盖，又为水之上源，上源告竭，火灼生痰，痰气相搏，上中被阻，胃虚不能敷布津液，脾虚不能散布精微，则燎原之势，何以克当，则肺痿之症，殊为可虑。

桑白皮四钱　地骨皮四钱　川贝母杵，二钱　天花粉四钱　南北沙参

各三钱　黑玄参三钱　旋覆花包，三钱　通天草三钱　鸡子清一个　青蛤散包，四钱　白薇前各三钱　粉甘草一钱　全瓜蒌一钱五分　广郁金生打，二钱　橘红络各一钱五分

七诊：1962年5月4日。肺为五脏六腑之华盖而司治节，金空则鸣，气有闭阻。咳呛痰稠，间或咯红，潮热减退，头痛烘热，胸次失旷，胁肋作痛，寤寐能安，便已畅解。脉尚小数。肺痿之象必具，庶可虑耳。

桑白皮炙，三钱　地骨皮四钱　川贝母二钱　南北沙参各三钱　黑玄参三钱　广郁金明矾水拌炒，二钱　全瓜蒌杵，四钱　柿霜一钱五分　淡秋石一钱　青蛤散包，四钱　橘红络各一钱五分　苦桔梗一钱二分　粉甘草二分　玉蝴蝶一分　鸡子清一个

八诊：1962年5月9日。潮热已退，浮肿亦退，咯红获弭。小溲已畅。金空则鸣，咳痰稠滞，喉间若梗，声嘶不扬，胸次失旷。脉虚弦而滑。痰红见于上，肺痿之象毕具。故拟轻扬肃化为要。

川贝母杵，二钱　安南子五个　西藏青果一钱五分　射干一钱五分　鲜沙参一两　黑玄参三钱　桔梗一钱二分　粉甘草二分　玉蝴蝶一分　叭哒杏四钱　鲜茅一两　芦根一支

九诊：1962年5月9日。潮热已退，浮肿亦退，咯红获弭。小溲已得畅行。金空则鸣，咳痰稠滞，喉间若梗，声嘶不扬，胸次失旷。脉虚弦而滑。痰火煎于上，肺痿之象毕具。故拟轻扬肃化为治。

川贝母二钱　安南子五个　西藏青果一钱五分　射干一钱五分　鲜沙参一两　黑玄参三钱　广郁金生打，一钱五分　全瓜蒌六钱　凤凰衣一钱　橘红络各一钱五分　桔梗一钱二分　粉甘草六分　玉蝴蝶四分　叭哒杏三钱　鲜茅一两　芦根一支

十诊：1962年5月12日。肺痿由于肺热叶焦而成，潮热退而复作，星星之火，可以燎原，素体阴伤，再以热伤，则阴伤愈甚，痰红

愈难清肃，金空则鸣，咳痰稠黏，声嘶不扬，胸次失旷，喉间梗阻之象已瘥。肺痿本属难治之症，寻求清养肺金一法，冀弋转机。

鲜沙参一两　北沙参四钱　霍山石斛撕开、先煎，二钱　破麦冬三钱　淡天冬三钱　白花百合四钱　川贝母二钱　叭哒杏三钱　黑玄参三钱　苦桔梗一钱二分　粉甘草六分　柿霜一钱五分　白薇前各三钱　地骨皮四钱　青蛤散包，四钱　凤凰衣一钱　鲜茅一两　芦根一支

跋

余有幸受教于经方家洪哲明先生，耳提面命，启迪良多。并常向陈玉峰、马志诸先生请益，始悟及古今临床家经验乃中医学术之精粹，舍此实难登堂入室。

自1979年滥竽编辑之职，一直致力于老中医经验之研究整理。以编纂出版《吉林省名老中医经验选编》为开端，继之编纂出版《当代名医临证精华》丛书，并对整理方法进行总结，撰写出版了《老中医经验整理方法的探讨》一书。1999年编纂出版《古今名医临证金鉴》，寝馈于斯，孜孜以求，已30余年矣……登门请益，开我茅塞；鱼素往复，亦如亲炙，展阅名师佳构：一花一世界，千叶千如来；真知灼见，振聋发聩；灵机妙绪，启人心扉……确不乏枕中之秘，囊底之珍，快何如之！

《古今名医临证金鉴》出版后为诸多中医前辈所嘉许垂青，得到了临床界朋友们的肯定和关爱，一些朋友说：真的是与丛书相伴，步入临床的，对于提高临床功力，功莫大焉！其中的不少人已成为医坛翘楚，中流砥柱，得到他们的高度评价，于心甚慰！

《古今名医临证金鉴》出版已16年了，一直无暇修订。且古代医家经验之选辑，乃仓促之举，疏欠砥砺，故作重订以臻于完善，方不负同道之厚望。这次修订，由原来22卷重订至36卷，妇、儿、外、五官科等卷，重订均以病名为卷，新增之内容，以古代、近代医家经验为主。囿于篇幅之限，现代医家经验增补尚少。

蒙国内名宿鼎力支持，惠赐大作，直令丛书琳琅满目，美不胜收。重订之际，一些老先生已仙逝，音容宛在，手泽犹存，不尽萦思，心香一瓣，遥祭诸老。

感谢老先生的高足们，探蠡得珠，筚路蓝缕，传承衣钵，弘扬法乳，诸君奠基，于丛书篇成厥功伟矣！

著名中医学家国医大师朱良春先生为丛书作序，奖掖有加，惓惓于中医事业之振兴，意切情殷，余五内俱感！

《古今名医临证金鉴》丛书是1998年应余之挚友吴少祯先生之嘱编纂完成的，八年前少祯社长即要求我尽快修订，出版家之高屋建瓴，选题谋划，构架设计，功不可没。中国医药科技出版社范志霞主任，主持丛书之编辑加工，核正疏漏，指摘瑕疵，并鼓励我把自己对中医学术发展的一些思考，写成长序，于兹谨致谢忱！

我的夫人徐杰编审，抄校核勘，工作繁巨，感谢她帮助我完成重订工作！

尝见一联"徐灵胎目尽五千年，叶天士学经十七师"，与杜甫诗句"别裁伪体亲风雅，转益多师是汝师"异曲同工，指导中医治学切中肯綮。

文章千古事，得失寸心知。相信《重订古今名医临证金鉴》不会辜负朋友们的厚望。

单书健
二〇一六年孟夏于不悔书屋